Jürgen Hartmann/Harold Tünnemann

Modernes Krafttraining

Sportverlag Berlin

Dr. Jürgen Hartmann: Kapitel 2., 7., 8., 9., 10., 12., 13., 14.
Dr. Harold Tünnemann: Kapitel 1., 3., 4., 5., 6., 11.

Hartmann, Jürgen:
Modernes Krafttraining / Jürgen Hartmann ; Harold Tünnemann.
[Ill.: Hans Hausmann ; Karlheinz Birkner]. – 2. Aufl. –
Berlin ; Sportverl., 1988
NE: 2. Verf.:

ISBN 3-328-00254-5

2., bearbeitete Auflage
Lizenznummer: 140 355/9/88
9045
Lektor: Margret Drenkow
Illustrationen: Hans Hausmann/Karlheinz Birkner
Einband: Gabriele Schwesinger
Titelfoto: Karl-Ludwig Goetjes
Printed in the German Democratic Republic
Lichtsatz: INTERDRUCK Graphischer Großbetrieb Leipzig – III/18/97
Druck und Binden: Karl-Marx-Werk Pößneck V 15/30
Redaktionsschluß: 25. 6. 1987
671 746 1

01420

Inhaltsverzeichnis

1. Ziele und Aufgaben des Krafttrainings

Ein komplex gestaltetes Krafttraining unterstützt die allseitige und harmonische Entwicklung des Menschen. Es trägt besonders zur Herausbildung und Vervollkommnung einer hohen körperlichen und sportlichen Leistungsfähigkeit bei.

In dieser Hinsicht kann das Krafttraining mannigfaltige Aufgaben erfüllen. Es wirkt gesundheits- und leistungsfördernd, weil es nicht nur die Funktionstüchtigkeit des Nerv-Muskel-Systems erhöht, sondern bei entsprechender Gestaltung gleichzeitig auch andere Systeme des Organismus, wie Atmung, Herz-Kreislauf und Stoffwechsel, positiv beeinflussen kann. Dadurch wird u. a. in Aussicht gestellt, daß

die Spannkraft der Muskulatur erhöht wird,

aktive Muskelmasse auf- und überflüssige Fettmasse abgebaut wird,

Binde- und Stützgewebe gefestigt und gestärkt werden,

Körperhaltung und Figur verbessert werden sowie

körperliche Fähigkeiten wie Kraft, Schnelligkeit, Ausdauer und Beweglichkeit auf ein hohes Niveau gehoben werden.

Krafttraining, zielgerichtet durchgeführt, fördert nicht nur die Entwicklung physischer Fähigkeiten, es dient auch der Ausprägung psychischer Eigenschaften. So kann durch verschiedene Übungsformen mit dem eigenen Körpergewicht, mit einer Zusatzlast, mit dem Partner oder Gegner zur Anstrengungsbereitschaft, zur Selbstüberwindung, zur Beharrlichkeit, Entscheidungs- und Risikobereitschaft und zur bewußten Disziplin erzogen werden. Das freudvolle Üben und Trainieren im Kollektiv und das Erleben der steigenden Leistungsfähigkeit schaffen nachhaltige emotionale Beziehungen zum Sport und verstärken das Bedürfnis nach regelmäßiger sportlicher Tätigkeit.

Das Krafttraining ist Bestandteil mehrerer Bereiche von Körperkultur und Sport. Im Rahmen der volkssportlichen Betätigung hat es das Ziel, eine hohe allgemeine Leistungsfähigkeit sowie eine gute Körperhaltung und Figur auszuprägen.

Im Bereich des Leistungssports werden durch das allgemeine Krafttraining vielseitige und tragfähige konditionelle Leistungsvoraussetzungen geschaffen, die die Grundlage für eine erfolgreiche Entwicklung der wettkampfspezifischen Kraftfähigkeit bilden. Die wettkampfspezifische Kraftfähigkeit stellt in vielen Sportarten einen entscheidenden Faktor für hohe Leistungen dar.

2. Theoretische Grundlagen des Krafttrainings

2.1. Definition der Kraft und ihrer Erscheinungsformen

Jede Bewegung, die der Mensch vollführt, erfordert Kraft. Ob er atmet, ißt, verdaut oder ob sein Blut zirkuliert, ob er lacht oder weint oder ob er sich im Raum bewegt, – er benötigt Kraft. Verändern sich Größe und Richtung der Kraft, so ändert sich auch der Charakter der Bewegung.

Wir verstehen unter dem Begriff **Kraft** die Fähigkeit des Menschen, durch Muskeltätigkeit äußeren Kräften entgegenzuwirken bzw. diese zu überwinden.

Als **innere Kraft** wird die Kraft bezeichnet, die durch Kontraktion der Muskulatur entsteht (Muskelzugkraft) und über das Skelettsystem nach außen wirksam wird.

Die **äußere Kraft** wird u. a. durch Widerstandskräfte (z. B. des Partners oder Gegners/Übg. 12 und 14), durch Reibungskräfte (z. B. Übg. 100) und durch Schwer- und Trägheitskräfte (z. B. der Sportgeräte/Übg. 16) verursacht.

Die Kraft des Menschen äußert sich als Maximal-, Schnell- und Ausdauerkraft.

Qualitätsmerkmal der **Maximalkraft** ist die Größe der inneren Kraft, die das Nerv-Muskel-System durch maximale willkürliche Kontraktion gegen äußere Kräfte zu entfalten vermag.

Die Qualität der Maximalkraft des Sportlers zeigt sich z. B. in der Größe der äußeren Widerstände, die überwunden oder neutralisiert werden können.

Maximalkraft wird z. B. im Ringen und Judo (besonders im Bodenkampf), im Turnen (Kreuzhang, Stütz- und Hangwaage usw.), im Gewichtheben und in den Wurfdisziplinen der Leichtathletik (auch als Grundlage für Schnellkraftleistungen gegen hohe Widerstände) benötigt. Auch der Kraftsportler hat das Ziel, durch Vergrößerung der Muskelmasse die Maximalkraft zu steigern. Der Freizeitsportler erhöht die Maximalkraft, um Körperhaltung und Körperbau zu verbessern. Damit beugt er u. a. Haltungsschwächen, Haltungsverfall und Haltungsschäden vor.

Die **Absolutkraft** ist der Maximalkraft nicht gleichzusetzen. Der Mensch kann selbst bei höchster Willensanspannung nur 60 bis maximal 85 % seines Kraftpotentials aktivieren (Maximalkraft). Durch vom Willen weitgehend unabhängige äußere Einflüsse – z. B. durch apparativ erzeugte hochfrequente elektrische Reizung des Muskels, durch Hypnose, aber auch durch erzwungene Dehnung der kontrahierten Muskulatur – können jedoch weit über 90 % des Muskelvolumens gleichzeitig für die Arbeit genutzt werden. Der höchste Kraftwert, der durch diese und ähnliche vom Willen weitgehend unabhängige Stimulation des Muskels erzeugt werden kann, wird als Absolutkraft bezeichnet. Die Absolutkraft ist demnach stets größer als die Maximalkraft.

Qualitätsmerkmale der **Schnellkraft** sind die Größe der inneren Kraft, die das Nerv-Muskel-System pro Zeiteinheit durch willkürliche Kontraktion zu mobilisieren vermag (Schnelligkeit und Höhe der Kraftentfaltung) sowie die Dauer, über die diese Kraftäußerung aufrechterhalten werden kann. Die Qualität der Schnellkraft wird äußerlich in der Größe der Beschleunigung bzw. Geschwindigkeit sichtbar, die in der zur Verfügung stehenden Zeit dem eigenen Körper (oder einzelnen Körperteilen) verliehen bzw. auf fremde Körper (Sportgerät, Gegner usw.) übertragen werden kann.

Ein hohes Leistungsniveau in der Leichtathletik (Wurf- und Stoßdisziplinen, Sprint, Sprungdisziplinen), in den Kampfsportarten (Würfe im Ringen und Judo, Beinbewegungen im Boxen und Fechten), im Bahnradsport (Sprint) und im Eisschnellauf (Sprint) setzt z. B. eine gut ausgeprägte Schnellkraft voraus.

Besondere Ausprägungsformen der Schnellkraft stellen die Explosiv- und die Startkraft dar.

Die Fähigkeit, sehr schnell eine möglichst große Kraft abzugeben, d. h. einen steilen und hohen Kraftanstieg zu realisieren, wird als **Explosivkraft** bezeichnet. Sie ist für Schnellkraftleistungen bestimmend, die innerhalb von etwa 150 ms gegen mittlere bis hohe Widerstände erzielt werden. Schnellkräftige Würfe der Judoka und Ringer im Standkampf erfordern z. B. eine gut ausgeprägte Explosivkraft (s. Abb. 51a).

Die Fähigkeit, schon in der Anfangsphase der Anspannung (bis etwa 50 ms nach Kontraktionsbeginn) einen steilen Kraftanstieg zu erreichen, wird **Startkraft** genannt. Die Startkraft stellt also eine Komponente der Explosivkraft dar. Sie beeinflußt Schnellkraftleistungen entscheidend, die mit hoher Anfangsgeschwindigkeit gegen relativ niedrige Widerstände vollzogen werden. Schnelle und harte Schlagbewegungen der Boxer und blitzartige Stoßbewegungen der Fechter verlangen z. B. ein hohes Niveau der Startkraft (s. Abb. 51 a).

Qualitätsmerkmal der **Ausdauerkraft** ist die Größe der Widerstandsfähigkeit des Organismus gegen Ermüdung bei relativ langdauernden Belastungen mit einer hohen Kraftkomponente (über 30 % der individuellen Maximalkraft).

Die Qualität der Ausdauerkraft äußert sich in der Anzahl der erreichbaren Bewegungswiederholungen oder in der möglichen Zeit-

dauer der Kraftentfaltung (Haltearbeit) gegen eine bestimmte Widerstandsgröße.
In den Sportarten Leichtathletik (z. B. 800-m-Lauf), Schwimmen (z. B. 200- und 400-m-Lagenschwimmen), Eisschnellauf, Skilauf, Rudern, Kanurennsport, Ringen und in vielen anderen stellt die Ausdauerkraft einen leistungsbestimmenden Faktor dar. Der Volkssportler trainiert die Ausdauerkraft, um neben der Leistungsfähigkeit der Muskulatur auch die Herz-Kreislauf-, Atmungs- und Stoffwechseltätigkeit zu verbessern.
In den einzelnen Sportarten äußern sich die Erscheinungsformen der Kraft, die Maximal-, Schnell- und Ausdauerkraft, nur selten in ihrer absoluten „Reinform". Sie treten vielmehr in einem mehr oder minder starken sportartspezifischen Mischverhältnis auf.

2.2. Biologische Grundlagen

2.2.1. Aufbau des Muskels

Nicht nur für den Leistungs-, sondern auch für den Freizeit- und Erholungssport rückt die Funktionstüchtigkeit der Muskulatur immer mehr in den Mittelpunkt des Interesses, da letztlich jede sportliche Leistung durch die Muskeln realisiert wird.
Die Bedeutung der Muskulatur kommt bereits darin zum Ausdruck, daß ein großer Anteil der Körpertrockenmasse auf die Muskeln entfällt. So beträgt der Anteil der Muskulatur bei der Frau 30 bis 35 % und beim Mann etwa 42 bis 47 % der Gesamtkörpermasse. Der prozentuale Anteil der Muskulatur an der Gesamtmasse kann durch Krafttraining erhöht oder durch körperliche Untätigkeit (z. B. zugunsten des Fettgewebes) verringert werden.

2.2.1.1. Arten der Muskulatur

Man unterscheidet zwischen der
- glatten Muskulatur,
- Skelettmuskulatur und
- Herzmuskulatur.

Glatte Muskulatur finden wir in den inneren Organen, wo relativ langsame und gleichförmige Bewegungsvorgänge vonstatten gehen, so z. B. in den Wänden der Blutgefäße, im Magen-Darm-Kanal, in den harnableitenden Organen (Harnleiter, Harnblase) und in den Bronchien. Die glatte Muskulatur arbeitet langsam und nahezu ohne Ermüdung. Durch den Willen kann sie im allgemeinen nicht gesteuert werden.
Die **Skelettmuskulatur** (quergestreifte Muskulatur) hält den Kör-

per im Gleichgewicht und bewegt ihn. Die Muskeln sind über ihre Sehnen mit den Knochen verbunden. Kontrahieren sich die Muskeln, d.h. ziehen sie sich zusammen, so nähern oder entfernen sich über Gelenke verbundene Skeletteile. Die Arbeitsweise der Skelettmuskeln kann durch den Willen gesteuert werden. Sie sind fähig, sich sehr schnell zu kontrahieren und sehr schnell zu erschlaffen. Bei intensiver Tätigkeit zeigen sie bald Ermüdungserscheinungen.

Die **Herzmuskulatur** nimmt eine Mittelstellung zwischen der glatten Muskulatur und der Skelettmuskulatur ein. Wie die glatte Muskulatur ist sie dem Willen nicht unmittelbar zugänglich und zeigt sich gegen Ermüdung äußerst widerstandsfähig. Wie die Skelettmuskulatur ist sie in der Lage, sich schnell zu kontrahieren und intensiv zu arbeiten.

Durch das Krafttraining wird nicht nur die Leistungsfähigkeit der Skelettmuskulatur beeinflußt, sondern es werden auch Struktur und Funktionstüchtigkeit der Herzmuskulatur und der glatten Muskulatur verändert. So kann der Herzmuskel durch ein Ausdauerkrafttraining vergrößert und gekräftigt werden. Sein damit verbundenes erhöhtes Leistungsniveau wirkt sich wiederum positiv auf die Tätigkeit der Skelettmuskulatur aus. Ein gut entwickeltes „Muskelkorsett“, das die Bauchhöhle fest umschließt und es inneren Organen nicht gestattet, sich nach vorn zu senken, fördert die Tätigkeit des Verdauungssystems. Eine höhere Funktionstüchtigkeit des Verdauungssystems, insbesondere seines Magen-Darm-Kanals und seiner großen Drüsen (Leber, Galle, Bauchspeicheldrüse), beeinflußt wiederum positiv den Muskelaufbau, die energetische Absicherung der Muskeltätigkeit und den allgemeinen Gesundheitszustand.

Obwohl uns also bewußt ist, daß das Krafttraining Auswirkungen auf alle genannten Formen des Muskelgewebes und darüber hinaus auf alle Organsysteme des Körpers hat und erst die insgesamt erzielten Veränderungen eine Erhöhung der Kraftfähigkeit bewirken, befassen wir uns im folgenden hauptsächlich mit der Skelettmuskulatur.

2.2.1.2. Aufbau des Skelettmuskels

Die Grundeinheit des Skelettmuskels stellt die Muskelzelle dar. Da die Muskelzelle im Verhältnis zu ihrem Querschnitt (0,05 bis 0,1 mm) relativ lang ist (Fasern des Bizeps z.B. bis 15 cm), wird sie auch als Muskelfaser bezeichnet. Der Skelettmuskel besteht aus einer Vielzahl dieser Grundeinheiten, die etwa 85 % bis 90 % seiner Gesamtmasse ausmachen. So kann sich z. B. der Bizeps (s. Abb. 60a) aus weit über einer Million Fasern zusammensetzen.

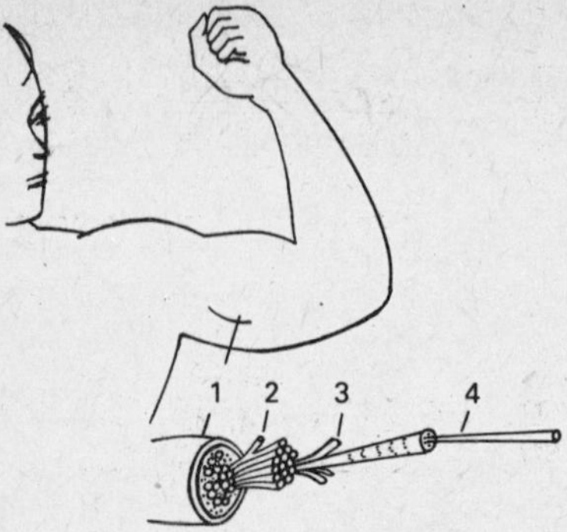

Abb. 1. Schematische Darstellung des Skelettmuskels
1 = Muskel (5 cm), 2 = Muskelfaserbündel (0,5 mm), 3 = Muskelfaser (0,05 bis 0,1 mm), 4 = Myofibrille (0,001 bis 0,002 mm). Die Zahlen in Klammern geben die ungefähren Verhältnisse der Querschnittsgrößen der Bauelemente des Muskels an.

Zwischen den Muskelfasern befindet sich ein feinmaschiges Netz kleiner Blutgefäße (Kapillaren) und Nerven (etwa 10 % der Gesamtmasse des Muskels). 10 bis 50 Muskelfasern vereinigen sich zu einem Muskelfaserbündel. Die Muskelfaserbündel ergeben schließlich den eigentlichen Skelettmuskel. Muskelfaser, Muskelfaserbündel und Muskel werden jeweils von schlauchartigem Bindegewebe umhüllt. (Abb. 1)
Die Muskelfaserbündel gehen an ihren Enden in Sehnen über. Durch die Sehnen, die mit dem Knochen verwachsen sind, wird die Muskelkraft auf das Skelettsystem übertragen.
Die Sehnen und andere elastische Anteile des Muskels besitzen außerdem eine „Federfunktion". Bei hoher und abrupter innerer Kraftentfaltung (Muskelzugkraft) oder bei starker und plötzlicher äußerer Krafteinwirkung dehnen sich die elastischen Anteile des Muskels und verteilen dadurch die Kraftwirkungen mildernd auf einen längeren Zeitraum. Muskelfaserrisse und Knochenabrisse treten daher bei dehnfähiger Muskulatur kaum auf. Da die Sehnen über eine wesentlich größere Zugfestigkeit verfügen (etwa 7 000 N/cm^2) als das Muskelgewebe (etwa 60 N/cm^2), können die Sehnen viel dünner als der Muskelbauch sein.
In der Muskelfaser befindet sich eine gitterartige Grundsubstanz, das Sarkoplasma. Im Sarkoplasma sind die Mitochondrien (etwa 30 bis 35 % der Fasermasse), in denen Stoffwechselprozesse ablaufen, und energiereiche Stoffe, wie energiereiche Phosphate, Glykogen und Fette, eingelagert. Das Sarkoplasma wird in Längsrichtung von feinen Muskelfäden, den Myofibrillen, durchzogen. Die Myofibril-

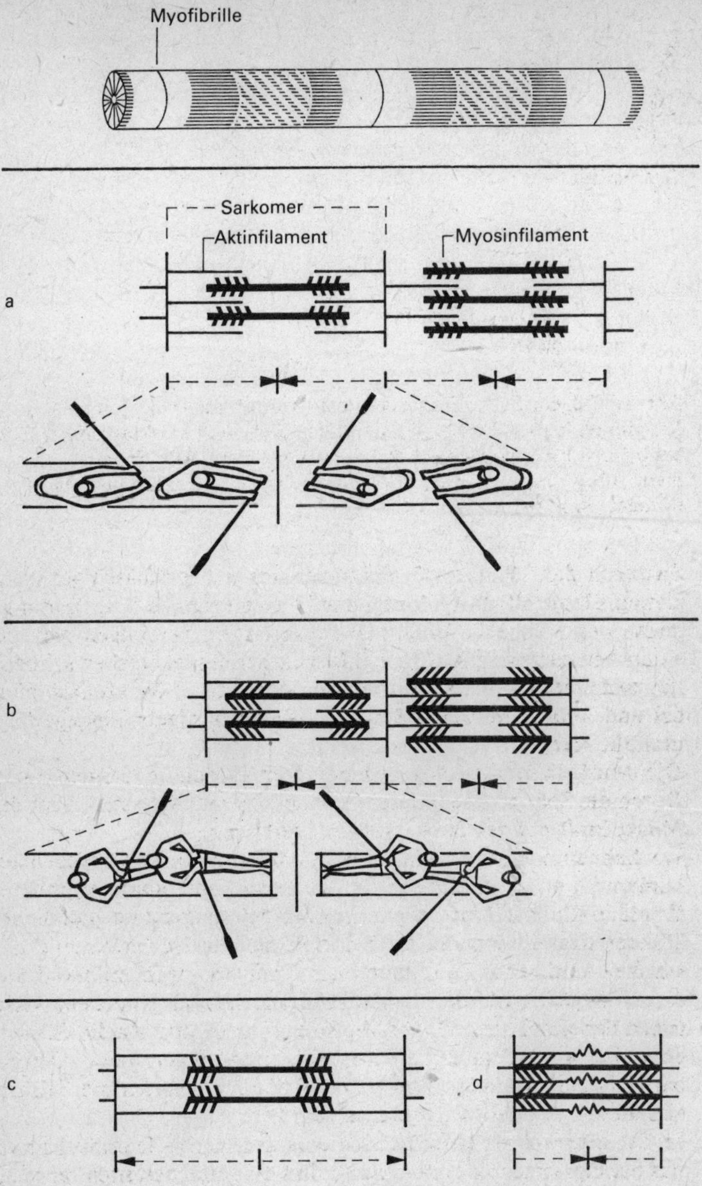

Abb. 2. Längsschnitt durch eine Myofibrille und grob schematische Darstellung des Kontraktionsvorganges
a = Ruhezustand, b = Kontraktionsphase, c = starke Dehnung, d = starke Kontraktion.

len, die in ihrer Gesamtheit ungefähr 50 % der Fasermasse ergeben und deren Länge mit der der Muskelfaser identisch ist, stellen die eigentlichen kontraktilen Elemente des Muskels dar. Sie bestehen aus winzigen, hintereinander geschalteten kontraktilen Elementareinheiten, die auch als Sarkomere bezeichnet werden. (Abb. 2) Da ein Sarkomer im Ruhezustand nur etwa 0,002 mm lang ist, müssen sich außerordentlich viele Sarkomere vereinigen, um beispielsweise die 10 bis 15 cm langen Gliederketten der Myofibrillen des Bizeps zu bilden. Die Anzahl und der Querschnitt der nebeneinander liegenden Myofibrillen beeinflussen maßgeblich die Dicke der Muskelfaser.

Ihr besonderer Aufbau gestattet es den Sarkomeren, sich bei einem entsprechenden Nervenimpuls zusammenzuziehen. Der Kontraktionsvorgang im Sarkomer läßt sich – vereinfacht dargestellt – mit der Ruderbewegung vergleichen: Die Sarkomere bestehen aus zwei Arten von Eiweißfilamenten, dem dünneren Aktin und dem dickeren Myosin. Aus den Myosinfilamenten treten – ähnlich den Rudern eines Bootes – wechselweise seitliche Fortsätze (Myosinbrükken) hervor (s. Abb. 2a). Auf ein Nervensignal und durch eine darauf folgende chemische Reaktion werden die Myosinfortsätze vorübergehend an die Aktinfilamente gekoppelt (Brückenverbindungen) und dann in eine „45°-Position“ geführt (s. Abb. 2b). Durch die beschriebenen Bewegungen, die mit dem Einsetzen der Ruderblätter ins Wasser (Wasserfassen) und dem folgenden Durchzug vergleichbar sind, schieben sich die Aktin- über die Myosinfilamente. Nach diesem „Ruderschlag“ werden die Myosinfortsätze – analog dem Ausheben der Ruderblätter aus dem Wasser – wieder vom Aktin gelöst und in die Ausgangsposition zurückgeschwungen.

Durch einen einzelnen „Ruderschlag“ wird das Sarkomer aber nur um etwa ein Prozent seiner Gesamtlänge verkürzt. Es sind folglich zahlreiche Ruderschläge erforderlich, um ein spannungswirksames, teleskopartiges Ineinandergleiten der Filamente zu erreichen. Das Nervensystem kann als „Steuermann“ in Abhängigkeit von der Struktur der Muskelfaser und der erforderlichen Spannungsgröße Signale für eine Frequenz von 7 bis mehr als 50 Ruderschläge pro Sekunde geben. Da außerordentlich viele Sarkomere innerhalb der Myofibrille hintereinander geschaltet sind, summieren sich die minimalen Einzelverkürzungen der Sarkomere zur 25- bis 40prozentigen Verkürzung der Myofibrille. Da zahlreiche Myofibrillen nebeneinander angeordnet sind, addieren sich ihre relativ geringen Kontraktionskräfte zur Kraft der Muskelfaser und letztlich zur Kraft des Muskels.

Die günstigste Länge des Sarkomers für die Brückenbildung beträgt etwa 0,0019 bis 0,0022 mm. In dieser Ruhelänge überlappen sich

Aktin- und Myosinfilamente so vorteilhaft, daß besonders viele Brückenverbindungen pro Zeiteinheit gebildet und hohe Spannungen erzeugt werden können.
Bei starker bis extremer Dehnung (Sarkomerlänge = 0,0024 bis 0,0035 mm) verringert sich der Grad der Überlappung immer weiter, bis die Myosinfortsätze die Aktinfilamente schließlich nicht mehr erreichen können. Die Spannung des Muskels reduziert sich dadurch mehr und mehr (Abb. 2c).
Bei starker bis extremer Verkürzung des Muskels (Sarkomerlänge = 0,0016 bis 0,0013 mm) überlagern sich die Enden der Aktinfilamente immer stärker. Anheftung und Zug der Myosinfortsätze werden zunehmend behindert, d. h., die Brückenbildung wird fortlaufend komplizierter. Die Spannung des Muskels sinkt ständig (Abb. 2d).
Diese Erscheinung wird u. a. in der unterschiedlichen maximalen Kraftabgabe bei verschiedenen Muskellängen offenbar.
Da bei großer, aber auch bei geringer Länge eines bestimmten Muskels nur relativ wenige Myosin- an Aktinfilamente gebunden werden können, ist die erreichbare Kraftentfaltung in der Anfangs- und Endphase der möglichen Bewegungsamplitude im allgemeinen verhältnismäßig klein. In den mittleren Bereichen, in denen eine wesentlich höhere Anzahl von Brücken geschlagen werden kann, ist die erzielbare Kraftabgabe folglich größer (s. a. Abb. 15 u. 17).
Bei geringer Bewegungsgeschwindigkeit ist der Muskel in der Lage, eine wesentlich höhere Anzahl an Brückenverbindungen herzustellen als bei hoher Bewegungsgeschwindigkeit. Bei hoher Bewegungsgeschwindigkeit, d. h. bei hoher Kontraktionsgeschwindigkeit des Muskels, sind die Kopplungszeiten zwischen Aktin- und Myosinfilamenten einfach zu kurz, um gleichzeitig viele Brücken schlagen und aufrechterhalten zu können. Der Muskel setzt deshalb bei geringer Geschwindigkeit auch höhere Spannungen und größere Kräfte frei (s. a. Abb. 9 u. 17).
Die dargestellte Verkürzung der Elementareinheit der Myofibrille stellt einen energieverbrauchenden Prozeß dar, bei dem chemische Energie in mechanische Arbeit umgesetzt wird.
Das Zusammenspiel der kontraktilen und der elastischen Komponenten des Muskels läßt sich anschaulich am mechanisch orientierten Modell des Muskels darstellen (Abb. 3). Die kontraktile Komponente des Muskels (KK) besteht aus den Myofibrillen. Die elastische Komponente wird in die in Reihe geschaltete elastische Komponente (REK) und die parallel elastische Komponente (PEK) unterteilt. Die REK setzt sich aus den Sehnen und weiteren faserreichen Bindegewebsanteilen des Muskels zusammen. Die PEK wird u. a. von schlauchförmigen Bindegewebshüllen der Muskelfasern und der Muskelfaserbündel gebildet. Verkürzt sich die kon-

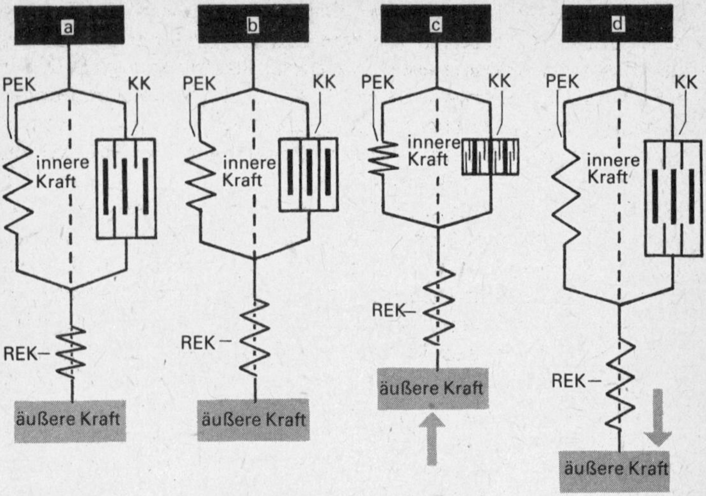

Abb. 3. Mechanisches Modell der Muskeltätigkeit
Muskel in: a = Ruhelänge, b = statische Arbeitsweise, c = dynamische Arbeitsweise, d = Dehnungslage
KK = kontraktile Komponente, die aus den Muskelfasern bzw. den Myofibrillen besteht.
PEK = parallel elastische Komponente, die u. a. die schlauchförmigen Bindegewebshüllen der Muskelfasern (Endomysium) und der Muskelfaserbündel (Perimysium) umfaßt.
REK = in Reihe geschaltete elastische Komponente, die u. a. durch die Sehnen gebildet wird.
Innere Kraft: Energie der Kontraktion (KK) + Energie der Vordehnung (PEK + REK).
Äußere Kraft: äußerer Widerstand (z. B. eines Gegners oder einer Last).

traktile Komponente, dehnt sich zunächst die REK (s. Abb. 3b). Erst wenn die in der REK entwickelte Spannkraft die Größe der äußeren Kraft (z.B. des Widerstandes des Gegners oder einer vom Boden zu hebenden Last) übersteigt, verkürzt sich der Gesamtmuskel. Die Dehnungsspannung in der REK bleibt während der Muskelverkürzung konstant (s. Abb. 3c). Die PEK unterstützt sowohl die Verkürzung der kontraktilen Komponente als auch ihre nachfolgende Rückführung in die Ruhelänge. Wird der Muskel gedehnt, so verlängert die äußere Kraft zuerst die REK so stark, daß schließlich auch die aktivierte KK folgen muß (s. Abb. 3d).

Aus der Ruhelänge kann der Muskel eine sehr hohe Spannung entwickeln. Sie kann einmal erzielt werden, weil der optimale Überlappungsgrad der Aktin- und Myosinfilamente eine maximale Anzahl von Brückenverbindungen und damit eine große aktive Spannungsentwicklung der kontraktilen Komponente erlaubt. Sie kann zum anderen erreicht werden, weil die elastische Komponente des Muskels bereits wie eine Feder vorgedehnt ist und sich aus dieser Vordehnung eine zusätzliche Spannung ergibt. Die in der kontraktilen Komponente aktiv entwickelte Spannung vereinigt sich mit der in der elastischen Komponente gespeicherten und nun freiwerdenden Spannung zu einer hohen, nach außen wirkenden Gesamtspannung (s. a. Kapitel 2.7.).

Eine weitere Vordehnung des Muskels, die die Dehnung der Ruhelänge wesentlich übersteigt, führt zu ungünstigen Überlappungsgraden der Aktin- und Myosinfilamente. Die Bedingungen für hohe aktive Spannungsentwicklungen der Sarkomere verschlechtern sich merklich. Dessenungeachtet erzielen die Sportler aus einer großen Vordehnung der tätigen Muskeln – z. B. aus einer weiten Ausholbewegung beim Speerwurf – eine bessere Wettkampfleistung (Schnellkraftleistung) als aus der Ruhelänge. Dieses Phänomen ergibt sich aus dem Fakt, daß die Zunahme der Vorspannung der elastischen Komponente die Abnahme der aktiven Spannungsentwicklung der kontraktilen Komponente übertrifft.

Durch ein zielgerichtetes Krafttraining (Methode der wiederholten submaximalen Anspannung – s. Kapitel 9.2.1.1.) nehmen Querschnitt und Anzahl sowohl der kontraktilen Elemente, d. h. der Myofibrillen, als auch anderer Bausteine der Muskelfaser (Mitochondrien, Phosphat- und Glykogendepots usw.) zu. Dieser Prozeß führt zwar zu einer unmittelbaren Erhöhung der Kontraktionskraft der Muskelfasern, nicht aber zu einer sofortigen Vergrößerung ihres Querschnitts. Erst wenn diese Entwicklung ein bestimmtes Ausmaß erreicht hat, kann die Fortführung des Krafttrainings eine Zunahme der Faserdicke und damit des Muskelquerschnitts (Hypertrophie) bewirken.

Die Vergrößerung des **Muskelquerschnitts** erfolgt also durch Faserverdickung (Erhöhung der Anzahl und der Dicke der Sarkomere im Muskelquerschnitt) und nicht – wie oft fälschlich angenommen – durch eine Erhöhung der Anzahl der Muskelfasern. Die Faseranzahl jedes einzelnen Muskels ist erblich vorgegeben und kann nach bisherigen Erkenntnissen auch durch ein Krafttraining nicht verändert werden. Zwischen einzelnen Personen können jedoch erhebliche Unterschiede hinsichtlich der Faseranzahl auftreten. Ein Sportler, dessen Bizeps (s. Abb. 60 a) z. B. aus einer hohen Faseranzahl besteht, hat bessere Voraussetzungen, diesen Muskel durch ein auf Faserverdickung ausgerichtetes Training zu einem großen Querschnitt zu führen als ein Sportler, dessen Bizeps aus einer relativ geringen Faseranzahl besteht. Besonders veranlagte Vertreter der Maximal- und Schnellkraftsportarten erhöhen durch planvolles und beharrliches Training den Anteil der Muskulatur an der Gesamtkörpermasse auf über 60 %. (Abb. 4)

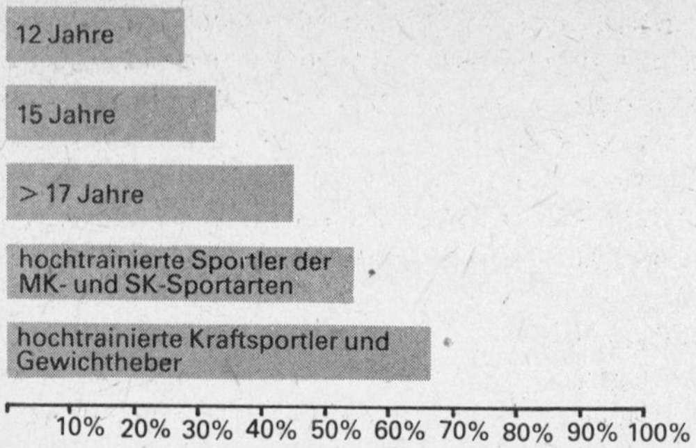

Abb. 4. Prozentualer Anteil der Muskelmasse an der Gesamtkörpermasse bei sporttreibenden männlichen Personen (bei Superschwergewichtlern ist der Anteil der Muskulatur gewöhnlich 10 bis 20 % geringer)

Die Kraft eines Skelettmuskels ist – wie bereits angedeutet – in entscheidendem Maße von seinem Querschnitt, d. h. von der Anzahl und der Dicke der in den Fasern parallel angeordneten Myofibrillen und der daraus resultierenden Anzahl der möglichen Brükkenverbindungen zwischen Myosin- und Aktinfilamenten, abhängig. Erhöht der Sportler also den Querschnitt der Muskelfasern, so vergrößert er folglich auch seine Kraft. Kraft und Muskelmasse nehmen jedoch nicht im gleichen Verhältnis zu. Verdoppelt sich die Muskelmasse, so verdreifacht sich in etwa die Grundkraft. Die Kraft beträgt bei Frauen 60 bis 100 N/cm^2 (6 bis 10 kp/cm^2) und bei Männern 70 bis 120 N/cm^2.
Die große Streubreite der möglichen maximalen Kraftabgabe pro Quadratzentimenter Querschnittsfläche ergibt sich aus zahlreichen sowohl trainingsabhängigen als auch trainingsunabhängigen Faktoren – wie aus der inner- und zwischenmuskulären Koordination, den Energievorräten und dem Faseraufbau –, die in den folgenden Ausführungen beschrieben werden.

2.2.1.3. Fasertypen des Skelettmuskels

Jeder Muskel stellt einen Komplex aus verschiedenen Fasertypen dar, und zwar aus sich langsam kontrahierenden **ST-Fasern** (slow twitch fibres) und sich schnell kontrahierenden **FT-Fasern** (fast twitch fibres).
Die ST-Fasern, die einen hohen Myoglobingehalt (roter Farbstoff der Muskulatur) besitzen, werden auch als rote Fasern bezeichnet. Sie werden bei Spannungen unter 20 bis 25 % der maximalen Kraftfähigkeit eingesetzt und verfügen über eine gute Ausdauerfähigkeit. Die FT-Fasern, die im Vergleich zu den roten Fasern einen

geringen Myoglobingehalt besitzen, werden auch weiße Fasern genannt. Sie zeichnen sich durch hohe Kontraktionsgeschwindigkeit und große Kraftentfaltung aus. Sie sind in der Lage, sich mehr als doppelt so schnell zu kontrahieren und bis zu zehnmal mehr Kraft zu entwickeln als langsame Fasern (s. Tab. 1).
Die FT-Fasern unterteilt man wiederum in **FTO- und FTG-Fasern**. Die Bezeichnung dieser Fasern wird von der Art und Weise der Energiebereitstellung bestimmt.
Die Energiebereitstellung in den FTO-Fasern erfolgt wie auch in den ST-Fasern überwiegend oxydativ, d. h., die Glukose und die Fette werden unter Mitwirkung von Sauerstoff zu Kohlendioxid (CO_2) und Wasser (H_2O) abgebaut. Da dieser Abbauprozeß relativ ökonomisch verläuft – je Molekül Glukose werden bei Abbau von Muskelglykogen 39 energiereiche Phosphatverbindungen für die Energiegewinnung bereitgestellt –, sind die FTO-Fasern auch verhältnismäßig widerstandsfähig gegen Ermüdung (s. a. Kapitel 2.2.3.).
Die Energiebereitstellung in den FTG-Fasern erfolgt überwiegend glykolytisch, d. h., die Glukose wird ohne Mitwirkung von Sauerstoff bis zu dem noch relativ energiereichen Laktat gespalten. Da dieser Spaltungsprozeß unökonomisch ist – je Molekül Glukose werden nur drei energiereiche Phosphatverbindungen für die Energiegewinnung bereitgestellt –, ermüden die FTG-Fasern verhältnismäßig rasch. Sie sind jedoch zu großen Kraftleistungen fähig und kommen in der Regel bei submaximalen und maximalen Muskelkontraktionen zum Einsatz (s. a. Kapitel 9.2.).
Wie die verschiedenen Fasertypen zusammenwirken, ist noch nicht bis in alle Einzelheiten geklärt.
Steigt die Kraftanspannung von niedrigen auf maximale Werte an, so wird nach Costill (1980) ein sogenannter Rampeneffekt erzielt und die Fasertypen werden – wie in Abbildung 5 schematisch dargestellt – in die Bewegung einbezogen.
Bei Spannungen unter 25 % der maximalen Stärke werden somit zunächst vorwiegend die langsamen Fasern beansprucht. Sind ihre Energievorräte verbraucht, beginnt der Energieabbau in den schnellen Fasern. Erst wenn die Energievorräte in den schnellen Fasern aufgezehrt sind, muß die Arbeit wegen Erschöpfung eingestellt werden.
Es wird vermutet, daß bei der Bewältigung maximaler Widerstände auch die langsamen Fasern (insbesondere bei der Überwindung der Trägheit) beteiligt sind.
Das in Abb. 5 dargestellte Prinzip der Beteiligung der unterschiedlichen Fasertypen an der Muskeltätigkeit ist vermutlich für alle Bewegungen zutreffend. Zuerst werden die langsamen und nur wenig später – wenn die Kraftanforderung etwa 25 % der Maximalkraftfä-

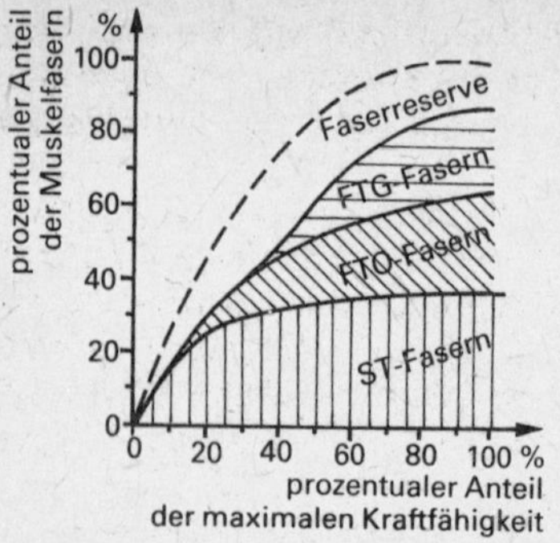

Abb. 5. Einbeziehung der Muskelfasertypen in die Bewegung bei ansteigenden Widerständen (modifiziert nach Costill)

higkeit übersteigt – die schnellen Fasern in die Bewegung einbezogen. Der Zeitabstand zwischen dem Kontraktionsbeginn der langsamen und der schnellen Fasern ist bei explosiven Bewegungen minimal (nur wenige ms). Da der Kontraktionsbeginn beider Fasertypen also nahezu gleichzeitig erfolgt, die schnellen Fasern sich jedoch wesentlich rascher zusammenziehen und ihr Kraftmaximum früher erreichen (etwa in 40 bis 90 ms) als langsame Fasern (etwa in 90 bis 140 ms), werden explosive Kraftleistungen, die in 50 bis 120 ms zu realisieren sind, zwar nicht allein, aber doch vornehmlich von den schnellen Fasern getragen (s. a. Abb. 51 a).
Die Kontraktionsgeschwindigkeit der schnellen und – wenn auch in wesentlich geringerem Maße – der langsamen Fasern läßt sich durch ein Training nach den Methoden zur Maximal- und Schnellkraftentwicklung erhöhen (s. Kapitel 9.2.1.3. und 9.2.2.). Das wiederholte explosive Überwinden submaximaler Widerstände kann beispielsweise die Kontraktionszeit (von Kontraktionsbeginn bis zum Erreichen des Kraftmaximums) der schnellen Fasern auf etwa 30 ms und der langsamen Fasern auf ungefähr 80 ms reduzieren.
Die Bezeichnung „schnelle Faser“ oder „langsame Faser“ sagt demnach – wie mitunter irrtümlich gedeutet – nicht aus, daß relativ schnelle Bewegungen ausschließlich durch schnelle Fasern und langsame Bewegungen nur durch langsame Fasern realisiert werden. Für die Einbeziehung der Fasertypen ist u. a. die zu mobilisierende Kraft, d. h. die Größe der zu bewegenden Masse (Last) sowie die Größe der Beschleunigung dieser Masse, entscheidend. So erfolgt nach bisherigen Erkenntnissen sowohl die hohe Beschleunigung einer geringen Last (große Bewegungsgeschwindigkeit) als auch die geringe Beschleunigung einer großen Last (langsame Bewegungsgeschwindigkeit) durch die intensive Beteiligung der

schnellen Muskelfasern. Auch explosive Kraftentfaltungen gegen unbewegliche Widerstände (statische Arbeitsweise, Bewegungsgeschwindigkeit = 0 m/s) werden vor allem durch die schnellen Fasern ermöglicht.
Jeder Mensch verfügt über einen individuell geprägten, proportionalen Anteil an ST- und FT-Fasern, der nach bisherigen Erkenntnissen auch durch ein spezielles Training nicht verändert werden kann. Im Durchschnitt besitzt der Mensch 40 % langsame und 60 % schnelle Fasern. Dieser Durchschnittswert hat aber lediglich für den Gesamtbereich der Skelettmuskulatur Gültigkeit. Entsprechend ihrer Funktion können sich die Muskeln in der Faserzusammensetzung erheblich voneinander unterscheiden. So besitzen Muskeln, die umfangreiche statische Arbeit zu leisten haben (z. B. der Schollenmuskel), häufig einen großen Anteil langsamer ST-Fasern, und Muskeln, die überwiegend dynamische Bewegungen realisieren (z. B. der Bizeps), einen hohen Anteil schneller FT-Fasern. Wie zahlreiche Untersuchungen zeigen, treten jedoch auch starke individuelle Abweichungen auf. Bei Langstreckenläufern (im Wadenmuskel) und Langstreckenschwimmern (im Deltamuskel) wurden 90 % langsame Fasern und bei Sprintern (im Wadenmuskel) bis zu 90 % schnelle Fasern ermittelt. Diese individuellen Extremwerte der Faserverteilung sind wahrscheinlich nicht auf ein entsprechendes Training zurückzuführen, sondern sind erblich bedingt. Das zeigt sich u. a. auch darin, daß z. B. der Boxer oder Fechter – trotz eines ausgewogenen Schnellkrafttrainings für die Arm- und Beinmuskulatur – durchaus „schnelle Beine“ und „langsame Arme“ besitzen kann. Die angeborene unterschiedliche Ausstattung der Gliedmaßen mit schnellen FT-Fasern wurde u. a. als Ursache dieser Diskrepanz ergründet.
Die Tatsache, daß bei erfolgreichen Ausdauersportlern (Marathonläufer, Straßenradsportler usw.) im allgemeinen die langsamen ST-Fasern überwiegen, während Spitzenathleten der Schnellkraftdisziplinen (Sprinter, Speerwerfer, Kugelstoßer usw.) gewöhnlich über einen hohen Prozentsatz an schnellen FT-Fasern verfügen, weist auf deren besondere Eignung für die genannten Sportarten hin. Auf den ersten Blick scheint dem jedoch entgegenzustehen, daß z. B. bei siegreichen Gewichthebern ein durchaus ausgewogenes Verhältnis von FT- und ST-Fasern ermittelt wurde. In diesem Fall muß allerdings die für die Wettkampftechnik des Gewichthebens erforderliche statische Stütz- und Haltearbeit berücksichtigt werden, die maßgeblich durch die ST-Fasern unterstützt wird.
Eine Umformung der FTG-Fasern in FTO-Fasern und umgekehrt ist durch ein entsprechendes Krafttraining relativ schnell zu realisieren. Dadurch ist es z. B. möglich, auch solche Sportler mit guten Ausdauerfähigkeiten auszustatten, die aufgrund eines hohen An-

Tabelle 1. Vereinfachte Darstellung des Spektrums der Muskelfasern

Verhalten/Funktion	Fasertyp		
	FT-Fasern		ST-Fasern
	FTG-Fasern	FTO-Fasern	
Physiologisches Verhalten:			
– Kontraktionsgeschwindigkeit	schnell	schnell	langsam
– Kontraktionskraft	sehr hoch	hoch	gering
– Reaktionsfähigkeit	schnell	schnell	langsam
– aerobe Ausdauerfähigkeit	schlecht	gut	sehr gut
Biochemisches Verhalten:			
– Energiebereitstellung	glykolytisch	glykolytisch/ oxydativ	oxydativ
– Phosphatdepots	+++	++	+
– Glykogendepots	+++	++(+)	++
– Fettdepots	+	+(+)	++(+)
– Mitochondriengehalt	+	++	+++
– Kapillarisierung	gering	gut bis sehr gut	sehr gut
Funktion:	Belastungen im submaximalen Bereich, Maximal- und Schnellkraftleistungen		Ausdauer- und Ausdauerkraftleistungen, statische Stütz- und Haltearbeit

+++ bedeutend, ++ durchschnittlich, + unbedeutend

teils schneller FT-Fasern an sich für Maximal- und Schnellkraftleistungen geeignet erscheinen.
Durch Training kann das ererbte Verhältnis zwischen ST- und FT-Fasern zwar nicht verändert werden, die Eigenschaften der Fasern passen sich jedoch – wenn auch innerhalb bestimmter Grenzen – den gesetzten spezifischen Reizen an.

2.2.2. Nerv-Muskel-Prozesse

2.2.2.1. Motorische Einheit

Aus dem Zellkörper eines motorischen Nervs, der sich im Rückenmark befindet (motorische Vorderhornzelle), erreicht ein Nervenzellfortsatz die Muskelfaser. Eine Nervenzelle versorgt mit ihren

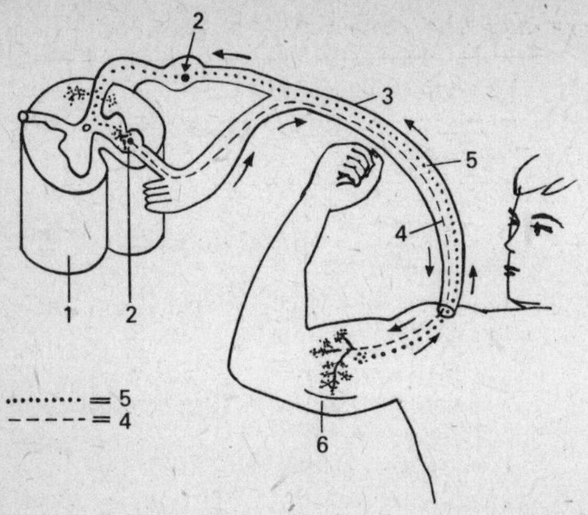

Abb. 6. Schematische Darstellung der motorischen Einheit
1 = Rückenmark, 2 = Zellkörper, 3 = Rückenmarksnerv, 4 = motorische Nervenfaser, 5 = sensible Nervenfaser, 6 = Muskel mit Muskelfasern.

Fortsätzen eine Vielzahl von Muskelfasern. Die Nervenzelle und die mit ihr verbundenen Muskelfasern werden als **motorische Einheit** bezeichnet. (Abb. 6)
Die Muskeln können sich aus einer sehr unterschiedlichen Anzahl motorischer Einheiten und die motorischen Einheiten können sich wiederum aus einer sehr unterschiedlichen Anzahl Muskelfasern zusammensetzen. Alle Muskelfasern einer motorischen Einheit gehören jedoch dem gleichen Fasertyp (FT- oder ST-Fasern) an. Muskeln, die in der Lage sein müssen, sehr feine und präzise Bewegungen auszuführen (z. B. Augen- oder Fingermuskeln), verfügen gewöhnlich über eine große Anzahl motorischer Einheiten (1 500 bis 3 000) mit jeweils nur wenigen Muskelfasern (8 bis 50). Muskeln, die relativ grobe Bewegungen realisieren (z. B. die großen Extremitätenmuskeln) besitzen dagegen in der Regel wesentlich weniger motorische Einheiten mit einer Vielzahl Fasern pro Einheit (etwa 600 bis 2 000). So kann beispielsweise der Bizeps (s. Abb. 60 a) aus über einer Million Fasern bestehen. Diese Muskelfasern sind durch ihre Nervenverbindungen mehr als 600 motorischen Einheiten zugeordnet, so daß eine motorische Vorderhornzelle etwa 1 500 Muskelfasern versorgt. Im Schienbeinmuskel (s. Abb. 67 a) werden annähernd 650, in den großen Wadenmuskeln (s. Abb. 67b) rund 1 600 und in den Rückenmuskeln bis 2 000 Muskelfasern von einer motorischen Vorderhornzelle innerviert und bilden auf diese Weise jeweils eine motorische Einheit.
Die Zahl der Fasern der motorischen Einheiten eines bestimmten Muskels ist jedoch nicht einheitlich. Die hier angegebene Faser-

anzahl stellt den Durchschnittswert dar. So kann ein Bizeps durchaus motorische Einheiten mit 1000, 1200, 1400 oder 1600 Fasern enthalten. Die Zugehörigkeit der Muskelfasern zu einer bestimmten motorischen Einheit ist angeboren und kann auch durch Trainingseinwirkungen nicht verändert werden.
Die motorischen Einheiten reagieren nach dem **Alles-oder-Nichts-Gesetz**. Wenn also vom Zellkörper der motorischen Vorderhornzelle im Rückenmark über die Nervenbahnen ein Impuls ausgesandt wird, so reagieren entweder alle Muskelfasern der motorischen Einheit oder nicht eine einzige. Für den Bizeps bedeutet das, daß sich bei einem Impuls – wenn er die notwendige Stärke erreicht – alle kontraktilen Elemente (Myofibrillen) aller etwa 1500 Muskelfasern der betreffenden motorischen Einheit zusammenziehen.
Die Kraft der motorischen Einheit hängt u. a. von der Anzahl ihrer Muskelfasern ab. Motorische Einheiten mit einer geringen Faseranzahl entfalten bei einer Einzelzuckung eine Zugkraft von nur einigen Millinewton (Zehntel Pond). Einheiten mit einer großen Faserzahl bewältigen dagegen mehrere Newton (Pond). Aufgrund des relativ geringen Kraftpotentials einer einzelnen motorischen Einheit müssen zur Ausführung einer Bewegung stets mehrere motorische Einheiten gleichzeitig aktiviert werden. Je höher der zu überwindende Widerstand ist, desto mehr motorische Einheiten müssen zur Realisierung der Bewegung herangezogen werden.
Jede motorische Einheit hat eine individuelle Erregungsschwelle, die niedrig oder hoch sein kann. Ist die Impulssalve (Nervenreiz, der die Muskelkontraktion auslöst) schwach, dann ziehen sich nur die Muskelfasern der motorischen Einheiten zusammen, die eine niedrige Erregungsschwelle besitzen. Ist die Impulssalve kräftiger, reagieren zusätzliche motorische Einheiten mit höherer Erregungsschwelle.
Mit steigendem Widerstand werden demnach ständig mehr motorische Einheiten durch immer intensivere Impulssalven aktiviert. Die Höhe der individuellen Erregungsschwellen ist in entscheidendem Maße vom Zustand der motorischen Einheiten abhängig. So ist für das Überschreiten der Erregungsschwellen und damit für die weitere Tätigkeit von motorischen Einheiten, die durch
- die Anhäufung saurer Stoffwechselprodukte (Laktat, CO_2 usw.),
- die Ausschöpfung der Energieträger (energiereiche Phosphate, Glykogen u. a.) und/oder
- die zu starke Beanspruchung der Nervenprozesse (innerhalb der motorischen Einheit oder in der Großhirnrinde)

zunehmend ermüden, ein immer größerer „Willenseinsatz" erforderlich.

2.2.2.2. Innermuskuläre Koordination und Impulsfrequenz

Die oft sehr feine Abstufung der Kontraktionskraft des Muskels erfolgt durch
- die Veränderung der Anzahl der an der Bewegung beteiligten motorischen Einheiten (räumliche Summation) und
- die Veränderung der Frequenz der Nervenimpulse (zeitliche Summation).

Räumliche Summation: Die Fähigkeit des Menschen, eine unterschiedliche Anzahl motorischer Einheiten an der Bewegung zu beteiligen, ermöglicht eine abgestufte Kraftentfaltung. Der Grad der Abstufung ist jedoch – bedingt durch den differenzierten Aufbau der Muskeln – sehr ungleichartig. Die Zahl der Stufen wird bestimmt durch die Anzahl der motorischen Einheiten, aus der der Muskel besteht; die Größe der Stufe ist u. a. abhängig von der Anzahl, dem Querschnitt und dem Aufbau der Muskelfasern, über die die betreffende motorische Einheit verfügt. Da sich z. B. die Fingermuskeln aus außerordentlich vielen motorischen Einheiten mit geringer Faserzahl zusammensetzen (zahlreiche kleine Stufen), läßt sich die Kraft ihrer Bewegungen durch die räumliche Summation auch sehr viel feiner abstufen als die des Bizeps, der relativ wenig motorische Einheiten mit einer großen Faserzahl sein eigen nennt (wenige große Stufen).

Zeitliche Summation: Wird die motorische Einheit durch nur einen künstlichen Reiz – z. B. durch elektrische Stimulation – aktiviert, so ziehen sich all ihre Muskelfasern zusammen und erschlaffen anschließend wieder. (Abb. 7 a) Willkürliche Einzelim-

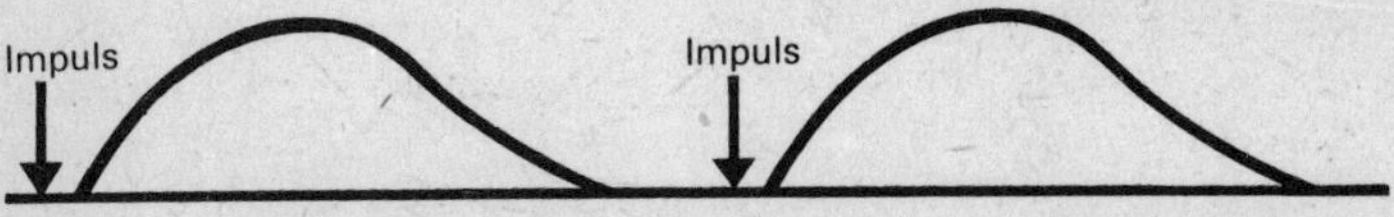

Abb. 7 a. Schematische Darstellung des zeitlichen Summationsphänomens

pulse bzw. -kontraktionen treten jedoch im gesunden Organismus unter natürlichen Bedingungen nicht auf. Die Muskelkontraktion wird stets durch mehrere Impulse pro Sekunde bewirkt. Wird noch vor Beendigung der Erschlaffungsphase der Fasern ein zweiter Impuls kontraktionswirksam, dann überlagert die zweite Kontraktion die erste. Eine höhere Kraftentwicklung ist die Folge. Sollen große Kräfte abgegeben werden, dann muß der zweite Impuls die Fasern der motorischen Einheit schon kurz vor Ende der Kontraktionsphase erreichen. Die Fasern kontrahieren sich dann noch vor Be-

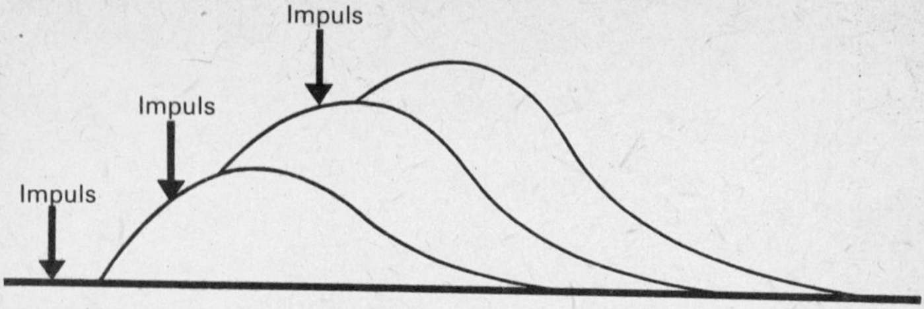

Abb. 7b. Schematische Darstellung des zeitlichen Summationsphänomens

ginn der Erschlaffungsphase wieder; ein Spannungs- bzw. Kraftabfall ist so nicht möglich. (Abb. 7b) Weitere Kontraktionen verbinden sich mit vorangegangenen. Wenn schließlich zahlreiche Nervenimpulse schnell genug aufeinanderfolgen, überlagern sich die Einzelzuckungen vollständig. Auf diese Weise werden – im Vergleich zur Einzelkontraktion – wesentlich stärkere Verkürzungen der Muskelfasern und 3- bis 4mal größere Kraftentfaltungen erzielt. Diese Erscheinung wird als **tetanische Kontraktion** bezeichnet. (Abb. 7c)

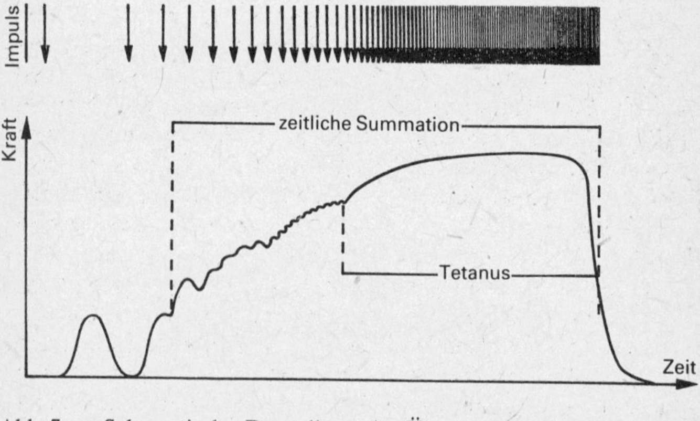

Abb. 7c. Schematische Darstellung der Überlagerung der Einzelzuckungen bis zur Entstehung einer tetanischen Kontraktion durch zunehmende Impulsfrequenz

Die für die vollständige tetanische Kontraktion erforderliche Impulsfrequenz wird vom jeweiligen Fasertyp der motorischen Einheit bestimmt. Da schnelle FT-Fasern sich viel rascher kontrahieren und auch viel schneller erschlaffen als langsame ST-Fasern, müssen die Impulse auch in wesentlich kürzeren Abständen die Fasern treffen, damit ihre Erschlaffung verhindert und eine große

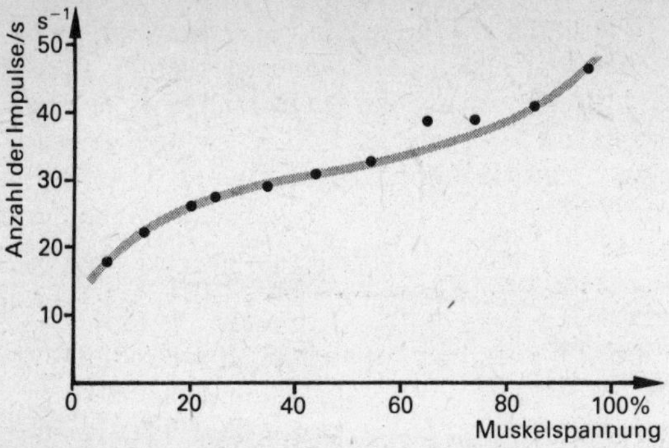

Abb. 8. Beziehungen zwischen der Anzahl der Nervenimpulse pro Sekunde und der Kontraktionskraft des Muskels in Prozent zur Maximalkraft; Mittelwert zahlreicher motorischer Einheiten; Ableitung vom Kleinfingerabzieher (nach Bigland und Lippold)

Kraft entfaltet werden kann. Bei relativ schnellen motorischen Einheiten bewirken deshalb Impulse niedriger Frequenz (7 bis 10 pro Sekunde) nur geringe, Impulse mittlerer Frequenz (25 bis 30/s) durchschnittliche (25 bis 30 % der Maximalkraft) und Impuls sehr hoher Frequenz (45/s und höher) auch maximale Spannungen bzw. Kraftentfaltungen. (Abb. 8) Für langsame, aus ST-Fasern bestehende motorische Einheiten können dagegen schon 20 Impulse pro Sekunde zur Entwicklung großer Kräfte ausreichend sein. Nur bei einem für die entsprechende motorische Einheit zweckmäßigen zeitlichen Abstand der Impulse ist demnach ein optimaler zeitlicher Summationseffekt zu erzielen. Eine höhere als für die betreffende motorische Einheit zweckmäßige Impulsfrequenz vermag keine stärkere Kontraktion bzw. Kraftentfaltung auszulösen.
Die Dauer der tetanischen Kontraktion kann die Dauer der Einzelkontraktion um das Zehn- bis Tausendfache übersteigen. Der Ermüdungsverlauf des tätigen Muskels wird ebenfalls wesentlich von der Struktur der Fasern bestimmt. Ein Muskel, der größtenteils aus ermüdungswiderstandsfähigen ST-Fasern besteht, kann die tetanische Kontraktion gewöhnlich erheblich länger aufrechterhalten als ein Muskel, der überwiegend schnell ermüdbare FT-Fasern enthält.
Räumliche und zeitliche Summation kooperieren – vereinfacht dargestellt – folgendermaßen: Geringe Kraftanforderungen werden von langsamen, aus ST-Fasern bestehenden motorischen Einheiten realisiert, die eine niedrige Erregungsschwelle besitzen. Nehmen die Kraftanforderungen zu, so kommen zunehmend höherschwellige motorische Einheiten zum Einsatz (räumliche Summation). Gleichzeitig steigt der Kraftbeitrag der bereits tätigen nieder-

schwelligen Einheiten durch Erhöhung der Impulsfrequenz (zeitliche Summation). Bei weiter steigender Kraftanforderung werden dann nach und nach immer mehr schnelle Einheiten einbezogen, die mit höheren Frequenzen starten und größere Frequenzen verarbeiten können. Zur Überwindung maximaler Widerstände setzen krafttrainierte Sportler schließlich etwa 85 % ihrer motorischen Einheiten mit optimalen Impulsfrequenzen ein.
Da „langsame Einheiten" weniger Muskelfasern besitzen und auch aus diesem Grund weniger Kraft entfalten als „schnelle Einheiten", werden oft schon bei 25 % des maximalen Krafteinsatzes 50 % der verfügbaren Einheiten rekrutiert. Die Beteiligung einer relativ großen Anzahl kleiner Einheiten bei niedrigen Kraftleistungen erlaubt eine feinere Regulation der Muskeltätigkeit als bei hohen Kraftleistungen, bei denen auch die großen, schnellen Einheiten arbeiten.
Die Prozesse der zeitlichen Summation (Impulsfrequenz) sind nach neueren Erkenntnissen bedingt trainierbar, wenn das Training auch in einem äußerst komplizierten Gesamtzusammenhang erfolgt. Die trainierte motorische Einheit ist in der Lage, sich rascher zu verkürzen (s. Kapitel 2.2.1.3.), höhere Impulsfrequenzen zu verarbeiten und größere Kräfte abzugeben.
Bei Schnellkraftleistungen gegen mittlere bis hohe Widerstände, die vorwiegend durch die schnellen FTG-Fasern realisiert werden, werden möglichst viele motorische Einheiten mit einer kurzen **Impulsserie** gleichzeitig aktiviert. Diese sogenannte **Stoßinnervation** löst einen abrupten und kraftvollen Kontraktionsvorgang aus. Dem mit hoher Explosivität eingeleiteten Kontraktionsbeginn folgt eine Signalsperre (Innervationsstille), in der sich die motorischen Einheiten mit hoher Geschwindigkeit zusammenziehen. Solche schnellkräftigen Bewegungen werden auch ballistische Bewegungen genannt. Sie sind im Gehirn vorprogrammiert und erfolgen mit so hohen Geschwindigkeiten, daß während ihrer Durchführung keine Rückinformationen zu den zuständigen Nervenzentren gelangen und damit auch keine Möglichkeit besteht, die Bewegung während ihres Ablaufs zu korrigieren. Die Länge der der Stoßinnervation folgenden Innervationsstille hängt in entscheidendem Maße von der Höhe des zu überwindenden Widerstandes ab. Ist der Widerstand so groß, daß eine Beschleunigung in freier Kontraktion nicht mehr gegeben ist, so folgt eine erneute Impulsserie mit anschließender Innervationsstille, durch die die weitere Beschleunigung gewährleistet wird. Wird der Widerstand jedoch so groß, daß Impulsserie und anschließende Signalsperre verschwinden, dann wird der Widerstand durch eine **Impulsfolge** sehr hoher Frequenz kontinuierlich überwunden. Bewegungen, die durch eine kurze Impulsserie (oder durch Impulsserien) mit nachfolgender Signalsperre und ballistischer Kontraktion gekennzeichnet sind, tragen ausge-

sprochenen Schnellkraftcharakter; Bewegungen, die durch eine Impulsfolge sehr hoher Frequenz charakterisiert werden, tragen Maximalkraftcharakter.

Bei Ausdauerkraftleistungen gegen leichte bis mittlere Widerstände, bei denen die Impulsfrequenz keine Höchstwerte erreicht, sind die motorischen Einheiten im Wechsel tätig (asynchrone Tätigkeit). Das bedeutet, daß sich entsprechend dem notwendigen Krafteinsatz lediglich ein bestimmter Anteil der motorischen Einheiten aktiv kontrahiert und so die Bewegung realisiert. Der andere Teil ruht und folgt der Bewegung nur passiv. Mit zunehmender Ermüdung schalten sich bisher aktive motorische Einheiten aus der Tätigkeit aus, und andere, bisher ruhende Einheiten beginnen aktiv zu arbeiten.

Der Mensch ist unter normalen Umständen nicht in der Lage, bei statischer oder bei dynamischer Arbeitsweise überwindenden Charakters (s. Kapitel 2.3.) alle motorischen Einheiten des Muskels gleichzeitig in die Bewegung einzubeziehen. Hochtrainierte Athleten der Sportarten und -disziplinen, in denen die Kraft eine leistungsbestimmende Komponente darstellt (Gewichtheben, Ringen, Wurf- und Stoßdisziplinen der Leichtathletik), sind imstande, bis zu 85 % ihrer Muskelfasern gleichzeitig aktiv an der Bewegung zu beteiligen und somit große Kräfte zu entwickeln. Untrainierte können gewöhnlich nur bis etwa 60 % der Fasern aktivieren.

Die Fähigkeit, über die motorischen Einheiten abgestuft verfügen zu können, bezeichnet man als **inner-** oder **intramuskuläre Koordination**. Ihr Niveau ist hoch, wenn der Sportler zum einen eine gut ausgeprägte Fähigkeit zur Kraftdifferenzierung besitzt und zum anderen einen hohen Prozentsatz der zur Verfügung stehenden motorischen Einheiten gleichzeitig aktivieren kann.

Unter Hypnose oder durch intensive elektrische Stimulation (100 Hertz und höher) vermag der Untrainierte wesentlich mehr motorische Einheiten gleichzeitig einzusetzen und dadurch seine Kraft bis zu 35 % zu steigern. Der Trainierte kann unter den vom Willen weitgehend unabhängigen Bedingungen nur etwa 10 % mehr Kraft entwickeln. Die Differenz zwischen der willkürlich mobilisierten Maximalkraft und der unwillkürlich aktivierten Absolutkraft wird auch als **Kraftdefizit** bezeichnet. In der Trainingspraxis wird das Kraftdefizit meist durch die Differenz zwischen statischer und dynamisch-nachgebender Kraftentfaltung (s. Kapitel 2.3.) bestimmt. Das ist möglich, da die Kraft, die bei erzwungener Muskeldehnung (dynamische Arbeitsweise nachgebenden Charakters) entwickelt werden kann, gewöhnlich die Kraft um 10 bis 35 % übersteigt, die bei statischer Arbeitsweise mobilisiert werden kann. Es besteht demnach hohe Übereinstimmung der Kraftwerte, die einerseits unter statischen Bedingungen bei elektrischer Muskelstimulation und andererseits unter dynamischen Bedingungen bei erzwungener Muskeldehnung erzielbar sind. Bei nachgebender Arbeit werden unabhängig vom Willen zusätzliche motorische Einheiten zugeschaltet, d. h., die Größe der Kraft ist unter diesen Bedingungen weitgehend unabhängig vom Niveau der innermuskulären Koordination. Dabei ist zu beachten, daß die genannten Kraftleistungen nur miteinander in Beziehung gebracht werden dürfen, wenn sie unter vergleichbaren Bedingungen (z. B. übereinstimmende Winkelstellungen der Gelenke) erhoben werden.

Weiterhin konnte nachgewiesen werden, daß die Größe der Kraftentfaltung bei erzwungener Muskeldehnung mit wachsender Geschwindigkeit zunimmt, während sie bei überwindender Arbeit mit der Erhöhung der Geschwindigkeit abnimmt (s. Kapitel 2.2.1.2. u. Abb. 9). Mit der Erhöhung der Kontraktionsgeschwindigkeit wird also die Differenz der möglichen Kraftmobilisation zwischen überwindender und nachgebender Arbeit weiter vergrößert. Einschränkend muß jedoch gesagt werden, daß diese Feststellung für Kinder bis zum 14. Lebensjahr nur bedingt zutrifft. Die Kräfte, die sie bei überwindender und bei nachgebender Arbeitsweise entfalten können, unterscheiden sich nur unwesentlich.

Je größer also beim Erwachsenen die Differenz der Kraftleistung zwischen statischer und dynamisch-nachgebender Arbeitsweise ist,

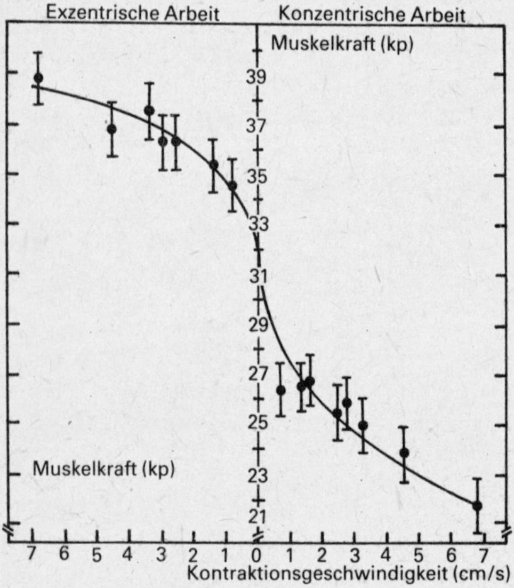

Abb. 9. Kraft-Geschwindigkeitsverhältnis des Muskels für die Unterarmbeuger bei exzentrischer und konzentrischer Arbeit (nach Komi)

desto kleiner ist die Maximalkraft im Vergleich zur Absolutkraft, desto größer das Kraftdefizit und desto schlechter das Niveau der innermuskulären Koordination. Die Kraftfähigkeit kann in diesem Fall durch ein Training, das sich die gleichzeitige Einbeziehung einer möglichst großen Anzahl motorischer Einheiten in die Bewegung zum Ziel setzt (Methode der kurzzeitigen maximalen Anspannungen), entwickelt werden. Die Kraft der einzelnen Muskelfaser bzw. der einzelnen motorischen Einheit wird dadurch kaum verbessert, d. h., der Muskelquerschnitt und damit das Körpergewicht des Sportlers werden nicht oder nur unerheblich erhöht. Ist die Differenz der Kraft zwischen statischer und dynamisch-nachgebender Arbeitsweise relativ gering, so sind keine oder nur geringe Reserven zur Kraftentwicklung durch die Verbesserung der innermuskulären Koordination zu erschließen. Die Kraft muß durch andere Faktoren – z. B. durch die Vergrößerung des Muskelquerschnitts – entwickelt werden. Das Kraftdefizit stellt somit ein Gradmesser für das vorhandene Potential zur Maximalkraftentwicklung ohne Zunahme des Muskelquerschnitts und damit des Körpergewichts dar.
Die bei Untrainierten und Hochleistungssportlern meist sehr unterschiedlich ausgeprägte Fähigkeit zur Mobilisation einer möglichst großen Anzahl motorischer Einheiten läßt erkennen, daß der Trainierte gewöhnlich nicht nur über eine größere Muskelmasse verfügt, sondern daß er diese auch viel umfassender – bis zu etwa 85 % – auszuschöpfen vermag. Damit ist aber ebenfalls gesagt, daß die Möglichkeit der Kraftentwicklung durch die Vervollkommnung der innermuskulären Koordination bei krafttrainierten Hochleistungssportlern – im Vergleich zu Untrainierten – weitgehend eingeschränkt ist. Aus diesem Grunde ist letztlich auch die Vergrößerung des Muskelquerschnitts als fundamentales Verfahren zur Erhöhung des Grundpotentials der Kraft anzusehen.

2.2.2.3. Zwischenmuskuläre Koordination

Sportliche Bewegungen werden jedoch nicht nur von einem Muskel bewältigt. An der Lösung der jeweiligen Bewegungsaufgabe sind stets eine relativ große Anzahl von Muskeln bzw. Muskelgruppen beteiligt. Das hauptsächlich durch den Querschnitt der Muskelfasern, das Muskelvolumen, den Faseraufbau und die innermuskuläre Koordination geprägte Grundpotential der Kraft kann nur in eine optimale äußere Leistung umgesetzt werden, wenn die einzelnen Muskeln bzw. Muskelgruppen entsprechend der Bewegungsaufgabe räumlich-zeitlich und dynamisch-zeitlich folgerichtig zum Einsatz gelangen. Das bedeutet u.a. auch, daß die nervale Ansteuerung auf jene Muskeln begrenzt wird, deren Einsatz für das Lösen der jeweiligen Bewegungsaufgabe erforderlich ist. Dieses Zusammenspiel der an der Bewegung beteiligten Muskeln bzw. Muskelgruppen bezeichnet man als **zwischen-** oder **intermuskuläre Koordination**.

Die Qualität der zwischenmuskulären Koordination ist immer an einen bestimmten Bewegungsablauf gebunden und läßt sich nicht automatisch von einer Bewegung auf die andere übertragen. So sind bei der Durchführung des Bankdrückens andere Muskelgruppen beteiligt, und die Art und Weise ihres Zusammenwirkens wird ganz anders gestaltet, als das z. B. beim Klimmziehen der Fall ist.

Von besonderer Bedeutung für die Qualität der zwischenmuskulären Koordination ist das Zusammenspiel zwischen den Muskeln, die die Bewegung realisieren (Agonisten), und den Muskeln, die für die entgegengesetzte Bewegung verantwortlich sind (Antagonisten). So streckt beim schnellkräftigen Bankdrücken (Übg. 26) der Trizeps (Agonist) den Arm im Ellbogengelenk, während Bizeps, Armbeuger und Oberarmspeichenmuskel (Antagonisten), deren Hauptfunktion im Beugen des Armes im Ellbogengelenk besteht, dem Strecken besonders in der Endphase der Bewegung entgegenwirken (s. a. Tab. 13 und Abb. 60a). Die Zusammenarbeit von Agonisten und Antagonisten spielt sich dabei – vereinfacht dargestellt – wie folgt ab: Beim schnellkräftigen Strecken des Armes aus der Rückenlage gegen einen relativ hohen Widerstand werden möglichst viele motorische Einheiten des Trizeps und der mit ihm zusammenarbeitenden Muskeln (großer Brustmuskel u. a.) mit einer kurzen Impulsserie gleichzeitig aktiviert. Der Impulsserie und dem plötzlich und kraftvoll einsetzenden Kontraktionsbeginn folgt eine Signalsperre (Innervationsstille), in der sich die motorischen Einheiten ungesteuert mit hoher Geschwindigkeit zusammenziehen. Mit der Signalsperre in den motorischen Einheiten, die die Bewegung realisieren (Trizeps u. a.), ist zugleich eine Signalsperre in den motorischen Einheiten der Antagonisten verbunden, so daß die Bewegung ungehindert und ohne Kraftverlust ablaufen kann. Gegen Ende der Bewegung werden dann die Antagonisten aktiviert, um die Bewegung abzubremsen. Ariel (1976/1977) beschreibt diese Arbeitsweise des Nerv-Muskel-Systems folgendermaßen: Beim konventionellen Heben der Hanteln ergibt sich eine anfängliche Explosion der Muskeltätigkeit, da sich der agonistische Muskel zusammenzieht und der antagonistische Muskel entspannt, wodurch eine beschleunigte Bewegung des Gliedes hervorgerufen wird. Dem folgt eine ruhige Zwischenperiode, in der die Muskeln keine Höchstleistungen zu verrichten haben, und eine Verlangsamung der Gliedbewegung, da sich der Antagonist zusammenzieht. Gegen Ende der Bewegung muß der antagonistische Muskel die Bewegung zum Stillstand bringen. [1]

Dieses Zusammenspiel von Agonisten und Antagonisten wird wesentlich von der **Dehnfähigkeit** der Muskeln beeinflußt. Dehnfähige Muskeln verfügen einmal über den Vorteil, daß sie schon unter Ruhebedingungen eine leichte Vorspannung besitzen (etwa 15 % ihrer Gleichgewichtslänge) und aus dieser Anfangsdehnung zu besonders großen Kraftentfaltungen fähig sind, zum anderen ermöglichen sie aber auch große Bewegungsamplituden. Große Bewegungsamplituden gestatten nicht nur längere Beschleunigungswege und damit ein besseres Ausnutzen des vorhandenen Kraftpotentials, sondern sie erlauben auch – da die Antagonisten die Bewegung später abbremsen – flüssige, elastische und geschmeidige Bewegungen (s. a. Kapitel 2.7.).
Je mehr Muskeln bzw. Muskelgruppen an der Bewegung beteiligt sind, d. h., je komplizierter der Bewegungsablauf ist, desto größer wird die Bedeutung der zwischenmuskulären Koordination für die Kraftfähigkeit.
In der Trainingspraxis wird die komplizierte technische Handlung der Wettkampfdisziplin oft in Teilbewegungen zerlegt. Das Ziel dieser Teilung besteht darin, die an der Gesamtbewegung mitwirkenden Muskelgruppen zunächst relativ isoliert einem Krafttraining zu unterziehen. Die Kräftigung dieser Muskelgruppen wird durch sogenannte Spezialübungen realisiert, deren Struktur im wesentlichen mit einer Teilstruktur der Wettkampfübung übereinstimmt. Innerhalb der unkomplizierten Spezialübungen kann die an der Wettkampfbewegung beteiligte Muskulatur besonders hoch belastet und damit effektiver entwickelt werden. Solche Spezialübungen stellen z. B. für den Kugelstoßer Bankdrücken (Abb. 93), seitliches Rumpfbeugen und -aufrichten (Abb. 132 und 133), Kniebeugen (Abb. 162) und Fersenheben (Abb. 182) dar. Das erneute, gut koordinierte Zusammenwirken der durch die Spezialübungen isoliert gekräftigten Muskelgruppen im Rahmen der Wettkampftechnik erfordert ein spezifisches Training. Schwierigkeiten treten besonders dann auf, wenn nicht alle an der Wettkampfübung beteiligten Muskelgruppen auf ein gut abgestimmtes höheres Kraftniveau gehoben wurden. Verbessert ein Kugelstoßer, z. B. durch Spezialübungen, lediglich die Kraft für die Streckschlingen der Arme und Beine und läßt die Rumpfmuskulatur außer acht, kann das zu erheblichen Störungen der zwischenmuskulären Koordination führen. Der nach außen wirkende Kraftstoß bleibt klein.
Genügt demzufolge die zwischenmuskuläre Koordination nicht den Ansprüchen – ist z. B. beim explosiven Einsatz der Muskulatur mit der Stoßinnervation des Agonisten keine optimale Innervationsstille (Entdämpfung) des Antagonisten verbunden oder setzen seine Bremskräfte zu früh ein –, so geht ein großer Teil der zur Verfügung stehenden Kraft verloren. Ein hohes Niveau der zwi-

schenmuskulären Koordination äußert sich dagegen im optimalen Bewegungsfluß, im zweckmäßigen Bewegungsrhythmus, in der präzisen Bewegungsausführung und letztlich in einer großen äußeren Kraftentfaltung.
Durch ein zielgerichtetes Training, das oft auch als kraftgebundenes Techniktraining bezeichnet wird, kann das Niveau der zwischenmuskulären Koordination entscheidend gehoben werden. Jedoch sei nochmals darauf hingewiesen, daß in der Regel lediglich das Zusammenwirken der Muskeln im Rahmen der trainierten Bewegung verbessert wird. Die Übertragung auf Bewegungen mit ähnlichen räumlich-zeitlichen und dynamisch-zeitlichen Strukturen ist nur zum Teil möglich, auf Bewegungen mit ungleichen Strukturen gar nicht.
Ein hohes Grundpotential der Kraft ist somit zwar fundamentale Voraussetzung, nicht aber Garant für kraftvolle Bewegungen. Nur der Sportler wird fähig sein, sein Kraftpotential zweckmäßig zu nutzen, der es verstanden hat, die zwischenmuskuläre Koordination auf die spezielle Bewegung auszurichten.
Der trainierte Sportler besitzt demnach – im Vergleich zum Untrainierten – nicht nur eine größere Muskelmasse und kann diese viel umfassender ausschöpfen (innermuskuläre Koordination), sondern er ist auch in der Lage, dieses Kraftpotential wesentlich effektiver in eine spezielle äußere Leistung umzusetzen (zwischenmuskuläre Koordination).

2.2.3. Energetische Absicherung der Muskeltätigkeit

2.2.3.1. Energieträger

Soll ein Muskel Arbeit verrichten, so muß ihm Energie zugeführt werden. Als Energieträger stehen ihm hauptsächlich
- energiereiche Phosphatverbindungen (Adenosintriphosphat, Kreatinphosphat),
- Kohlenhydrate (Glukose, Glykogen) und
- Fette

zur Verfügung.
Eiweiße besitzen als Energieträger eine untergeordnete, für den Muskelaufbau allerdings eine überragende Bedeutung. Sie werden nur im Ausnahmefall (Hungerperioden, extreme Dauerbelastungen) in Form von Aminosäuren in den Energiestoffwechsel einbezogen.
Die energiereichen Phosphatverbindungen, das Glykogen und die Fette werden im Muskel gespeichert. Glykogen und Fette sind außerdem in der Leber bzw. im Unterhautfettgewebe gelagert.
Der Mensch verfügt über 3,5 bis 7,5 mmol Adenosintriphosphat

(ATP) und über 16 bis 28 mmol Kreatinphosphat (KP) pro Kilogramm Muskelfeuchtmasse. Das entspricht einer körpereigenen Energiereserve an ATP von etwa 5 kJ (1,2 kcal) und an KP von ungefähr 15 kJ (3,6 kcal).
Die Energiereserven, die in Form von Glykogen im Körper deponiert sind, betragen beim Untrainierten annähernd 7 500 kJ (1 800 kcal = ca. 450 g), beim Trainierten dagegen bis 13 000 kJ (3 100 kcal = ca. 750 g). Davon entfallen auf das Leberglykogen etwa 2 600 kJ (620 kcal = ca. 150 g). Das Muskelglykogen stellt eine schnell verfügbare Energiereserve dar. Es ist energetisch ergiebiger, da es u. a. nicht erst über die Blutbahn zum tätigen Muskel transportiert und durch die Zellmembran geschleust werden muß. Weiterhin ist zu berücksichtigen, daß die Muskelfaser zwar relativ leicht die ihr über die Blutbahn zugeführte Glukose aufzunehmen und in Form von Glykogen zu speichern vermag, daß sie aber nur unbedeutende Mengen Glykogen in die Blutbahn zurückführen und damit anderen, intensiv arbeitenden Muskeln zu Verfügung stellen kann. Außerdem ist das Leberglykogen der Muskeltätigkeit nur zum Teil zugänglich, da auch lebenswichtige Gehirnfunktionen von einer ständigen Glukosezufuhr über die Blutbahnen abhängig sind. Aus diesem Grunde verhindern vielfältige Schutzmechanismen ein zu starkes Ausschöpfen des Leberglykogens und damit ein Absinken des unter normalen Bedingungen weitgehend konstant gehaltenen Blutzuckerspiegels (80 bis 90 mg Glukose je 100 ml Blut).
Das Fettreservoir stellt mit etwa 125 000 bis über 400 000 kJ (30 000 bis über 100 000 kcal) eine kaum versiegende Energiequelle für langdauernde sportliche Leistungen geringer Intensität dar. Der weitaus größte Anteil dieser Reserven ist im Unterhautfettgewebe deponiert; die schneller verfügbaren Fettkörper der Muskeln (Triglyzeridtropfen) speichern nur rund 8 000 kJ (1 900 kcal).

2.2.3.2. Anaerobe Energiegewinnung

Die unmittelbare Energiequelle der Muskelfaser ist jedoch stets das Adenosintriphosphat (ATP). Es wird in Adenosindiphosphat (ADP) und Phosphat (P) gespalten. Dabei wird Energie frei (38 bis 42 kJ = 9 bis 10 kcal/Mol abgespaltenes Phosphat).

$$\text{ATP} \rightarrow \text{ADP} + \text{P} + \text{Energie}$$

Nur etwa ein Drittel dieser freiwerdenden Energie kann in mechanische Arbeit umgesetzt werden; der Rest tritt als Wärme in Erscheinung. Da Adenosintriphosphat im Muskel nur in begrenztem Umfang zur Verfügung steht (3,5 bis 7,5 mmol/kg), sind die muskeleigenen Vorräte schon nach kürzester Zeit (1 bis 3 s) intensivster

Arbeit erschöpft. Die Arbeit müßte eingestellt werden, wenn nicht ein ganzes System verschiedener, z. T. gleichzeitig ablaufender Prozesse für den Aufbau bzw. Wiederaufbau des Adenosintriphosphats und damit für den ständigen Energienachschub verantwortlich wäre. Der Wiederaufbau (Resynthetisierung) des ATP wird durch einen relativ einfachen biochemischen Prozeß realisiert. Die im Ergebnis der Spaltung des ATP entstandenen Spaltprodukte ADP und P werden wieder zusammengesetzt.

$$\text{ADP} + \text{P} + \text{Energie} \rightarrow \text{ATP}$$

Wie die Gleichung zeigt, ist für diese biochemische Reaktion, die man auch als Phosphorylierung bezeichnet, Energie erforderlich. Sie wird durch die Spaltung bzw. Verbrennung anderer Energieträger gewonnen. In welcher Form und mit welchen Energieträgern der Aufbau bzw. Wiederaufbau des Adenosintriphosphats erfolgt, ist u. a. von der benötigten Energie je Zeiteinheit abhängig. Bei plötzlicher, aus dem Ruhezustand erfolgender intensivster Muskelarbeit wird ATP mit Hilfe des Kreatinphosphats gewonnen:

$$\text{KP} + \text{ADP} \rightarrow \text{Kreatin (K)} + \text{ATP}$$

Da ein Mol Kreatinphosphat rund 1 Mol ATP liefert, entspricht die Energieausbeute dieses Prozesses in etwa der der ATP-Spaltung. Der Muskel enthält Kreatinphosphat jedoch auch nur in geringen Mengen (16 bis 28 mmol/kg). Obwohl durch das verfügbare Kreatinphosphat etwa dreimal soviel Energie wie durch das Adenosintriphosphat erzeugt werden kann, sind die Speicher schon nach ungefähr 7 bis 12 s intensivster und nach 15 bis 30 s intensiver Arbeit weitgehend geleert. Die Tätigkeit muß abgebrochen bzw. kann allenfalls mit verringerter Intensität weitergeführt werden. Eine Fortsetzung der Arbeit mit verringerter Intensität erfordert die Nutzung anderer Energieträger. Das Glykogen, das im Muskel lagert, wird nun ohne Mitwirkung von Sauerstoff zur energieärmeren Milchsäure (Laktat) gespalten.

$$\text{Glykogen} \rightarrow \text{Laktat} + \text{ATP}$$

Dabei liefert 1 Mol Muskelglykogen 3 Mol ATP. Dieser biochemische Prozeß erreicht erst nach einigen Sekunden intensiver Tätigkeit seine volle Stärke. Die Konzentration der energiereichen Phosphate muß zuvor auf das entsprechende Maß abgesunken sein. Der Wiederaufbau des ATP durch die Glykogenspaltung (in Abwesenheit von Sauerstoff) setzt jedoch in der gleichen Zeiteinheit nur etwa ein Drittel der Energie der Phosphatspaltung frei. Die Arbeitsintensität muß demnach verringert werden. Diese Vorgänge bewirken, daß z. B. ein 100-m-Läufer oft schon nach etwa 80 m an Geschwindigkeit verliert, weil seine Vorräte an energiereichen

Phosphaten weitgehend erschöpft sind und der Organismus auf die weniger ergiebige Energiegewinnung aus dem Glykogen umschalten muß. Auch die für die Einzelübung und für kurze Übungsserien (3 bis 30 s) des Maximal- und Schnellkrafttrainings benötigte Kontraktionsenergie wird hauptsächlich durch die ATP- und KP-Speicher bereitgestellt. Bei intensiven Übungsserien von mehr als 10 bis 30 s Dauer wird dann das Glykogen in zunehmendem Maße für die Energiegewinnung genutzt. Abbildung 10 zeigt die Prozesse der Energiebereitstellung bei intensiver sportlicher Tätigkeit in Abhängigkeit von der Belastungszeit.

Muskelarbeit bis zur Dauer von etwa 2 min mit der hier beschriebenen Form der Energiegewinnung wird vorwiegend durch die schnellen FT-Fasern realisiert, die die energiereichen Phosphatverbindungen und das Glykogen in relativ großen Mengen speichern.

Wie bereits erwähnt, entsteht beim Abbau des Glykogens Laktat. Die bei intensiver Arbeit sehr rasch produzierten sauren Stoffwechselprodukte (Laktat, CO_2 usw.) können weder durch im Blut vorhandene Pufferstoffe noch durch die Atmung (CO_2) in ausreichendem Maße kompensiert, abgebaut oder ausgeschieden werden. Nach stark ermüdenden Belastungen steigt die Laktatkonzentration im Muskel bis 30 mmol/l und im Blut bis 20 mmol/l an. Nach äußerst erschöpfenden Arbeitsleistungen, bei denen eine große

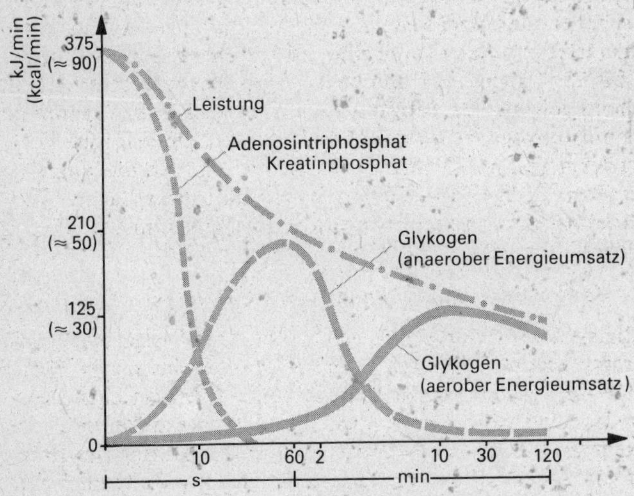

Abb. 10. Energieumsatz (kJ/min) in der menschlichen Skelettmuskulatur bei sportlicher Aktivität in Abhängigkeit von der Belastungszeit (modifiziert nach Howald)

Muskelmasse in die intensive Arbeit einbezogen, die Atmung behindert und der Blutfluß aus bzw. zu den Muskeln gehemmt wurde, konnten sogar Blutlaktatwerte von 25 bis 28 mmol/l erhoben werden (z. B. nach intensiv geführten Kämpfen im Ringen). Hohe Laktatbildungen tragen wesentlich zu einer die Muskeltätigkeit lähmenden Übersäuerung des Organismus bei. Eine zunehmende Säuerung behindert in steigendem Maße den weiteren Abbau des Glykogens und folglich die Produktion von ATP. Die Energie des ATP wird jedoch nicht nur für die Kontraktion, sondern auch für die Erschlaffung des Muskels (Lösen der Myosinfortsätze vom Aktin) benötigt. Diese sogenannte „Weichmacherwirkung" des ATP, die übrigens auch für die Dehnfähigkeit des Muskels bedeutsam ist, wird bei ATP-Mangel erheblich eingeschränkt. Der Muskel erschlafft deshalb immer schleppender, bis er schließlich verkrampft, obwohl durch die genannten intensiven Belastungen oft erst ein Drittel der Reserve an Muskelglykogen aufgebraucht ist. In der Praxis bezeichnet man diesen Prozeß als „Sauerwerden" des Sportlers. Die Arbeit muß eingestellt werden, wenn nicht rechtzeitig eine andere Form der Energiegewinnung einbezogen wird, die allerdings wiederum ein Absinken der Arbeitsintensität je Zeiteinheit mit sich bringt.
Im Rahmen stark belastender Methoden zur Entwicklung der Ausdauerkraftfähigkeit (z. B. der intensiven Intervallmethode/Kapitel 9.2.3.) werden Phasen intensiver Tätigkeit durch kurze Pausen unterbrochen. In diesen Erholungsintervallen können die sauren Stoffwechselprodukte zum Teil aus den Muskelfasern entfernt und Einflüsse anderer Ermüdungsfaktoren abgeschwächt werden. Da Glykogenspaltung und Wiederaufbau des ATP somit nicht mehr in solch starkem Maße beeinträchtigt werden, wird der Sportler in die Lage versetzt, schon nach relativ kurzer Zeit die Arbeit wieder aufzunehmen. Die möglichst knapp bemessenen Pausen verhindern jedoch weitgehend die Wiederauffüllung der Glykogendepots. Die Glykogenvorräte werden dadurch von Belastungsphase zu Belastungsphase verringert. Diese Intervallbelastungen führen zu einer wesentlich stärkeren Ausschöpfung der Glykogendepots als einmalige intensive Belastungen. Das ist nicht nur beim Krafttraining, sondern auch bei der Ausübung aller Sportarten mit wechselnder Intensität (Fußball, Handball, Ringen usw.) zu beachten.
Die bisher beschriebenen biochemischen Prozesse verlaufen weitgehend ohne Beteiligung von Sauerstoff. Man nennt sie deshalb auch **anaerobe Prozesse**. Die Spaltung der energiereichen Phosphate wird als anaerober alaktazider (ohne Laktatbildung ablaufender) und die Spaltung von Glykogen als anaerober laktazider (mit Laktatbildung einhergehender) Prozeß bezeichnet.

2.2.3.3. Aerobe Energiegewinnung

Das Glykogen kann aber nicht nur zur Milchsäure (Laktat) abgebaut werden, sondern es besteht auch die Möglichkeit, das Glykogen unter Mitwirkung von Sauerstoff (O_2) zu verbrennen. Dabei werden neben der gewünschten Energie Wasser (H_2O) und Kohlendioxid (CO_2) frei.

$$\text{Glykogen} + O_2 \rightarrow H_2O + CO_2 + \text{ATP}$$

Dieser unter Teilnahme von Sauerstoff ablaufende Verbrennungsprozeß wird als **aerobe Energiegewinnung** bezeichnet. Dabei liefert 1 Mol Glukose (bei Abbau von Muskelglykogen) 39 Mol ATP. Der Abbau von Glykogen unter Mitwirkung von Sauerstoff ist damit rund 13mal ergiebiger als seine Spaltung in Abwesenheit von Sauerstoff.

Bei intensiven Belastungen von etwa 5 min Dauer werden ungefähr 50 % der Energie aus dem anaeroben und 50 % aus dem aeroben Stoffwechsel gewonnen. Liegt die Zeitdauer der intensiven Belastung unter 5 min, so gewinnen die anaeroben Prozesse an Bedeutung, liegt sie darüber, so erhöht sich zwangsläufig der aerobe Anteil des Stoffwechsels an der Energiewandlung. Der relativ hohe Anteil anaerober Prozesse führt zu einem hohen Blutlaktatspiegel (15 bis 25 mmol/l). Als Energieträger reichen die Energiereserven des Muskels nun nicht mehr aus. Das Leberglykogen wird dem Muskel über die Blutbahnen als Glukose zugeführt und hilft, den Energiebedarf zu decken.

An den hier beschriebenen Arbeitsleistungen von 2 bis 10 min Dauer werden neben den FTO-Fasern auch die langsamen ST-Fasern (rote Fasern) in verstärktem Maße beteiligt. Im Vergleich zu den schnellen FTG-Fasern besitzen die FTO- und besonders die ST-Fasern mehr Myoglobin, das den Sauerstoff bindet und speichert und den Mitochondrien zur Verfügung stellt. Außerdem enthalten sie mehr und größere Mitochondrien, in denen die aeroben Stoffwechselprozesse ablaufen. Aus diesen und anderen Gründen sind die ST-, aber auch die FTO-Fasern für die aerobe Energiewandlung und damit für Ausdauerleistungen besonders geeignet.

Bei anstrengender Belastung über 10 min Dauer dominiert dann eindeutig der aerobe Stoffwechsel, durch den 70 bis 95 % der benötigten Energie gewonnen wird. Diese Dauerleistungen mit Spannungen unter 25 % der maximalen Stärke werden vorrangig von den ST-Fasern realisiert. Die anaeroben Stoffwechselprozesse und die FT-Fasern werden innerhalb dieser Dauerleistungen vor allem in der Anfangsphase und zur Überwindung von wechselnden äußeren Widerständen (z. B. bei Zwischenspurts oder bei Anstiegen im Skilanglauf oder Radsport) in die Bewegung einbezogen. Aufgrund des

geringen Anteils der anaeroben Energiegewinnung bei Langzeitbelastungen bleiben die Laktatanhäufungen in Muskel und Blut gering (3 bis 14 mmol/l im Blut).
Als Lieferant der aeroben Energieumwandlung gewinnen mit fortschreitender Belastungsdauer die Fette immer mehr an Bedeutung. Ihr Abbau erfolgt prinzipiell in ähnlicher Form wie die beschriebene aerobe Zerlegung des Glykogens in die Endprodukte Wasser und Kohlendioxid.
Die Fette können in der Muskelfaser in Form feiner Tröpfchen (Triglyzeridtropfen) gespeichert oder über die Blutbahnen aus dem Unterhautfettgewebe als Fettsäuren zum tätigen Muskel transportiert werden.
Es ist jedoch zu beachten, daß die Belastungsintensität (z. B. die Laufgeschwindigkeit) auch in ausgesprochenen Ausdauerdisziplinen immer mehr zunimmt. Die energetische Absicherung dieser relativ intensiven Muskeltätigkeit erfolgt – trotz der Bedeutung der Fette – zu einem hohen Anteil durch den Abbau der Glykogenreserven (Muskel- und Leberglykogen). So beträgt der Anteil der Fette an der Energiebereitstellung für den Marathonlauf in Weltklassezeit nur etwa 20 %.
Bei anstrengender Belastung über 90 min reichen die körpereigenen Reserven (Glykogen) zur Fortsetzung der Arbeit oft nicht mehr aus. Sie müssen durch zusätzliche Nahrungs- und Flüssigkeitszufuhr (glukose- und mineralstoffreiche Getränke) aufgefüllt werden.

2.2.3.4. Wiederherstellungsprozesse

Noch während oder nach der Belastung werden – wie schon angedeutet – die verbrauchten Energieträger (Kreatinphosphat, Glykogen) ausschließlich durch aerobe Stoffwechselvorgänge ergänzt. Der in der Muskulatur und besonders in der Leber erfolgende Wiederaufbau des Glykogens aus dem Laktat soll als Beispiel genannt werden: Der Muskel gibt das noch relativ energiereiche Laktat an das Blut ab; über die Blutbahn wird das Laktat im ganzen Körper verteilt. So gelangt es mit dem zirkulierenden Blut auch zu anderen Muskelzellen, die gerade nicht oder nur mäßig tätig sind, und zur Leber. In den Mitochondrien der wenig aktivierten Muskelzellen, die ausreichend mit Sauerstoff versorgt werden, wird das Laktat auf aerobem Wege wieder für die Energiegewinnung nutzbar gemacht. Ein „Großabnehmer" des Laktats ist der Herzmuskel. Da seine Muskelzellen jeweils bis 10 000 Mitochondrien enthalten, ist er in der Lage, etwa 50 % seines Energiebedarfs durch das Laktat abzudecken.
Der größte Teil des Laktats wird jedoch in der Leber erneut zu Gly-

kogen aufgebaut. Die dafür erforderliche Energie wird durch Verbrennung eines Teils des Laktats, also unter Mitwirkung von Sauerstoff (aerober Prozeß) erzeugt. Das auf diese Weise wiedergewonnene Glykogen kann dann dem Muskel in Form von Glukose über die Blutbahn zugeführt werden. Die Erholung des Muskels, d. h. unter anderem auch der Abbau des Laktats und die Wiederauffüllung der Energiespeicher erfolgt in Phasen mit herabgesetzter Arbeitsintensität oder in den Pausen. Dabei ist der Wiederherstellungseffekt zu Beginn der Erholungsphase am größten und nimmt mit ihrer zunehmenden Länge ab. Aus diesem Grund sind mehrere kurze Pausen auch wesentlich effektiver als eine längere. In diesem Zusammenhang ist weiterhin zu beachten, daß die Erholungsprozesse bedeutend rascher ablaufen, wenn in den Pausen körperliche Arbeit – allerdings mit stark herabgesetzter Intensität – geleistet wird. Für solch eine aktive Pausengestaltung sind lockeres Laufen sowie Dehnungs-, Lockerungs- und Entspannungsübungen (s. Kapitel 2.7.) besonders geeignet.

Die Zeitdauer der Erholungsprozesse wird außerdem in starkem Maße vom Trainingszustand des Sportlers beeinflußt. So beträgt die Wiederauffüllung der Kreatinphosphatspeicher beim Anfänger 3 bis 5 min, beim krafttrainierten Hochleistungssportler aufgrund seiner besseren aeroben Leistungsfähigkeit aber nur 1 bis 2 min.

Obwohl Kraft- und Schnellkraftsportler (Gewichtheber, Sportler der leichtathletischen Wurf-, Stoß-, Sprung- und Sprintdisziplinen, Skispringer, Kraftsportler usw.) die sportartspezifische Muskeltätigkeit vorwiegend über den Abbau der Phosphate und z. T. über die anaerobe Spaltung des Glykogens energetisch absichern, benötigen sie für den Wiederaufbau dieser Energieträger auch eine den prak-

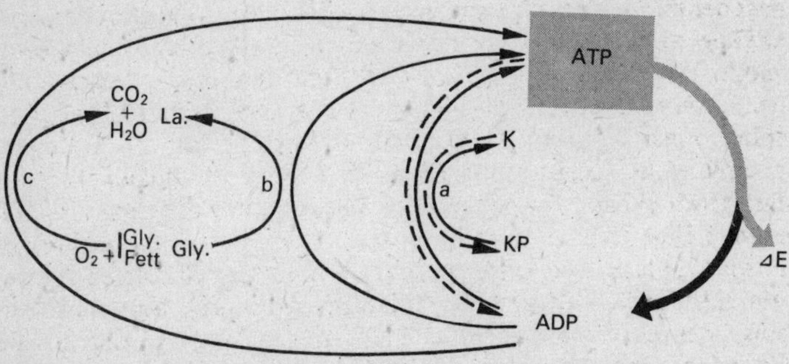

Abb. 11. Energetische Absicherung der Muskeltätigkeit (modifiziert nach Prampero)
ATP = Adenosintriphosphat, ADP = Adenosindiphosphat, KP = Kreatinphosphat, K = freies Kreatin, Gly = Glykogen, La = Laktat, E = Energie, die in Arbeit, jedoch zum größten Teil in Wärme umgesetzt wird.

tischen Erfordernissen entsprechende aerobe Leistungsfähigkeit. Ein angemessen hohes Niveau der aeroben Leistungsfähigkeit beschleunigt die Wiederherstellungsprozesse und fördert so die Belastungsverträglichkeit des Sportlers. Aus diesem Grund betreiben auch Kraft- und Schnellkraftsportler besonders in der Vorbereitungsperiode (s. Kapitel 3.1.3.3.) ein Ausdauerkraft- bzw. Ausdauertraining.

Aus den bisherigen Ausführungen geht hervor, daß die Nutzung der Energieträger und die Form der Energiewandlung immer durch die Belastungsanforderung je Zeiteinheit bestimmt wird. So werden bei niedrigen Belastungsanforderungen in erster Linie Fette und Glykogen auf aerobem Wege verwertet; bei höchsten Belastungsanforderungen steht nur die Spaltung der energiereichen Phosphatverbindungen zur Verfügung. In Abbildung 11 wird die energetische Absicherung der Muskeltätigkeit nochmals zusammenfassend dargestellt.

2.2.3.5. Erhöhung der Energievorräte

Der menschliche Organismus paßt sich auch hinsichtlich der Energievorräte den jeweiligen Trainingsreizen an. Ein regelmäßiges Training, das das Überwinden großer Widerstände in kurzen Zeiteinheiten beinhaltet, bewirkt u. a. eine meßbare Erhöhung der Vorräte an energiereichen Phosphatverbindungen und an Glykogen in den schnellen Muskelfasern. (Abb. 12) Ausdauerbelastungen von entsprechender Intensität über längere Zeit hingegen führen neben einer Zunahme der Anzahl und Größe der Mitochondrien (bis 40 %) u. a. auch zu einer Vermehrung der Fetttröpfchen in den langsamen Muskelfasern.

Eine größere Speicherkapazität der energiereichen Phosphate und

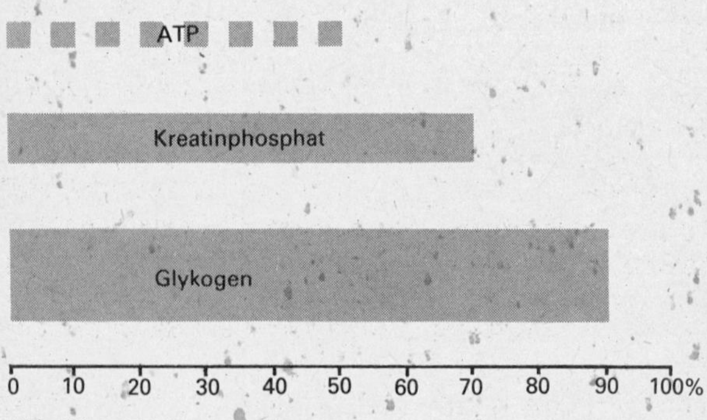

Abb. 12. Erhöhung der Speicherkapazität wichtiger Energieträger durch Krafttraining

des Glykogens wirkt sich positiv auf die Muskeltätigkeit aus. So erweitert ein höherer ATP- und Kreatinphosphatgehalt die anaerobe alaktazide Energiegewinnung (Spaltung energiereicher Phosphate). Das führt bei intensiven Belastungen gegen hohe Widerstände (z. B. beim 100-m- und 200-m-Lauf, bei Übungsserien des Krafttrainings) zu einem Hinausschieben der muskulären Ermüdungsschwelle. Die anaerobe laktazide Energiegewinnung (Spaltung des Glykogens mit Laktatbildung) setzt später ein. Die Belastung kann so ohne Intensitätsverlust länger durchgestanden werden.
Ein höheres Ausgangsniveau der Glykogenvorräte ist u. a. auch für langdauernde erschöpfende Belastungen von Vorteil. Der anaerobe sowie der aerobe Abbau von Glykogen vollzieht sich ergiebiger und weitreichender; die Kraftentfaltung kann somit intensiver und (oder) über längere Zeit erfolgen.

2.2.3.6. Durchblutung des Muskels

Die Wirksamkeit der Energiewandlung in der Skelettmuskulatur ist entscheidend davon abhängig, in welchem Maße einerseits Sauerstoff und energiereiche Substanzen (wie Leberglykogen, Fett des Unterhautfettgewebes) in die Faser und andererseits die die Stoffwechseltätigkeit lähmenden Endprodukte (wie Laktat, Brenztraubensäure, CO_2) aus der Faser transportiert werden können. Als Transportwege kommen nur die Blutgefäße und wahrscheinlich die Lymphgefäße in Frage. Das mit Sauerstoff und Nährstoffen angereicherte Blut wird über die Arterien, die sich zwischen den Fasern in feinste Haargefäße (Kapillaren) aufspalten, zum Muskel geführt. Sauerstoffmangel bzw. Konzentrationen von Stoffwechselprodukten bewirken eine Erweiterung bisher durchbluteter und eine Öffnung bisher geschlossener **Kapillaren**. Unter Ruhebedingungen sind je Quadratmillimeter Querschnittfläche nur etwa 50, bei intensivster Muskelarbeit aber bis zu 2 500 Kapillargefäße an der Blutzufuhr beteiligt. Dieser Mechanismus bewirkt, daß je nach Bedarf viel oder wenig Blut zur arbeitenden Faser gelangt. Durch die hauchdünne Kapillarwand treten Sauerstoff und energiereiche Substanzen aus dem Blut in die Muskelfaser über, es werden aber auch die Stoffwechselprodukte aus der Faser in das Blut abgegeben. Das nunmehr kohlendioxidreiche und nährstoffarme Blut wird über die Venen in die rechte Herzkammer geleitet. Von dort wird es in die Lunge gepumpt, wo es das Kohlendioxid abgibt und Sauerstoff aufnimmt.
Eine wirksame Vorbelastung (Erwärmung) führt zu verstärkter Tätigkeit des Herz-Kreislauf-Systems und zur Erweiterung und Öffnung der Kapillaren. Dadurch wird die Durchblutung und damit

die Sauerstoffversorgung der an der Bewegung beteiligten Muskeln schon zu Beginn der Hauptarbeit gewährleistet.
Der Versorgungsprozeß der Muskulatur über die Blutbahnen verläuft allerdings nur bei Belastungen unter 15 % der maximalen Kraftfähigkeit so reibungslos, wie hier beschrieben. Schon bei etwa 15 % der möglichen Kraftentfaltung preßt der Muskel seine Blutgefäße so stark zusammen, daß die Blutzufuhr und damit die Sauerstoff- und Nährstoffversorgung behindert werden. Bei Anspannungen über 50 % wird der Blutstrom dann weitgehend oder gar völlig blockiert und damit die Versorgung der Muskelfasern unterbrochen. Der Muskel muß anaerob arbeiten.
Wenn bei dynamischer Arbeit gegen mittlere bis hohe Widerstände Anspannungs- und Erschlaffungsphasen ständig wechseln, so kann in jeder Erschlaffungsphase wieder sauerstoff- und nährstoffreiches Blut in die Fasern und mit Stoffwechselprodukten gesättigtes Blut aus den Fasern fließen. Der tätige Muskel ist auf diese Weise imstande, einen gewissen Anteil der benötigten Energie auf aerobem Wege zu gewinnen. Mittlere bis hohe statische Anspannungen über 6 bis 10 s, wie sie während des Krafttrainings üblich sind, führen zu einem ebenso langen Verschluß der Blutgefäße. Die Ermüdung des Muskels tritt aus diesem Grund bei statischer Arbeit auch wesentlich schneller und ausgeprägter in Erscheinung als bei dynamischer Arbeit. (Abb. 13 a u. b)

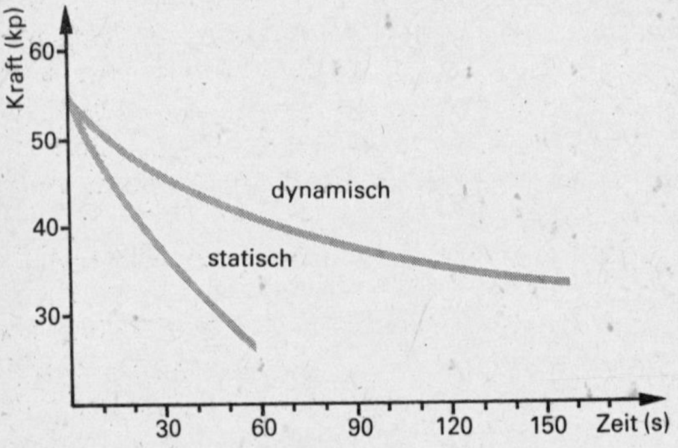

Abb. 13 a. Ermüdungskurven bei dynamischer und statischer Arbeit (modifiziert nach Stull u. Clarke)

Bei submaximaler bis maximaler statischer bzw. bei maximaler und deshalb entsprechend langsamer dynamischer Arbeit (quasistatische Arbeit), setzt die sogenannte Preßatmung ein. Der Kehldeckel wird verschlossen. Der Druck im Brust- und Bauchraum steigt extrem an und preßt die Hohlvenen bis zu ihrem teilweisen

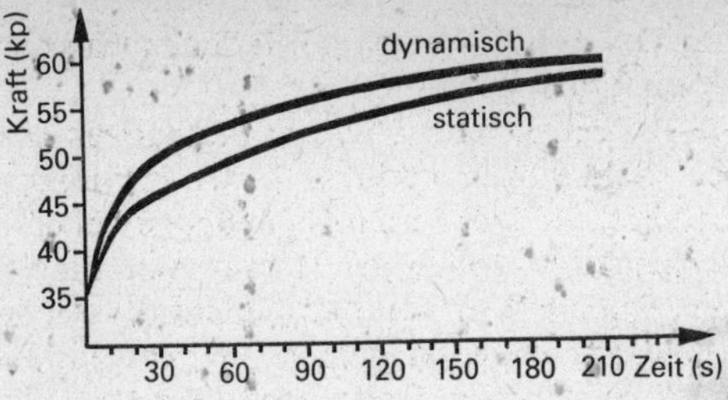

Abb. 13b. Erholungskurven bei dynamischer und statischer Arbeit (modifiziert nach Stull u. Clarke)

oder gar völligen Verschluß zusammen. Dadurch wird zum einen die Atmung verhindert und zum anderen der Zufluß des sich nun in den Extremitäten und im Kopf stauenden Blutes zum Herzen erheblich gedrosselt. Das hat wiederum zur Folge, daß je Herzschlag nur noch etwa 30 % der normalen Blutmenge ausgestoßen werden. Der Organismus versucht den durch das verringerte Schlagvolumen verursachten Sauerstoffmangel vergeblich mit einer höheren Schlagzahl auszugleichen. Der vorübergehende Sauerstoffmangel in den Organen und im Gehirn wird vom trainierten Sportler unbeschadet überstanden. Bei älteren oder vorgeschädigten Personen ist jedoch Vorsicht geboten.

Da Nährstoff- und Sauerstoffversorgung der Muskelfasern bei mittleren bis hohen Anspannungen behindert oder gar blockiert werden, verlangen solche Belastungen den vorrangigen Abbau muskeleigener Energievorräte (ATP, KP, Glykogen) unter Ausschluß von Sauerstoff. Die anaerobe Kapazität des Muskels ist also – trotz anteiliger aerober Stoffwechselprozesse – für die energetische Absicherung kraftbetonter Arbeitsleistungen bestimmend.

Aus den geschilderten „Versorgungsproblemen" ist jedoch nicht abzuleiten, daß die Kapillarisierung der Muskulatur für das Maximal- und Schnellkrafttraining bedeutungslos ist. Der Verlauf der Erholungs- und Wiederherstellungsprozesse zwischen den einzelnen Wiederholungen, Übungsserien und Trainingseinheiten wird in jedem Fall maßgeblich von der Durchblutung der Muskulatur beeinflußt.

Die ermüdungswiderstandsfähigen langsamen ST-Fasern sowie die schnellen FTO-Fasern sind im Vergleich zu den FTG-Fasern von einem dichteren Kapillarnetz umgeben. Durch ein betontes Ausdauerkrafttraining kann der Querschnitt der Kapillaren und wahrscheinlich auch die Kapillardichte in der Skelett-, aber ebenso in der Herzmuskulatur vergrößert werden.

2.2.4. Leistungsfaktoren des Muskels

Die bisherigen Ausführungen zusammenfassend, gelangen wir zu der Folgerung, daß die Leistungsfähigkeit der Muskulatur aus biologischer Sicht hauptsächlich von den nachstehend angeführten Faktoren bestimmt wird.

Trainierbare Faktoren:
- Faserquerschnitt,
- innermuskuläre Koordination,
- Impulsfrequenz,
- zwischenmuskuläre Koordination,
- Dehnfähigkeit des Muskels und seiner Sehnen,
- Energievorräte des Muskels und der Leber,
- Kapillardichte des Muskels.

Nichttrainierbare Faktoren:
- Faseranzahl,
- Faserstruktur (ST- oder FT-Fasern).

Weitere, die Leistungsfähigkeit des Muskels beeinflussende Faktoren (z. B. Enzymaufbau der Fasern, Herz-Kreislauftätigkeit, Motivation) wurden nicht behandelt, da sie den Rahmen dieser Ausführungen sprengen würden.

2.3. Arbeitsweise, Kontraktionsform und Arbeitscharakter des Muskels

Arbeitsweise: Grundlegend unterscheiden wir zwischen
- statischer Arbeitsweise und
- dynamischer Arbeitsweise

des Nerv-Muskel-Systems.

Statische Arbeitsweise: Das Nerv-Muskel-System arbeitet statisch, wenn innere und äußere Kräfte (s. Kapitel 2.1.) einander entsprechen, d.h., wenn die entgegengesetzte Wirkung dieser Kräfte ausgeglichen ist. Die durch den Sportler entfaltete innere Kraft ist folglich so groß, daß die äußere Kraft (z. B. Last der Hantel) nicht überwunden bzw. ihrer Einwirkung widerstanden wird. Es entsteht keine Bewegung (statisch = verharrend, ruhend).

Nehmen wir an, ein Sportler würde versuchen, ein Beugen der Arme gegen den Widerstand einer im Gleitgerüst fixierten Hantel auszuführen (s. Abb. 49a). Selbst wenn er all seine Kraft mobilisieren würde, wäre weder eine Bewegung der Gliedmaßen noch eine Bewegung der Hantel wahrnehmbar. Auch gegen eine nichtfixierte Hantel, deren Widerstand die Kraftfähigkeit des Sportlers übersteigt, kann das Nerv-Muskel-System nur statisch arbeiten.

Bei sportlicher Tätigkeit sind maximale statische Anspannungen jedoch selten. Sie treten beispielsweise bei einigen Elementen des Turnens (Kreuzhang, Hangwaage) und bei etlichen technischen Handlungen im Ringen und im Judo (Bodengriffe, Festhalten, Brücke) auf. Gewöhnlich erfordert sportliche Tätigkeit geringe bis submaximale statische Krafteinsätze. Beim Hart-am-Wind-Segeln, beim Schießen und beim alpinen Abfahrtslauf muß oft über lange Zeiträume statische Arbeit geleistet werden.

Dynamische Arbeitsweise: Das Nerv-Muskel-System arbeitet dynamisch, wenn sich innere und äußere Kräfte nicht im Gleichgewicht befinden, d. h. wenn die entgegengesetzte Wirkung dieser Kräfte nicht ausgeglichen ist. Ist die durch den Sportler abgegebene innere Kraft größer, dann wird beispielsweise die durch die Schwerkraft der Hantel oder die Widerstandskraft des Gegners gebildete äußere Kraft überwunden. Ist die äußere Kraft größer, dann kann ihr die innere Kraft nicht widerstehen. Es entsteht immer Bewegung (dynamisch = die Bewegung betreffend).

Kontraktionsformen: Die statische und dynamische Arbeitsweise sind mit unterschiedlichen Kontraktionsformen des Muskels verbunden.

Isometrische Kontraktion: Die statische Arbeitsweise hat die isometrische Muskelkontraktion zur Grundlage. Bei isometrischer Kontraktion verkürzen sich zwar die kontraktilen Elemente des Muskels (Myofibrillen); sie dehnen dadurch aber gleichzeitig elastische Elemente des Muskels – so auch seine Sehnen – um den gleichen Betrag (s. Abb. 3a und 3b). Auf diese Weise wird Spannung (Kraft) bei konstanter Muskellänge entwickelt (griechisch: „isos“ = gleich, „metron“ = Maß, Länge).

Obwohl bei isometrischer Kontraktion im physikalischen Sinne keine Arbeit geleistet wird – Arbeit = Kraft × Weg –, ist der Energieverbrauch doch relativ hoch. Er wird demnach nicht durch die geleistete Arbeit, sondern durch die Höhe der entwickelten Spannung und durch die Zeitdauer dieser Spannung bestimmt.

In der Heilgymnastik haben isometrische Kontraktionen einen festen Platz. Sie werden in erster Linie mit dem Ziel durchgeführt, den u. a. durch körperliche Inaktivität hervorgerufenen Muskelschwund (Atrophie) zu verhindern bzw. zu beseitigen. Da mit isometrischen Kontraktionen keine Gelenkbewegungen verbunden sind, erlauben sie – bei Beachtung bestimmter ärztlicher Verhaltensmaßregeln – auch nach Gelenk- und Knochenverletzungen ein Muskelkrafttraining. Personen mit Herz- und Kreislaufschwächen sollten maximale isometrische Kontraktionen jedoch meiden, da sowohl ein übermäßiges Ansteigen der Herzfrequenz als auch des Blutdrucks die Folge sein kann.

Auxotonische Kontraktion: Die dynamische Arbeitsweise beruht im Normalfall auf der auxotonischen Muskelkontraktion. Der Muskel muß sich – aufgrund der sich ständig verändernden Gelenkwinkel und Geschwindigkeiten – mit stets wachsender oder abfallender Spannung kontrahieren (auxotonisch = vermehrte Spannung; wird aber im Sinne von „veränderlicher Spannung“ gebraucht). Durch fortgesetztes Zu- und Abschalten motorischer Einheiten paßt sich der Muskel diesen sich immer wieder ändernden Kraftanforderungen an (s. Kapitel 2.2.2.).

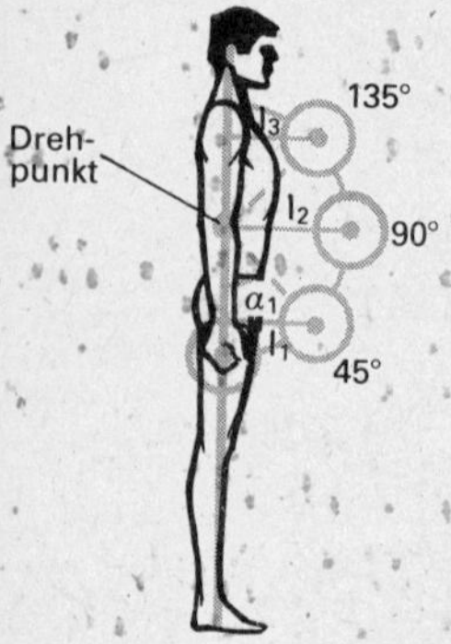

Abb. 14. Zu- bzw. abnehmende Kraftentfaltung des Sportlers beim Armbeugen aufgrund unterschiedlicher Drehmomente
Drehmoment = Kraft × Hebelarm (M = F × 1) x sin α
In dem hier dargestellten Beispiel: Drehmoment = Last × Länge des Unterarms (Drehpunkt des Ellbogengelenks bis zur Hantelstange).

Führt der Sportler z. B. das Armbeugen mit der Hantel (Abb. 14) durch, so bleibt die Masse der Hantel während der gesamten Bewegungsamplitude gleich. Die Kraft, die der Sportler für diese Bewegung entwickeln muß, ist jedoch nicht konstant. Sie hängt u. a. vom Körperbau des Sportlers, d. h. von seinen Hebelverhältnissen, von der jeweiligen Winkelstellung der durch die Gelenke verbundenen Gliedmaßen und von der Bewegungsgeschwindigkeit ab. Muß der Sportler z. B. beim Armbeugen mit der Hantel zur Überwindung von Winkelstellungen von 30° und 120° aufgrund der kleinen Drehmomente nur einen relativ geringen Anteil seiner maximalen Kraftfähigkeit entfalten, so ist er bei einer Winkelstellung von 90° – bedingt durch das größte Drehmoment – gezwungen, einen wesentlich höheren Anteil zu mobilisieren. (Abb. 14 u. 15) Auch beim Armseitheben steigt die Kraftanforderung zunächst an, erreicht bei einem Winkel von 90° ihr Maximum und fällt dann stetig ab. (Abb. 16) Beim Rumpfaufrichten aus der waagerechten Körperlage muß der Sportler bereits zu Beginn der Bewegung die höchste Kraft abgeben. Je weiter er den Rumpf aufrichtet, desto

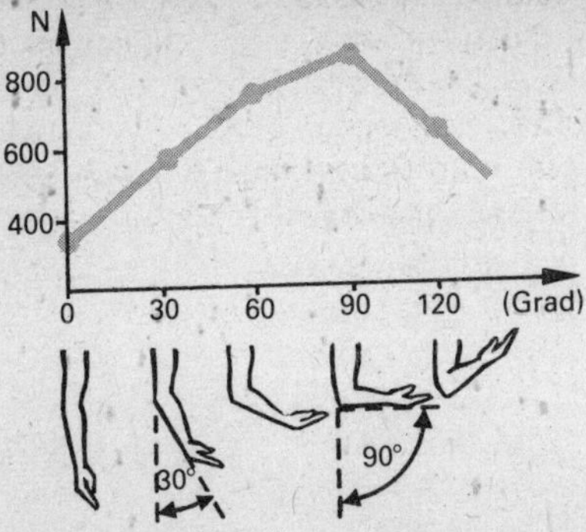

Abb. 15. Abhängigkeit der Kraftentfaltung von den Gelenkwinkeln bei einer Bewegung mit gleichbleibender Geschwindigkeit (nach Zaciorskij)

kleiner werden die Drehmomente und desto geringer sind folglich die Kraftanforderungen (s. Abb. 61 a). Wird die Bewegungsebene jedoch verlagert, d. h., führt man das Rumpfaufrichten beispielsweise auf dem Schrägbrett durch, so ist die Belastungsanforderung zu Beginn der Bewegung mäßig, steigt dann auf höchste Werte an und fällt danach kontinuierlich gegen Null ab (s. Abb. 61 b).
Wenn eine Last über die volle Amplitude der möglichen Gelenkbewegung geführt werden soll, müssen häufig – wie das Beispiel des Armbeugens zeigt – am Anfang und am Ende der Bewegung relativ geringe, bei mittleren Gelenkwinkeln aber große Kräfte entfaltet werden. Bei maximal- oder explosivkräftigen Bewegungsanforderungen kann deshalb der anfängliche Kraftüberschuß genutzt werden, um eine hohe Startbeschleunigung zu erreichen. Die durch die hohe Startbeschleunigung entstehenden Massenträgheitskräfte

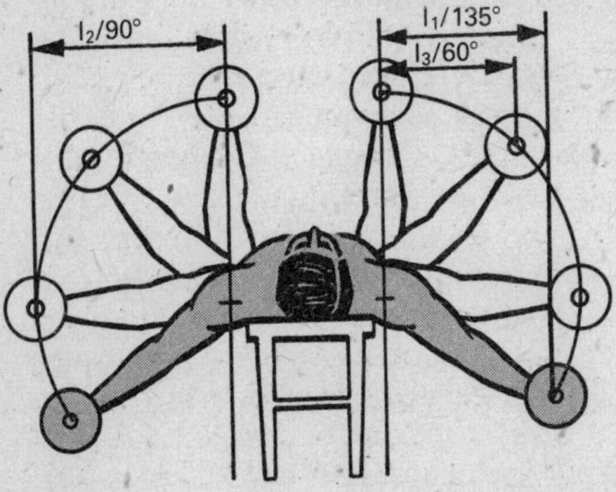

Abb. 16. Zu- bzw. abnehmende Kraftentfaltung beim Armseitheben aufgrund der sich verändernden Drehmomente

helfen, die Last leichter bzw. schneller über die „Problemzonen“ mit großen Drehmomenten zu führen und hohe Finalgeschwindigkeiten zu erzielen.

Bei langsamen und gleichförmigen Bewegungen mit maximalen Zusatzlasten – wie sie zeitweilig von Kraftsportlern bevorzugt werden – entstehen keine oder nur geringe Massenträgheitskräfte. Deshalb sind auch nur während der Winkelstellungen mit den größten Drehmomenten maximale Anspannungen erforderlich. Über den größten Teil der Bewegungsamplitude wird die Zusatzlast durch mittlere bis submaximale Krafteinsätze geführt.

Isotonische Kontraktion: Die dynamische Arbeitsweise stützt sich nur im Ausnahmefall auf die isotonische Kontraktion. Der Muskel ändert seine Länge, nicht aber seine Spannung (isotonisch = gleiche Spannung).

Diese Art der Kontraktion kommt bei sportlichen Bewegungen in reiner Form nur selten vor. Die Beschleunigung der zu verlagernden Massen bei sich stets verändernden Gelenkwinkeln stellt normalerweise fortlaufend andere Kraft- und Spannungsanforderungen (s. auxotonische Kontraktion). Eine annähernd isotonische Kontraktion wird z.B. dann erreicht, wenn der Sportler – trotz maximalen Widerstandes (innere Kraft) – gezwungen ist, eine unverhältnismäßig hohe Hantellast (äußere Kraft) langsam und gleichmäßig zu senken.

Isokinetische Kontraktion: Die Kontraktion erfolgt isokinetisch, wenn die äußeren Kräfte – trotz der sich ständig ändernden Hebelverhältnisse bzw. Drehmomente – so hoch gehalten werden, daß das Nerv-Muskel-System in jeder Phase des Bewegungsablaufs gegen angepaßte hohe Widerstände mit gleichmäßiger Geschwindigkeit tätig sein kann (isokinetisch = gleichmäßig bewegend). Den arbeitenden Muskeln bzw. Muskelgruppen wird auf diese Weise ermöglicht, in jedem Abschnitt der Bewegungsamplitude durch starke Anspannungen große Kräfte zur Wirkung zu bringen. Dadurch werden wirksame Reize zur gleichmäßigen Kräftigung der Muskulatur in all ihren Teilbereichen gesetzt.

Die konkrete Größe der möglichen Kraftabgabe wird jedoch – ähnlich wie bei der auxotonischen Kontraktion – immer vom jeweiligen Gelenkwinkel (s. a. Abb. 15 u. 17) und von der Höhe der konstanten Geschwindigkeit beeinflußt. Mit Erhöhung der Geschwindigkeit nimmt die Größe der möglichen Kraftentfaltung bei isokinetischer Kontraktion übernehmenden Charakters (s. u.) ab, während sie bei erzwungener Muskeldehnung zunimmt (s. a. Abb. 9 u. 17).

Obwohl während der isokinetischen Kontraktion übernehmenden Charakters in jeder Phase des Bewegungsablaufes relativ hohe Kräfte abgegeben werden können, zeigt die vergleichende Betrach-

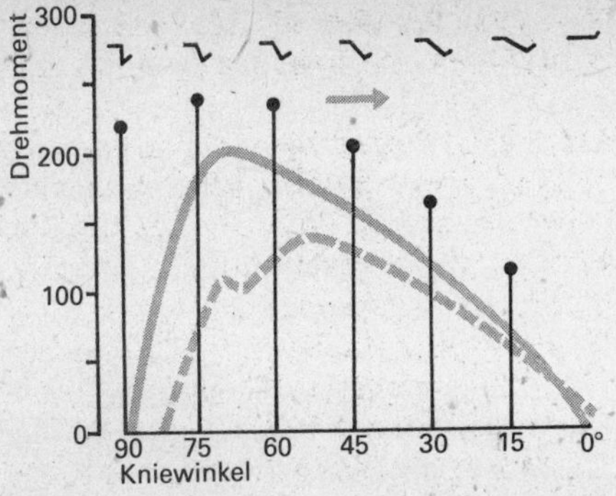

Abb. 17. Kniewinkel und Drehmomente bei isometrischen und isokinetischen Kontraktionen (konzentrischen Charakters) mit unterschiedlicher Geschwindigkeit (nach Thorstensson)
● = isometrische Kontraktion (Geschwindigkeit = 0°/s)
– = isokinetische Kontraktion (Geschwindigkeit = 15°/s)
––– = isokinetische Kontraktion (Geschwindigkeit = 180°/s)
Drehmoment = Kraft × Hebelarm (s. a. Abb. 14).

tung unterschiedlicher Gelenkwinkel, daß diese Kräfte beträchtlich geringer als z. B. bei isometrischer Kontraktion sind. (Abb. 17) Die oft geäußerte Annahme, daß die isokinetische Kontraktion die Vorteile der isometrischen und auxotonischen Kontraktion in sich vereinige, da u. a. die Möglichkeit zur *maximalen* Kraftabgabe in jeder Phase der Bewegung gegeben sei, erweist sich somit als nicht ganz zutreffend.

Um den Vorteil der isokinetischen Kontraktion – relativ hohe Spannungsentwicklung über die gesamte Breite der Bewegungsamplitude bei dynamischer Arbeitsweise – für das sportliche Training nutzbar zu machen, wurden spezielle Geräte produziert, die – meist hydraulisch betrieben – eine konstante Bewegungsgeschwindigkeit vorgeben.

Dafür ein Beispiel: Ein Sportler liegt auf einer Heberbank und drückt mit aller Kraft gegen eine Hantelstange (s. a. Abb. 93), die sich mit einer vorgegebenen konstanten Geschwindigkeit automatisch nach oben bewegt. Da die Druckkraft des Sportlers keinerlei Einfluß auf den Geschwindigkeitsverlauf der Hantelstange hat, ist der Sportler in der Lage, während der gesamten Bewegungsamplitude hohe Spannungen zu entwickeln und damit Reize zur gleichmäßigen Kräftigung der tätigen Muskulatur zu setzen. Unterbricht der Sportler jedoch seine Druckbewegung für einen gewissen Zeitabschnitt, dann sind äußerer Widerstand und Spannung – im Gegensatz zur dynamischen Arbeit mit freien Lasten (Hanteln, Rundgewichte usw.) – gleich Null. Die isometrische Kontraktion, die

zum statischen Halten freier Lasten erforderlich wäre, entfällt damit. Die Möglichkeit, das Gerät so einzustellen, daß sich die Hantelstange mit verschiedenen konstanten Geschwindigkeiten bewegt, eröffnet besonders deshalb interessante methodische Aspekte, weil der Kraft-Zeit-Verlauf der Übungen dem der Wettkampfbewegung angeglichen werden kann.
Isokinetische Kontraktionen lassen sich auch durch Partnerübungen realisieren. Aufgrund der günstigeren Hebelverhältnisse ist der Partner in der Lage, seinen Krafteinsatz ständig den sich verändernden Gelenkwinkeln bzw. Drehmomenten anzupassen. Dadurch ermöglicht er dem Ausführenden eine hohe Kraftentfaltung bei konstanter Geschwindigkeit über die gesamte Breite der Bewegungsamplitude und eine gleichmäßige Kräftigung der trainierten Muskeln. Als Beispiele seien die Übungen 12, 33, 90, 97, 98 und 103 genannt. Isokinetische Kontraktionen sind wegen ihres gleichmäßigen, von Belastungsspitzen freien Bewegungsablaufes besonders zur schnellen Wiederherstellung der Funktionstüchtigkeit des Nerv-Muskel-Systems nach Verletzungen geeignet.
Im Schwimmen und im Rudern ähnelt der relativ konstante Geschwindigkeitsverlauf der Wettkampfbewegung dem isokinetischer Übungsformen. Isokinetische Kontraktionen können deshalb in diesen Sportarten auch erfolgreich zur Leistungssteigerung genutzt werden.
Bei allen Vorzügen, die das isokinetische Training an speziellen Geräten oder mit dem Partner für das grundlegende Training und für das sportartspezifische Training der Schwimmer und Ruderer bietet, sollte nicht übersehen werden, daß die Mehrzahl der Sportarten kaum Bewegungen zum Inhalt hat, die den isokinetischen in ihrem konstanten Geschwindigkeitsverlauf gleichen. Wird das isokinetische Training z. B. in den leichtathletischen Wurf- und Stoßdisziplinen, in den Kampf- und Spielsportarten oder im Turnen übertrieben, so besteht die Gefahr, den sportartspezifischen Bewegungsablauf mit seinem charakteristischen Wechsel von Beschleunigung und Verzögerung zu beeinträchtigen.
Charakter der Arbeit: Sowohl während der statischen als auch während der dynamischen Arbeitsweise des Nerv-Muskel-Systems können die entfalteten Zug- oder Druckkräfte konzentrischen oder exzentrischen Charakter tragen.
Konzentrischer Charakter der Arbeit: Ist die Arbeit mit einer Verkürzung der tätigen Muskeln verbunden (dynamische Arbeitsweise) oder wird die Verkürzung angestrebt (statische Arbeitsweise), dann spricht man vom konzentrischen Charakter der Arbeit.
Wird ***dynamische Arbeit konzentrischen Charakters*** geleistet, so verkürzt sich die Muskulatur. Es entsteht Bewegung. Durch auxotoni-

sche oder durch isotonische Kontraktionen wird der Widerstand (die äußere Kraft) überwunden. Durch isokinetische Kontraktionen kann kein Widerstand bezwungen werden; die nicht beeinflußbare, gleichbleibende Geschwindigkeit des sich bewegenden Widerstandes wird übernommen. Daraus resultieren die Unterbegriffe *„überwindender Charakter"* bzw. *„übernehmender Charakter"* der Arbeit.

Wird ***statische Arbeit konzentrischen Charakters*** geleistet, dann übersteigen die inneren Kräfte die äußeren nicht. Durch die Verkürzung der Muskelfasern (kontraktile Komponente) und die damit verbundene Dehnung der Sehnen und weiterer elastischer Bindegewebsanteile des Muskels (in Reihe geschaltete elastische Komponente) wird zwar Spannung entwickelt; es entsteht jedoch keine Bewegung (s. Abb. 3a und 3b).

Exzentrischer Charakter der Arbeit: Ist die Arbeit mit einer Dehnung der verkürzten Muskeln verbunden (dynamische Arbeitsweise) oder wird die Dehnung angestrebt (statische Arbeitsweise), dann sprechen wir vom exzentrischen Charakter der Arbeit.

Wird ***dynamische Arbeit exzentrischen Charakters*** geleistet, so sind die äußeren Kräfte, die u. a. durch das Körpergewicht, durch spezielle Geräte, durch Lasten und durch den Partner oder Gegner erzeugt werden können, größer als die durch das Nerv-Muskel-System entwickelten inneren Kräfte. Die äußeren Kräfte ziehen zunächst die Sehnen so stark auseinander, daß schließlich auch die verkürzten Muskelfasern nachgeben müssen; der Gesamtmuskel wird gedehnt. Der innere Widerstand wird auf diese Weise überwunden. Es entsteht Bewegung (s. Abb. 3d). Der beschriebene Vorgang wird auch als *„nachgebender Charakter"* der dynamischen Arbeitsweise bezeichnet.

Bei dynamischer Arbeitsweise nachgebenden Charakters ist das Nerv-Muskel-System in der Lage, etwa 10 bis 35 % mehr Kraft zu entfalten als bei überwindender Tätigkeit. Das hat im wesentlichen folgende Ursachen:

- Durch das Überwiegen der äußeren Kräfte wird die serienelastische Komponente stärker gedehnt. Dadurch wird die Muskelspannung erhöht.
- Durch die Dehnung werden unabhängig vom Willen weitere motorische Einheiten zugeschaltet. Die Wirksamkeit dieses Dehnungsreflexes, die sich letztlich in der Größe der zusätzlichen Kraftabgabe äußert, wird wesentlich von der Höhe der Muskelspannung vor Beginn der Muskeldehnung und von der Dehnungsgeschwindigkeit beeinflußt (s. a. Kapitel 2.2.2. u. 2.7.).

Wird ***statische Arbeit exzentrischen Charakters*** geleistet, dann übersteigen die äußeren Kräfte die inneren nicht. Die äußeren Kräfte ziehen zwar die Sehnen und weitere elastische Bindegewebsanteile des Muskels (REK) auseinander, die Muskelfasern verkürzen sich jedoch um den gleichen Betrag. Dadurch wird Spannung entwikkelt, der Gesamtmuskel aber nicht zur Dehnung gezwungen. Es entsteht keine Bewegung.

Komplexe Tätigkeit des Nerv-Muskel-Systems: Kehren wir zum Beispiel des Armbeugens mit der Hantel zurück (s. Abb. 83). Die Beugemuskeln des Ellbogengelenks – Bizeps, Armbeuger und Oberarmspeichenmuskel (s. Abb. 60 a) – kontrahieren sich zunächst isometrisch (statische Arbeitsweise). Erst wenn die durch die Beugemuskeln erzeugten inneren Kräfte die sich hauptsächlich aus der Hantellast ergebenden äußeren Kräfte übertreffen, verkürzt sich die tätige Muskulatur. Die Arme werden in den Ellbogengelenken gebeugt und die Hantel in Richtung der Schultern geführt. Die Beschleunigung der Hantel ist dabei um so größer, je höher die durch die tätigen Muskeln entwickelte innere Kraft über der Last der Hantel (äußere Kraft) liegt. Zwischen dieser dynamischen Arbeit mit überwindendem Charakter und dem nachfolgenden Senken der Hantel liegt wiederum eine kurze – oft nur Hundertstelsekunden dauernde – Phase statischer Tätigkeit. Beim Senken der Hantel in die Ausgangsstellung übersteigen dann die äußeren Kräfte die inneren. Dieselben Muskeln, die zuvor das Heben der Hantel bewirkten, werden nun gedehnt, die Arme dadurch in den Ellbogengelenken gestreckt und die Hantel gesenkt. Bizeps, Armbeuger, Oberarmspeichenmuskel u. a., die beim Heben der Last dynamische Arbeit überwindenden Charakters leisteten, realisieren also jetzt das Senken der Last durch dynamische Arbeit nachgebenden Charakters. Die Senkgeschwindigkeit ist dabei um so größer, je höher die durch die Last der Hantel bestimmte äußere Kraft über der durch die Muskeln abgegebenen inneren Kraft liegt.

Beim Kniebeugen (s. Abb. 162) leistet der Sportler in der Beugephase zunächst nachgebende und in der folgenden Streckphase überwindende Arbeit.

Diese Beispiele zeigen, daß bei der Durchführung zahlreicher Kraftübungen die unterschiedlichen Arbeitsweisen, Kontraktionsformen und Charaktere der Nerv-Muskel-Prozesse eng miteinander verbunden sind.

Weitgehend isolierte Arbeit überwindenden oder nachgebenden Charakters gestatten in der Regel nur spezielle Geräte sowie Partnerübungen (s. Kapitel 7 u. 13). Die Übung 12 soll dafür als Beispiel dienen: Der Ausführende befindet sich in der Bauchlage und hält die Arme in den Ellbogengelenken gebeugt. Der Partner faßt auf die zu Fäusten geballten Hände des Ausführenden und erzwingt die Streckung der Arme gegen dessen Widerstand. Darauf beugt der Ausführende seine Arme ohne Widerstand des Partners. Der Ausführende leistet also – wenn man vom Beugen der Arme ohne Gegendruck absieht – vorwiegend dynamische Arbeit nach-

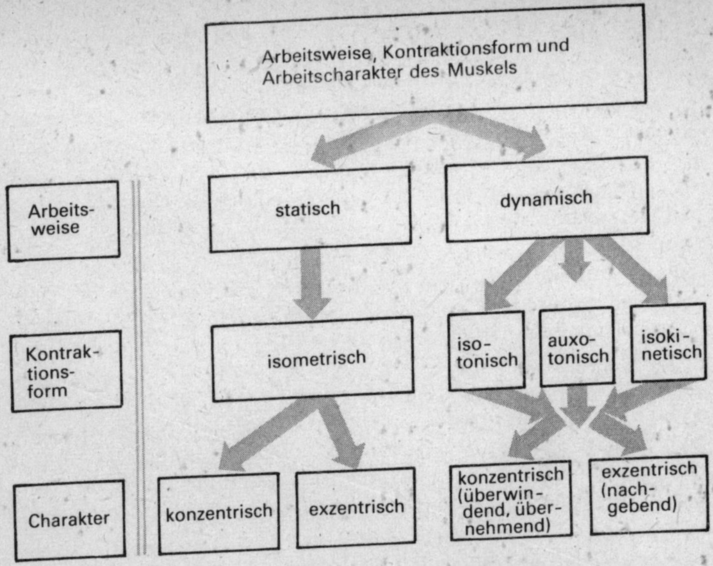

Abb. 18. Arbeitsweise, Kontraktionsform und Arbeitscharakter des Muskels

gebenden Charakters. Die Übung kann aber auch so durchgeführt werden, daß der Ausführende die gestreckten Arme gegen den dosierten Widerstand des Partners beugt. Der Ausführende leistet dann größtenteils dynamische Arbeit überwindenden Charakters. Weitere Partnerübungen (Übg. 87, 97, 103, 104 u. a.) gestatten eine weitgehend isolierte Tätigkeit überwindenden oder nachgebenden Charakters.

Sportliche Bewegungen werden selten durch die Leistung nur eines Muskels oder einer Muskelgruppe realisiert. In jeder Bewegungsphase arbeiten bestimmte Muskeln dynamisch-überwindend, andere dynamisch-nachgebend und wieder andere statisch. Auf diese Weise sind beim Kniebeugen (Übg. 95) über 75 % der Skelettmuskulatur des Körpers tätig, um die Gesamtbewegung abzusichern. Die notwendige Abstimmung der verschiedenen Arbeitsweisen, Kontraktionsformen und Charaktere der Muskeltätigkeit erfolgt durch das Zentralnervensystem.

In Abbildung 18 werden die beschriebenen Verbindungen der Nerv-Muskel-Prozesse zusammenfassend dargestellt.

2.4. Beziehungen zwischen Körpermasse und Kraft

Sagen und Märchen der Völker machen uns mit Riesen und Giganten bekannt, die über gewaltige Körperkräfte verfügten. Jedem ist wohl der Name des Recken der griechisch-römischen Göttersagen Herakles (Herkules) vertraut. Sein wacher Verstand, aber auch seine Riesenkraft befähigten ihn zu außergewöhnlichen Heldentaten. Der Name Herkules steht heute als Inbegriff für einen Menschen mit riesenhafter Gestalt und großer Körperkraft.

Schon seit undenklichen Zeiten haben die Menschen Kenntnis vom engen Zusammenhang zwischen Körpermasse und Kraft. Die jahrtausendalte Erfahrung, daß die Körperkraft des Menschen um so größer ist, je gewaltiger sein Wuchs ist, muß durchaus anerkannt werden. Voraussetzung ist jedoch, daß die Körpersubstanz vorwiegend aus Muskeln und nicht aus Fett besteht. Die Größe der **aktiven Körpersubstanz**, die durch die Gesamtkörpermasse abzüglich des Körperdepotfettes gekennzeichnet ist und deshalb auch oft als „fettfreie Körpermasse" bezeichnet wird, beeinflußt demnach die Kraft.

Diese Feststellung wird durch die Leistungen der Gewichtheber unterschiedlicher Gewichtsklassen nachdrücklich bestätigt. Im Bantamgewicht (56 kg) ist die Weltrekordleistung größer als im Fliegengewicht (52 kg), und im Federgewicht (60 kg) ist sie höher als im Bantamgewicht. Die im Superschwergewicht (über 110 kg) startenden Sportler bringen schließlich die größten Lasten zur Hochstrecke.

Je größer also die aktive Körpersubstanz des Menschen ist, desto größer ist im allgemeinen auch seine Maximal- und Absolutkraft.

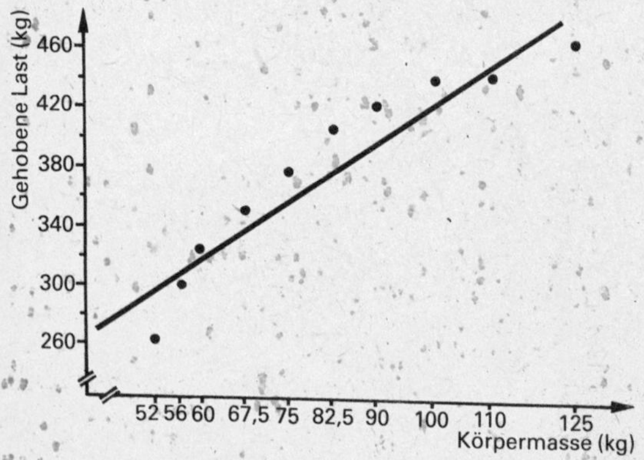

Abb. 19. Abhängigkeit der Maximalkraft vom Körpergewicht. Dargestellt am Beispiel der Weltrekorde im Gewichtheben (olympischer Zweikampf/ Stand: Januar 1985)

(Abb. 19) Diese Faustregel ergibt sich folgerichtig aus der Tatsache, daß die Kraft in hohem Maße vom Faserquerschnitt bzw. vom Muskelvolumen abhängig ist. Da aber beispielsweise auch die inner- und zwischenmuskuläre Koordination sowie der Faseraufbau und die Dehnfähigkeit des Muskels für seine Leistungsfähigkeit maßgebend sind, stützt sich die Faustregel zwar auch entscheidende, nicht aber auf die Gesamtheit aller die Kraft bestimmenden Faktoren. Sie ist deshalb auch nur bedingt aussagekräftig. Es ist somit nicht ausgeschlossen, daß kleine und leichte Menschen ebenfalls über ein relativ hohes Kraftpotential verfügen.
Für Sportler, die nicht an Gewichtsklassen gebunden sind und deren vorrangiges Wettkampfziel darin besteht, den Widerstand eines Gegners oder Sportgerätes zu überwinden, hat die Maximalkraft ausschlaggebende Bedeutung. So steigern die in der höchsten Gewichtsklasse startenden Ringer, Judokas und Gewichtheber sowie Kugelstoßer, Diskus- und Hammerwerfer ihre Kraft u. a. durch Erhöhung der Muskelmasse und damit der Gesamtkörpermasse. Auch Kraftsportler verfolgen das Ziel, die Kraft durch eine oft extreme Verdickung der Muskelfasern zu verbessern (s. Kapitel 2.2.1. und 9.2.1.2.).
Für die Wettkampfleistung der Sportler, die an Gewichtsklassen gebunden sind (Kampfsportler und Gewichtheber) oder die in erster Linie ihre eigene Körpermasse überwinden müssen (Springer, Läufer, Turner usw.), ist weniger die Maximalkraft als vielmehr das Verhältnis der Maximalkraft zur Körpermasse entscheidend. So kann z. B. ein Turner einen Kreuzhang nur dann ausführen, wenn sein Nerv-Muskel-System in der Lage ist, etwa 10 N Kraft je Kilogramm (ein Kilopond Kraft je Kilogramm) Körpermasse zu entfalten. Das Verhältnis von Maximalkraft zur Körpermasse wird auch als relative Kraft bezeichnet.

$$\text{relative Kraft} = \frac{\text{Maximalkraft}}{\text{Körpermasse}}$$

Dazu ein Beispiel: Zwei Sportler haben die Aufgabe, im „Bankdrücken“ (Übg. 26) eine maximale Hantellast zur Hochstrecke zu bringen. Beide bewältigen 100 kg. Beide verfügen also über die gleiche Maximalkraft für diesen Bewegungsablauf. Sportler A wiegt 75 kg, Sportler B dagegen 100 kg. Sportler A erreicht folglich einen relativen Kraftwert von 1,33, Sportler B nur von 1,0.
Bemerkenswert ist, daß trainierte Personen mit großer Körpermasse gewöhnlich über eine geringe, trainierte Personen mit geringer Körpermasse jedoch über eine große relative Kraft verfügen. Die Weltrekorde im Gewichtheben spiegeln diese Tatsache eindeutig wider. So besitzen die Superschwergewichtler zwar die besten maximalen, jedoch die schlechtesten relativen Kraftwerte. Fliegengewichtler

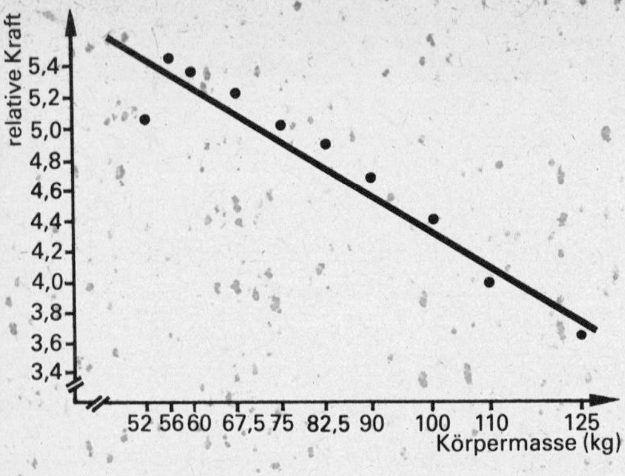

Abb. 20. Abhängigkeit der relativen Kraft vom Körpergewicht. Dargestellt am Beispiel der Weltrekorde im Gewichtheben (olympischer Zweikampf/ Stand: Januar 1985)

hingegen verfügen über eine geringe maximale, aber über eine hohe relative Kraft (Abb. 20).

Das besagt aber nicht, daß durch Muskelquerschnittstraining die relative Kraft – wie oft behauptet – verringert wird. Wie in Kapitel 2.2.1.2. bereits erwähnt, führt eine 10prozentige Zunahme der Muskelmasse zu einer 20- bis 25prozentigen Steigerung der Grundkraft. Folglich ist die Zunahme der Körpermasse, die durch Vergrößerung der Muskelmasse erzielt wird, immer mit der Erhöhung der relativen Kraft verbunden. Die Erhöhung der relativen Kraft befähigt auch die muskulösen „Schwerathleten" zu außergewöhnlichen Schnellkraftleistungen. Die hervorragenden Ergebnisse, die schwergewichtige Gewichtheber in Sprint- und Sprungdisziplinen erreichen, belegen dies eindrucksvoll. Allerdings sollte das Muskelquerschnittstraining hauptsächlich auf die Krafterhöhung der „Arbeitsmuskulatur" orientieren. Eine beträchtliche Querschnittszunahme der Beinstreckmuskulatur kann sich beispielsweise positiv auf die Wettkampfleistung der Weit-, Hoch- oder Skispringer auswirken; die überproportionale Querschnittserhöhung der Armmuskulatur hingegen beeinflußt die Sprungleistung nicht oder sogar negativ.

Das Trainingsziel der Volkssportler besteht gewöhnlich darin, das Niveau der relativen Kraft durch Stabilisierung der Maximalkraft und Reduzierung der Körpermasse zu erhöhen. Dieser Weg ist besonders für die Sportler gangbar, die über genügend abbauwürdige Fettpölsterchen verfügen. Für durchtrainierte Sportler bietet er jedoch wenig Aussicht auf Erfolg, da mit der Reduzierung der Körpermasse oft die Abnahme der Muskelmasse und somit auch der Maximalkraft und der relativen Kraft verbunden ist.

Eine andere Möglichkeit besteht darin, die Kraft zu erhöhen und die Körpermasse zu stabilisieren. Da die Maximalkraft nicht nur vom Muskelquerschnitt abhängig ist, sondern auch von der innermuskulären Koordination bestimmt wird, ist diese Variante bei entsprechender Methodenwahl (s. Kapitel 2.2.2. und 9.2.1.3.) erfolgversprechend.
Am wertvollsten für jugendliche Freizeitsportler sind jedoch die Trainingsprogramme, die eine schnelle Entwicklung der Kraft sowie einen sinnvollen und angemessenen Zuwachs an aktiver Körpermasse in Aussicht stellen.

2.5. Beziehungen der Erscheinungsformen der Kraftfähigkeit zueinander

Die Erscheinungsformen der Kraftfähigkeit – Maximalkraft, Schnellkraft und Ausdauerkraft – stehen in enger Wechselbeziehung. Einige Zusammenhänge, die für das Krafttraining von Interesse sind, werden im folgenden aufgeführt.

2.5.1. Beziehungen zwischen Maximalkraft und Schnellkraft

Es ist bekannt, daß leistungsstarke Gewichtheber hervorragende Ergebnisse im Hoch- und Weitsprung aus dem Stand, im 30-m-Sprint und in anderen Schnellkraftübungen erzielen. Diese Tatsache widerspricht der tiefverwurzelten Auffassung, daß ein Training gegen submaximale und maximale Widerstände bzw. eine steigende Maximalkraftfähigkeit zu einer langsamen Muskulatur führt.
Zahlreiche wissenschaftliche Untersuchungen hatten das Ziel, diesen Widerspruch zwischen praktischer Realität und vorgefaßter Meinung zu lösen. Nach einem achtwöchigen Training mit 30 % und 60 % der maximalen Kraftfähigkeit konnte z. B. nachgewiesen werden, daß sich sowohl die Kraft (um etwa 20 %) als auch die Geschwindigkeit (um etwa 25 %) erhöhten. (Abb. 21 a u. b) Ein Training mit 100 % der maximalen Kraftfähigkeit bewirkte nach acht Wochen zwar eine erhebliche Steigerung der Maximalkraft und der Geschwindigkeit bei der Bewältigung submaximaler und maximaler Lasten; die Geschwindigkeit beim Heben kleiner Lasten blieb jedoch nahezu unbeeinflußt. (Abb. 21 c)
Durch ein anderes Experiment konnte der enge Zusammenhang zwischen Maximalkraft und Schnellkraft abermals bekräftigt werden. So wurde u. a. ermittelt, daß die Beugegeschwindigkeit des Ellbogens bei einem Widerstand von 13 % der maximalen Kraftfähigkeit nur zu etwa 40 %, bei einem Widerstand von 51 % aber bereits zu über 70 % von der Maximalkraft bestimmt wird. [41]

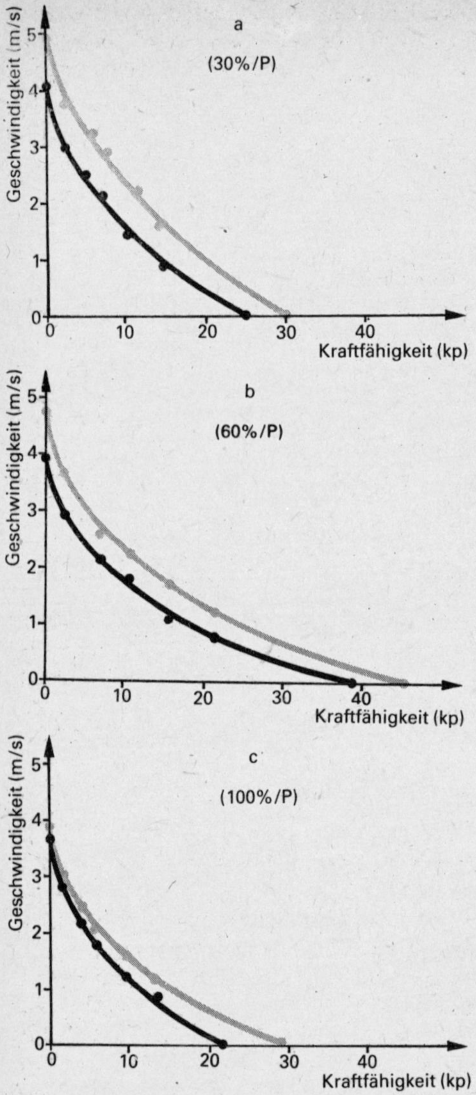

Abb. 21a–c. Veränderung der Beziehungen zwischen Kraft und Geschwindigkeit durch ein achtwöchiges Krafttraining der Ellbogenbeuger mit a = 30 %, b = 60 % und c = 100 % der Maximalkraftfähigkeit (modifiziert nach Ikai)
schwarze Kurve = Ausgangswerte
rote Kurve = Werte nach achtwöchigem Training
P = prozentualer Anteil an der maximalen Kraftfähigkeit.

Weitere wissenschaftliche Untersuchungen, deren Ergebnisse in den nachfolgenden Merksätzen grob vereinfacht zusammengefaßt werden, bestätigen diese Aussagen in wesentlichen Positionen:

- Eine äußere Kraft (beispielsweise die Schwerkraft des Sportgerätes, die Widerstandskraft des Partners oder Gegners) kann nur bezwungen werden, wenn die innere Kraft (Muskelzugkraft) die äußere übersteigt. Die Beschleunigung ist dabei um so größer, je höher die innere über der äußeren Kraft liegt.
  Muß der Sportler z. B. beim senkrechten Anheben der Hantel vom Boden für das Überwinden der Schwerkraft, d.h. für die notwendige statische Arbeit, bereits 90 % seiner maximalen Kraftfähigkeit mobilisieren, so verbleibt ihm nur eine geringe Kraftreserve, um die Hantel zu beschleunigen. Die Bewegung muß folglich relativ langsam ausgeführt werden. Muß der Sportler hingegen für das Lösen der Hantel vom Boden nur 30 % seiner Maximalkraft einsetzen, so steht ihm ein hoher Kraftbetrag für die Beschleunigung zur Verfügung. Die Bewegung kann schnellkräftig realisiert werden.
- Je höher der zu überwindende äußere Widerstand ist, desto größer ist die Bedeutung der Maximalkraft für die Schnellkraftleistung.
- Beim Überwinden sehr kleiner oder „unbedeutender" äußerer Widerstände besitzt die Maximalkraft keinen bzw. unter bestimmten Umständen sogar negativen Einfluß auf die Schnelligkeit der Bewegungsdurchführung. Für die Schnelligkeit der Bewegungsdurchführung ist dann die Fähigkeit des Nerv-Muskel-Systems entscheidend, zu Beginn der Arbeitsspannung sehr schnell Kraft zu entwickeln (Startkraft) und darauf die Bewegung sehr schnell zu realisieren (Bewegungsschnelligkeit).

Dem muß jedoch hinzugefügt werden, daß Bewegungen mit einem sogenannten „unbedeutenden Widerstand" im Sport nur sehr selten vorkommen. Auch Sprinter und Schwimmer müssen beim Start, Fechter beim Pfeilangriff (Flèche) und Volleyballer beim Sprung am Netz schnellkräftig hohe Widerstände, d.h. ihr eigenes Körpergewicht, überwinden; Boxer, Fechter und Speerwerfer müssen beträchtliche Kräfte entfalten, um neben der Widerstandsmasse des eigenen Armes (etwa 5 % des Körpergewichts) das Sportgerät zu beschleunigen. So drückt ein Spitzensprinter beim Start mit dem „vorderen" Bein mit annähernd 1 300 Newton (133 kp) und mit dem „hinteren" Bein mit ungefähr 1 000 Newton (102 kp) gegen den Startblock. Daraus läßt sich ableiten, daß insbesondere die für das explosive Überwinden mittlerer bis submaximaler Widerstände zu mobilisierende innere Kraft oft viel stärker von der notwendigen Beschleunigung als von der Masse (Gewicht des Speers, der Kugel, der Hantel, des eigenen Körpers, des Gegners usw.) abhängig ist.

Die Sportarten, deren Bewegungsvollzüge einen Einsatz von mehr als 25 bis 30 % der maximalen Kraftfähigkeit verlangen und die somit ein Überschreiten der Kraftentfaltungsgrenze zwischen ST- und FT-Fasern erfordern, werden gewöhnlich der Gruppe der kraftakzentuierten Sportarten zugeordnet (s. Abb. 5). Dazu zählen auch solche Disziplinen wie der 100-m- und 200-m-Lauf, der Weit- und Dreisprung, der Eissprint und das Rudern.

Der positive Einfluß des Maximalkrafttrainings auf die Schnellkraftleistung ist im wesentlichen darauf zurückzuführen, daß durch ein Training gegen hohe Widerstände

- die Anzahl sowie der Querschnitt der kontraktilen Elemente (Myofibrillen) besonders der schnellen FT-Fasern zunimmt (Muskelquerschnittstraining/s. Kapitel 9.2.1.1.) und/oder
- die Fähigkeit zur Mobilisation einer großen Anzahl schneller motorischer Einheiten steigt (innermuskuläres Koordinationstraining/s. Kapitel 9.2.1.3.).

Die Vergrößerung des Querschnitts der schnellen Fasern und die Verbesserung der innermuskulären Koordination wirken sich jedoch nur dann vorteilhaft auf die Schnellkraftleistung aus, wenn sich durch das Training gegen hohe Widerstände die Fähigkeit der FT-Fasern zur schnellen Kontraktion nicht verschlechtert. Das bedeutet u. a., daß durch die hohen Widerstände und die damit verbundenen relativ langsamen Bewegungen des Maximalkrafttrainings das Vermögen zum schnellen Brückenschlag zwischen Myosin- und Aktinfilamenten und zum raschen Lösen dieser Verbindungen nach erfolgter Kontraktion nicht verlorengehen darf (s. Kapitel 2.2.1.2.). Die hohe Kontraktionsgeschwindigkeit der FT-Fasern kann nach bisherigen Erfahrungen erhalten und sogar beträchtlich erhöht werden, wenn auch beim Maximalkrafttraining die Krafteinsätze stets explosiv erfolgen. Das erfordert, daß bereits in der Anfangsphase der Anspannung in einer minimalen Zeiteinheit der größte Teil des zur Verfügung stehenden Kraftpotentials mobilisiert wird (s. Kapitel 9.2.1.). Ein hohes Entwicklungsniveau der Maximalkraft ist somit eine unabdingbare Voraussetzung für schnelle Bewegungen gegen mittlere bis hohe Widerstände. Ein Maximalkrafttraining kann sich demzufolge positiv auf die Schnellkraftleistung auswirken.

2.5.2. Beziehungen zwischen Maximalkraft und Ausdauerkraft

Auch zwischen Maximalkraft und Ausdauerkraft lassen sich gesetzmäßige Zusammenhänge erkennen.

Nehmen wir zwei Sportler mit einer unterschiedlichen Maximalkraftleistung im Bankdrücken (Übg. 26) als Beispiel: Sportler A ist in der Lage, eine Hantel mit einer Masse von 100 kg zur Hochstrecke zu bringen, Sportler B bewältigt nur 90 kg. Stellt man beiden die Aufgabe, eine Hantel von 85 kg so oft wie möglich zu drükken, dann wird Sportler A 7 bis 8, Sportler B aber nur 2 bis 3 Wiederholungen ausführen können. Beträgt die Hantelmasse 80 kg, so ist Sportler A fähig, die Übung 10- bis 12mal zu wiederholen, Sportler B aber lediglich 5- bis 6mal. Der Vergleich demonstriert, daß die Anzahl der Wiederholungen gegen hohe Widerstände von der Maximalkraft des Sportlers abhängig ist. Tabelle 2 zeigt die maximale Anzahl der Wiederholungen bei Überwindung hoher äußerer Widerstände.

Tabelle 2. *Maximale Anzahl der Wiederholungen bei der Überwindung hoher äußerer Widerstände*

Widerstand im Verhältnis zur maximalen Kraftfähigkeit	100%	95%	90%	85%	80%	75%
maximale Anzahl der Wiederholungen	1	2–3	5–6	7–8	etwa 10–12	etwa 12–16

Die maximal mögliche Anzahl der Wiederholungen bezeichnet man auch als **Wiederholungsmaximum** (WM). Beträgt das Maximum der Wiederholung einer Übung 2 bis 3 (WM = 2 bis 3), dann kann man folgern, daß der Sportler gegen einen Widerstand arbeitet, der etwa 95 % seiner maximalen Kraftfähigkeit entspricht. Ist der Sportler in der Lage, eine Übung 7- bis 8mal durchzuführen (WM = 7 bis 8), so beträgt die Zusatzlast ungefähr 85 % seiner maximalen Kraftfähigkeit.

Soll die maximale Kraftfähigkeit des Sportlers für einen bestimmten Bewegungsablauf ermittelt werden, so ist es demnach nicht unbedingt erforderlich, ihn gegen maximale Widerstände arbeiten zu lassen. Die maximal mögliche Anzahl der Wiederholungen gegen submaximale Widerstände läßt verhältnismäßig genaue Rückschlüsse auf die maximale Kraftfähigkeit zu. Je höher jedoch die Anzahl der möglichen Wiederholungen und je geringer demzufolge der zu überwindende Widerstand ist, desto ungenauer kann man aus dem Wiederholungsmaximum auf die Maximalkraft des Sportlers schließen.

Die hier grob gekennzeichneten Zusammenhänge zwischen Ausdauerkraft und Maximalkraft lassen sich in folgenden Merksätzen zusammenfassen:

– Die Abhängigkeit der Ausdauerkraft von der Maximalkraft wird in entscheidendem Maße von der Höhe des zu überwindenden äußeren Widerstandes bestimmt.

- Je höher der zu überwindende äußere Widerstand ist, desto größer ist die Bedeutung der Maximalkraft für die Ausdauerkraftleistung.
- Je kleiner der zu überwindende äußere Widerstand ist, desto geringer ist die Bedeutung der Maximalkraft für die Ausdauerkraftleistung.
- Bei Widerständen unter 30 % der maximalen Kraftfähigkeit des Sportlers sind die Beziehungen zwischen der Maximalkraft und der Kraftausdauer nicht mehr eindeutig nachweisbar.
- Ausdauerkraftleistungen, die den Einsatz von mehr als 80 % der Maximalkraftfähigkeit fordern, werden nahezu ausschließlich durch die Erhöhung der Maximalkraft verbessert.
  Kraftausdauerleistungen hingegen, die den Einsatz von weniger als 30 % der Maximalkraftfähigkeit verlangen, werden durch die Erhöhung der Maximalkraft nur geringfügig gesteigert. Für die Verbesserung der Kraftausdauerfähigkeit ist neben der Zunahme der Kraft auch und vor allen Dingen die Steigerung der Ausdauer von Nutzen.

Es wird angenommen, daß der dargestellte positive Einfluß der Maximalkraft auf Ausdauerkraftleistungen gegen höhere Widerstände u. a. auf folgende Ursachen zurückzuführen ist: Das Maximalkrafttraining bewirkt die Vergrößerung des Muskelquerschnitts (s. Abb. 47), die Fähigkeit zur Einbeziehung einer größeren Anzahl motorischer Einheiten in die Bewegung (s. innermuskuläre Koordination/Abb. 48) sowie die Erhöhung der Speicherkapazität energiereicher Phosphate und des Glykogens (s. Abb. 12). Das wiederum führt zur Steigerung der Maximalkraft und der anaeroben Energiebereitstellung. Bei Ausdauerkraftleistungen ist je nach Kraftanforderung immer nur ein bestimmter Anteil der motorischen Einheiten tätig. Der andere Teil ruht und wird erst bei Ermüdung der bisher arbeitenden Fasern aktiviert (asynchrone Tätigkeit/s. Kapitel 2.2.2.2.). Wurde nun die Kraft der einzelnen motorischen Einheiten durch Vergrößerung des Querschnitts ihrer Fasern gesteigert, so ist zur Überwindung von bestimmten Widerständen die Beteiligung einer geringeren Anzahl motorischer Einheiten erforderlich. Wurde die innermuskuläre Koordination verbessert, so verteilt sich die Gesamtbelastung auf eine größere Anzahl motorischer Einheiten. Wurden die innermuskulären Energiespeicher erweitert, so können die motorischen Einheiten, denen ja infolge des Zusammenpressens der Blutgefäße bei hohen Anspannungen weder Sauerstoff noch Nährstoffe von außen zugeführt werden, länger arbeiten. Durch diese Trainingseinwirkungen wird die einzelne motorische Einheit weniger beansprucht; sie kann u. a. auch länger er-

holungseffektiv ruhen. Das hat u. a. zur Folge, daß gegen gleiche Widerstände mehr Wiederholungen durchgeführt werden können bzw. gegen entsprechend höhere Widerstände die gleiche Anzahl an Wiederholungen ermöglicht wird.
Je geringer jedoch die Widerstände sind und je häufiger diese in bestimmten Zeiteinheiten überwunden werden müssen, desto stärker kann u. U. ein extrem vergrößerter Muskelquerschnitt den Zustrom von Sauerstoff und Nährstoffen bzw. den Abtransport saurer Stoffwechselprodukte und damit die Leistungsfähigkeit beeinträchtigen (s. a. Kapitel 2.2.).

2.6. Kraft und Ausdauer

„Ausdauer und Kraft vertragen sich nicht. Sie bekämpfen sich wie Feuer und Wasser. Entwickelt man die Ausdauer, so zerstört man die Kraft; baut man die Kraft auf, so baut man die Ausdauer ab."
Solche und ähnliche Auffassungen werden häufig geäußert. Sie bestehen nur dann zu recht, wenn man davon ausgeht, daß durch das Training einseitige und extreme Ausdauer- oder Kraftreize gesetzt werden.
Extremes Lauftraining über lange Strecken führt u. a. zu einer Vermehrung und Vergrößerung der Mitochondrien, in denen die aeroben Stoffwechselprozesse stattfinden, und zu einer Verbesserung der Kapillarisierung (s. a. Kapitel 2.2.3.). Gleichzeitig verringert sich der Querschnitt der schnellen Muskelfasern und damit das Muskelvolumen (s. a. Kapitel 2.2.1.). Diese Vorgänge haben eine Erhöhung des Niveaus der Ausdauer und eine gleichzeitige Verminderung der Muskelkraft zur Folge.
Wiederholtes Maximalkrafttraining bewirkt entgegengesetzte Anpassungsvorgänge in der Skelettmuskulatur. Die Ausdauer nimmt ab, die Kraft nimmt zu.
So fördert z. B. das Training des Marathonläufers vorwiegend die Entwicklung der Ausdauer und hemmt die Ausprägung der Maximalkraft. Das Training des Gewichthebers oder Kugelstoßers ist dagegen auf die Entwicklung der Maximal- bzw. Schnellkraft ausgerichtet; die Ausdauer wird kaum verbessert. Ein Weltrekordler im Langstreckenlauf wird also keine Weltspitzenleistungen im Gewichtheben erzielen können, und ein Olympiasieger im Gewichtheben wird vermutlich nie den Olympiasieg im Marathonlauf erringen. Man kann also nicht gleichzeitig beide Fähigkeiten im Höchstmaß besitzen! Wenn die Spezialsportart nicht ein maximales Niveau der Ausdauer oder der Kraft erfordert, dann sollte ein ausgewogenes Verhältnis zwischen beiden konditionellen Basisfähigkeiten angestrebt werden. Der Sportler sollte so trainieren, daß

er sowohl kurzdauernde anaerobe Belastungen mit höchster Intensität als auch langdauernde aerobe Belastungen mit entsprechend herabgesetzter Intensität bewältigen kann. Daß solch ein Trainingsergebnis möglich ist, beweisen Sportler in Sportarten, in denen Kraft und Ausdauer gleichermaßen gefordert werden. So ist ein Wintersportler, der in der Nordischen Kombination ein hohes Leistungsniveau besitzt, in der Lage, die Beine beim Skispringen gegen hohe Widerstände explosivkräftig zu strecken und sie beim 15-km-Lauf unter Ausdauerbedingungen zu beanspruchen. Er wird jedoch in der Regel nicht die Weiten eines Spezialspringers bzw. die Zeiten eines Skilangläufers erreichen.
Kraft und Ausdauer können also gleichzeitig zu einem relativ hohen Niveau geführt werden. In der Praxis werden zwei unterschiedliche Wege beschritten:

- Kraft und Ausdauer werden in getrennten Trainingseinheiten trainiert oder
- Kraft und Ausdauer werden in der gleichen Trainingseinheit mit dem gleichen Programm und den gleichen Übungen komplex entwickelt.

Beide Wege sind gangbar und erfolgversprechend. So könnte der Sportler bei viermaligem Training in der Woche zweimal Lauf- und zweimal Kraftübungen durchführen. Er hat aber auch die Möglichkeit, das Trainingsprogramm so aufzubauen und zu absolvieren, daß neben der Entwicklung der Kraft gleichzeitig die Herz-Kreislauf- und Stoffwechseltätigkeit zu einem höheren Niveau geführt werden (s. Beispielprogramm IX).

2.7. Beweglichkeit durch Krafttraining

Beweglichkeit ist die Fähigkeit, Bewegungen mit einer großen Amplitude auszuführen. Sie ist abhängig von der Gestalt und der Berührung der Gelenkflächen, von der Dehnbarkeit der das Gelenk umgebenden Muskeln und Bänder sowie von der Kraft der auf das Gelenk wirkenden Muskeln. Wir unterscheiden zwischen aktiver und passiver Beweglichkeit. Die **aktive Beweglichkeit** wird durch die Größe der Bewegungsamplitude gekennzeichnet, die der Mensch selbständig, durch die Kraftentfaltung seiner Muskulatur erreichen kann. Die **passive Beweglichkeit** wird durch das Ausmaß der Bewegungsamplitude charakterisiert, die der Mensch unter Mithilfe äußerer Kräfte (Gewicht, Partner, Gegner usw.) erlangen kann.
Von großer Bedeutung für die Beweglichkeit ist die Fähigkeit zur aktiven Entspannung der Antagonisten (s. Kapitel 2.2.2.). Bei passi-

ven Beweglichkeitsübungen werden größere Bewegungsamplituden erreicht als bei aktiven Beweglichkeitsübungen.
Obwohl die absolute Größe des Aktionsradius der Gelenke in gewissem Maße angeboren ist – es gibt Menschen mit sehr guten und andere mit sehr schlechten anatomischen Voraussetzungen für ein hohes Niveau der Beweglichkeit –, können Kraft und Dehnfähigkeit der auf das entsprechende Gelenk wirkenden Muskeln durch körperliche Tätigkeit gefördert oder beeinträchtigt werden.
Während die moderne Theorie und Methodik des Trainings schon längst die Bedeutung der Kraftübungen für die Entwicklung der Beweglichkeit erkannt und durch zahlreiche Experimente bewiesen hat, halten viele Menschen mit großer Hartnäckigkeit an längst überlebten Vorstellungen fest. „Krafttraining führt zu großen Muskeln, und große Muskeln machen den Sportler langsam, unbeweglich und unbeholfen." Solche und ähnliche Vorurteile werden häufig geäußert; und leider nicht nur von Laien, sondern auch von Personen, die es aufgrund ihrer beruflichen Tätigkeit eigentlich besser wissen müßten. Tatsächlich hat die Größe der Muskeln nur sehr wenig mit der Beweglichkeit zu tun. Das beweisen z.B. die Gewichtheber mit ihrer mächtigen Beinstreckmuskulatur, deren Kraft es ihnen erlaubt, sich mit enormen Lasten aus der tiefen Hocke in den Stand zu erheben. Gleichzeitig ist diese Muskulatur aber so dehnfähig, daß Gewichtheber sich zumeist tiefer als andere Sportler in die Hockstellung begeben können. Das bestätigen auch Turner, deren gut ausgeprägte und leistungsstarke Muskulatur eine außergewöhnliche Dehnfähigkeit besitzt. Für die Einschränkung der Bewegungsamplitude ist also nicht die Größe der Muskeln, sondern in der Mehrzahl der Fälle eine Verkürzung der Muskulatur verantwortlich.
Eine **Muskelverkürzung** kann verschiedene Ursachen haben. Einmal neigen mit fortschreitendem Lebensalter besonders die Muskeln zu einer Verkürzung, die die aufrechte Körperhaltung ermöglichen und damit bedeutende statische Arbeit zu verrichten haben, zum anderen kann eine Verkürzung aber auch auf einseitige körperliche Tätigkeit zurückgeführt werden. Somit ist die Möglichkeit der Einschränkung der Beweglichkeit durch ein unsachgemäß geführtes Krafttraining gegeben.
Ein hohes Niveau der Beweglichkeit ist also kein unausbleibliches Nebenergebnis des Krafttrainings, sondern ist das Resultat eines sachkundig aufgebauten und absolvierten Übungsprogramms, in dem sowohl Faktoren zur Entwicklung der Kraft als auch Faktoren zur Entwicklung der Beweglichkeit Berücksichtigung finden. Welche Faktoren im einzelnen zu beachten sind, soll im folgenden erläutert werden:
Wird der Muskel vom Knochen gelöst, so verkürzt er sich auf seine

Minimallänge. Zieht man den losgelösten Muskel in die Länge, so setzt er der Dehnung zunächst keinen Widerstand entgegen. Beginnt er Spannung zu entwickeln, dann ist seine **Gleichgewichtslänge** erreicht. Im lebenden Organismus ist der Muskel in der Ruhelage um etwa 50 % seiner Minimallänge und 15 % seiner Gleichgewichtslänge gedehnt. Man bezeichnet diesen Zustand als **Ruhelänge**.

Zunächst läßt sich der Muskel leicht, ohne größeren Krafteinsatz auseinanderziehen. Mit zunehmender Verlängerung werden die Elastizitätskräfte des Muskels größer. Dies wird u. a. durch die Elastizität der im Muskel befindlichen Bindegewebsschichten und der Sehnen bewirkt, die sich beim Dehnen spannen (s. Abb. 3). Das heißt, daß für die weitere Dehnung des Muskels eine immer größere Kraft entfaltet werden muß. (Abb. 22) Der Skelettmuskel kann sich um 30 bis 40 % der Ruhelänge dehnen (oder verkürzen).

Nach starker Dehnung gelangt der Muskel nicht wieder in seine Ausgangslage (Ruhelänge). Es entsteht ein **Dehnungsrückstand**. Sein Ausmaß ist von der Größe und Zeitdauer der vorangegange-

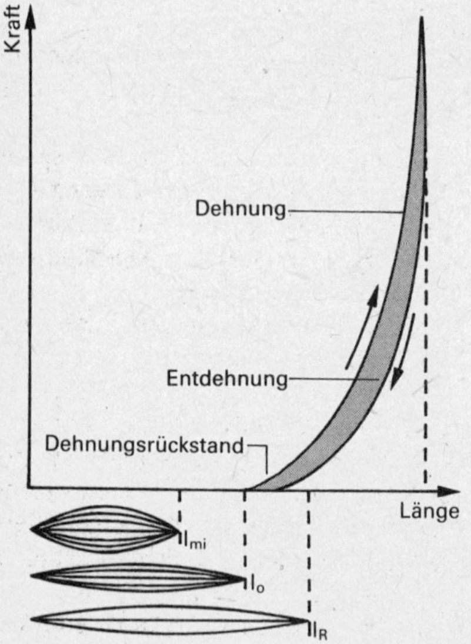

Abb. 22. Dehnungs-und Entdehnungskurve des Skelettmuskels
Der bei der Entdehnung (untere Kurve) durch „innere Reibung" verlorengegangene Arbeitsbetrag wird durch die rote Fläche zwischen den Kurven dargestellt. Bei der Entdehnung bleibt ein gewisser Dehnungsrückstand bestehen.
l_{mi} = Minimallänge, l_o = Gleichgewichtslänge, l_R = Ruhelänge im Körper.

nen Dehnung abhängig. Durch Muskelkontraktion läßt sich der Dehnungsrückstand wieder ausgleichen.
In der Ruhelänge wird im Muskel unbewußt immer ein schwacher Spannungszustand (Tonus) aufrechterhalten. Dieser hängt u.a. von Impulsen ab, die dem Muskel fortlaufend vom Zentralnervensystem zufließen. Das elastische Bindegewebe des Muskels wird gedehnt und entwickelt Spannung (s. Abb. 3). Kontrahiert sich der Muskel bei einer Länge, die größer ist als die Gleichgewichtslänge, so verbindet sich seine Kontraktionskraft mit der Elastizitätskraft (Kraft der elastischen Formänderung). Die Gesamtkraft des Muskels erhöht sich. Eine hohe Kontraktionskraft wird also nicht von einem maximal entspannten Muskel, sondern von einem vorgedehnten Muskel erreicht. Für maximale statische Anspannungen stellt die Vordehnung der Ruhelänge (etwa 15 %) eine günstige Ausgangslage dar. Wird die Vordehnung der Ruhelänge um etwa 20 % überschritten, so sind im allgemeinen optimale Bedingungen für hohe dynamische Anspannungen gegeben. Wird der Muskel nun noch weiter vorgespannt (über 35 % der Gleichgewichtslänge), so werden die Aktin- und Myosinfilamente so weit auseinandergezogen, daß sich ihre Verkopplung aus räumlichen Gründen erschwert (s. Abb. 2c). Dadurch verringert sich die Kraft der kontraktilen Komponente stärker als die Kraft der elastischen Komponente infolge der Dehnung zunimmt. Die äußere Leistung wird wieder kleiner (s. a. Abb. 52).
Nach starker Kontraktion (Verkürzung von mehr als 30 % seiner Ruhelänge) kehrt der Muskel nicht wieder in seine Ausgangslage zurück. Es entsteht ein **Kontraktionsrückstand.** Ein verkürzter Muskel ist nicht fähig, maximale Kräfte zu entfalten. Der Kontraktionsrückstand läßt sich durch Dehnung ausgleichen.
Da weder überdehnte noch verkürzte Muskeln in der Lage sind, maximale Kräfte zu entwickeln, muß der Sportler stets versuchen, die Muskeln in eine für die Kontraktion günstige Ausgangslage zu führen. Bestehen Dehnungsrückstände, so sind Kraftreize erforderlich; bestehen Kontraktionsrückstände, so sind Dehnungsreize unerläßlich. Dehnungs- und Kontraktionsrückstände sind somit keine sich von selbst auflösenden, vorübergehenden Erscheinungen. Fehlen Kraft- bzw. Dehnungsreize, so verfestigen sich diese Zustände. Die Kraftfähigkeit des Sportlers wird eingeschränkt.
Werden z. B. durch das Training über längere Zeiträume lediglich Reize für die Kraftentwicklung gesetzt, so führt das allmählich zu Muskelverkürzungen, die nicht durch eine erhöhte Aktivität des Nervensystems hervorgerufen werden. Die Muskeln sind dann im Ruhezustand verkürzt und lassen sich auch durch kurzzeitige Beweglichkeitsübungen nicht so weit dehnen, daß die durch den Bau der Gelenke anatomisch vorgegebenen Bewegungsamplituden ge-

nutzt werden können. Unter diesen Bedingungen kontrahieren sich die Muskeln (Agonisten) nicht nur aus ungünstigen Ausgangslagen, sondern die Antagonisten verkürzen durch zu zeitiges Abbremsen der Bewegung auch die Beschleunigungswege. Der nach außen wirkende Kraftstoß bleibt relativ klein (s. a. Kapitel 2.2.2.). Außerdem sind verkürzte Muskeln nicht immer in der Lage, unvorhergesehene, abrupte und extreme Krafteinwirkungen federnd abzufangen. Das kann zu Muskelfaser- und Sehnenrissen führen. Übungsprogramme müssen demnach so aufgebaut und absolviert werden, daß sowohl Kraft- als auch Dehnungsreize gesetzt werden.
Schon bei der Planung des Trainings muß darauf geachtet werden, daß das Programm Übungen zur Belastung der Agonisten (arbeitende Muskeln) und der Antagonisten (Gegenspieler der arbeitenden Muskeln) enthält. Umfaßt das Programm lediglich Übungen zur Kräftigung der Agonisten, dann werden die Verkürzung der Hauptarbeitsmuskeln und die gleichzeitige Schwächung ihrer Antagonisten begünstigt. Die verkürzte Arbeitsmuskulatur kontrahiert sich nicht nur aus einer für maximale Anspannungen verlustbringenden Ausgangslage, sondern sie verursacht darüber hinaus eine Veränderung des unter normalen Umständen ausgewogenen Kräfteverhältnisses zwischen Agonisten und Antagonisten. Die Verschiebung des **Kräftegleichgewichts** zwischen Muskelgruppen mit entgegengesetzter Funktion führt zu Fehlstellungen der Gelenke, die wiederum eine Überlastung und damit eine erhöhte Krankheits- und Verletzungsanfälligkeit der Gelenkknorpel und Muskeln (insbesondere ihrer Sehnen) nach sich ziehen. Wird z. B. das Gewichthebertraining, das bekanntlich starke Entwicklungsreize für die Rumpfstreckmuskulatur setzt, einseitig betrieben, d.h., wird die Verkürzung der Rückenmuskeln noch durch fehlende Bauchmuskelübungen begünstigt, so verschuldet dieser Fehler eine Veränderung des Kräftegleichgewichts zugunsten der Rumpfstreckmuskulatur. Der verstärkte Zug der verkürzten Rumpfstreckmuskulatur kippt das Becken nach vorn. Eine dauerhafte Hohlkreuzhaltung, die mit Rückenschmerzen verbunden sein kann, ist die Folge.
Das Kräftegleichgewicht zwischen Agonisten und Antagonisten – in unserem Beispiel zwischen Rumpfstreck- und Rumpfbeugemuskulatur – kann nur durch langfristiges Training zur Kräftigung der Antagonisten (in unserem Beispiel der Bauchmuskeln, s. Übg. 65) und durch spezielle Dehnungsübungen für die Agonisten (in unserem Beispiel für die tiefen Rückenmuskeln) wiedergewonnen werden. Dabei ist zu beachten, daß die Übungen zur Kräftigung der Antagonisten bei sachgemäßer Ausführung bereits einen Dehnungseffekt für die Agonisten besitzen (z. B. Rumpfaufrichten mit weitem Rumpfvorbeugen – Übg. 65). Das Trainingsprogramm muß deshalb so aufgebaut sein, daß stets die Agonisten und die Antago-

nisten belastet werden. Beinhaltet das Programm z. B. Übungen zur Entwicklung des Bizeps (Übg. 16 und 17), so dürfen Übungen zur Ausprägung des Trizeps nicht fehlen (Übg. 26 bis 29). Sind Übungen zur Entwicklung der Rumpfstreckmuskeln (Übg. 79 und 80) vorgesehen, so muß auch ein Training der Rumpfbeugemuskeln geplant werden (Übg. 65). Für diese unbedingt notwendige Komponente des Krafttrainings hat sich der Begriff **Antagonistentraining** eingebürgert.

Für die Entwicklung der Beweglichkeit ist nicht nur der Aufbau der Programme von Bedeutung, sondern auch die Art und Weise der Durchführung jeder einzelnen Übung. Die Dehnfähigkeit der Muskulatur wird besonders dann erweitert, wenn die Bewegungsamplituden überschritten werden, die der Sportler allein durch die Kraftentfaltung seiner Muskeln erreichen kann (aktive Beweglichkeit). Das ist jedoch nur möglich, wenn äußere Kräfte an der Bewegung beteiligt sind, die den Sportler in die reizwirksame **Dehnungshaltung** zwingen (passive Beweglichkeitsübungen). Diese äußeren Kräfte können durch das Körpergewicht, durch Zusatzlasten, Partner, Gegner oder spezielle Geräte erzeugt werden. Durch aktive Beweglichkeitsübungen werden somit keine optimalen Dehnungsreize gesetzt.

Unter diesen Umständen wird der Wert der dynamischen Arbeitsweise nachgebenden Charakters für die Muskeldehnung offensichtlich (s. a. Kapitel 2.3.). Bei der Durchführung dynamischer Übungen werden für die arbeitenden Muskeln (Agonisten) während der überwindenden Arbeit (Heben der Last) Kraftreize und während der nachgebenden Arbeit (Senken der Last) neben den Kraft- vor allem Dehnungsreize gesetzt. Die Dehnungsreize werden allerdings nur in dem Maße wirksam, in dem es gelingt, die mögliche Bewegungsamplitude auszuschöpfen. Dynamische Arbeit nachgebenden Charakters, die den Sportler mit Hilfe äußerer Kräfte in extreme Dehnungslagen zwingt, stellt eine unbedingte Notwendigkeit für die Niveauverbesserung der Beweglichkeit durch Krafttraining dar.

So kontrahieren sich beim Beugestützen (Übg. 27 und 32) während der Streckbewegung der Trizeps, der große Brustmuskel, der Kapuzenmuskel, der breite Rückenmuskel und viele andere; während der Beugephase werden die gleichen Muskeln gedehnt. Das eigene Körpergewicht stellt bereits eine Kraft dar, die es dem Sportler ermöglicht, sich dem individuellen Grenzbereich der Bewegungsamplitude weitgehend zu nähern. Zusatzlasten, die jedoch auch eine größere Kraftmobilisation zur Realisierung der Streckbewegung erfordern, unterstützen die reizwirksame Dehnung (s. Abb. 94). Senkt der Sportler seinen Körper so weit wie möglich zwischen die Barrenholme, so erhält die Kraftübung Beugestütz gleichzeitig den Charakter einer passiven Dehnungsübung.

Besteht die Absicht, den Dehnungseffekt zu verstärken, so verzichtet man zeitweilig auf die überwindende Arbeitsphase (Heben der Last) und schafft damit Voraussetzungen, die nachgebende Arbeitsphase (Senken der Last) mit Unterstützung bedeutend größerer äußerer Kräfte durchführen zu können.
Beim Beugestützen (Übg. 27) würde das bedeuten, daß der Sportler nur das Armbeugen – allerdings mit einer großen Zusatzlast – ausführt. Die große Zusatzlast zieht den Sportler in eine extreme Dehnungshaltung. Für die Dehnungsdauer gilt der Grundsatz: Je intensiver die Dehnung, desto kürzer ihre Dauer! Es ist somit völlig ausreichend, wenn der Sportler 4 bis 6 s in der extremen Dehnungshaltung verbleibt. Danach bricht er die Übung ab, steigt – da er aufgrund der hohen Zusatzlast die Streckphase nicht bewältigen kann – auf einen Hocker und begibt sich von dort wieder in die Ausgangsstellung. Diesen Vorgang wiederholt er 6- bis 8mal.
Es versteht sich von selbst, daß nur Muskeln, die durch eine gründliche Vorbelastung erwärmt wurden, in Dehnungshaltungen gezwungen werden dürfen.
Nicht alle Übungen sind gleichermaßen zur Entwicklung sowohl der Kraft als auch der Beweglichkeit geeignet. Die Struktur der Übungen läßt mitunter große Bewegungsamplituden einfach nicht zu. So werden durch das Armheben von der Matte (Übg. 108d) kaum Dehnungsreize gesetzt; das Armheben von der Bank (Übg. 108a) hingegen ermöglicht eine wesentlich größere Bewegungsamplitude und fördert dadurch die Dehnung insbesondere der Brustmuskulatur. Halbkniebeugen, als ständiges Trainingsmittel eingesetzt, bewirken eine Verkürzung des Quadrizeps (s. Übg. 95); Tiefkniebeugen dehnen dagegen diesen Muskel. Nicht zuletzt aus diesem Grund besitzen Gewichtheber auch eine außergewöhnlich dehnfähige Beinstreckmuskulatur. Die erfolgversprechende Wettkampftechnik zwingt sie einfach, sich beim Umsetzen der Hantel mit hoher Last in die tiefe Hocke zu begeben.
Die Beispiele zeigen, daß unter bestimmten Voraussetzungen durch ein und dieselbe Übung sowohl Kraft- als auch Dehnungsreize gesetzt werden können. Bedingung ist jedoch, daß die mögliche Bewegungsamplitude stets in ihrem vollen Umfang genutzt wird. Wird diese Bedingung nicht erfüllt, so sind keine Dehnungseffekte, sondern Muskelverkürzungen zu erwarten. Das Krafttraining führt dann tatsächlich zur Einschränkung der Beweglichkeit.
Aus den bisherigen Ausführungen geht hervor, daß

- beim Aufbau der Übungsprogramme die Erhaltung des Kräftegleichgewichts zwischen Agonisten und Antagonisten berücksichtigt und daß

- bei der Übungsdurchführung die volle Breite der erreich- oder erzwingbaren Bewegungsamplitude genutzt werden muß.

Werden diese Richtlinien beachtet, dann sind die Hauptvoraussetzungen zur Erhöhung des Niveaus der Beweglichkeit durch Krafttraining erfüllt. Sollten aber medizinische Bedenken (z. B. gegenüber der Tiefkniebeuge) die Durchführung einiger Übungen über die volle Breite der möglichen Bewegungsamplitude nicht ratsam erscheinen lassen oder sollten fortgeschrittenes Lebensalter, einseitige berufliche Tätigkeit oder unsachgemäßes sportliches Training bereits eine leistungsmindernde Verkürzung der Muskulatur bewirkt haben, so können Dehnungs-, Lockerungs- und Entspannungsübungen den Erhalt bzw. Wiedergewinn der Beweglichkeit unterstützen. Sie sollten in der Regel immer erst im Anschluß an das Krafttraining durchgeführt werden.

Wenn man von der Möglichkeit absieht, das Niveau der Beweglichkeit durch das Krafttraining selbst zu erhöhen, unterscheidet man drei Dehnungsmethoden.

Dehnungsmethoden:

Die ***Methode der wiederholten Dehnung*** nutzt die Eigenschaft des Muskels, sich bei wiederholtem Zug in geringen Zeitabständen viel weiter zu dehnen als bei einmaliger Einwirkung.

Der Sportler führt die ersten Wiederholungen mit relativ kleinen Amplituden aus, steigert die Schwingweite allmählich und erreicht nach 15 bis 20 Bewegungen ihr Maximum. Dieser Vorgang, den der Sportler entweder selbständig, durch die Kraftentfaltung seiner Muskulatur oder mit Hilfe äußerer Kräfte (Gewicht, Partner usw.) realisiert, wird 3- bis 4mal wiederholt.

Die ***Methode der Dauerdehnung*** nutzt den Fakt, daß die Größe des Dehnungseffekts u. a. von der Dehnungsdauer abhängig ist. Der Sportler entspannt die zu dehnenden Muskeln und begibt sich für 20 bis 30 s in eine Dehnungslage. Die Antagonisten, nicht auf das betreffende Gelenk wirkende Muskelgruppen oder äußere Kräfte unterstützen die Dehnung. Der Sportler wiederholt diesen Vorgang 5- bis 6mal.

Die ***Vorspannungs-Dehnungs-Methode*** nutzt die Eigenschaft des Muskels, auf einen Spannungsreiz nur mit einer geringen Gegenspannung zu antworten, wenn die Anspannung unmittelbar vorausging.

Nachdem der Sportler die über das Gelenk verbundenen Skelettteile um mehr als die Hälfte der möglichen Bewegungsamplitude aktiv gebeugt hat, setzt er der äußeren Kraft (Zusatzlast, Partner usw.) etwa 7 s vollen statischen Widerstand entgegen. Danach läßt er sich durch die äußere Kraft behutsam bis zum Auftreten eines leichten Schmerzgefühls in die reizwirksame Dehnungshaltung zwingen, in der er etwa 6 s verbleibt. Der Sportler wiederholt diesen Vorgang 5- bis 6mal.

Die größere Wirksamkeit der Vorspannungs-Dehnungs-Methode im Vergleich zu anderen Dehnungsmethoden wird durch das bewußte Nutzen natürlicher Schutzreflexe des Muskels erreicht: In den Skelettmuskeln und in ihren Sehnen befinden sich wichtige „Meßgeber", die Muskelspindeln und die Sehnenspindeln.

Die Muskelspindeln, die innerhalb des Skelettmuskels parallel zu den Muskelfasern angeordnet sind, folgen den Bewegungen passiv. Sie haben die Aufgabe, dem Zentralnervensystem Informationen über den Dehnungszustand des Muskels zuzuleiten. Wird nun der Muskel so plötzlich gedehnt, daß eine Verletzungsgefahr besteht, dann senden die Muskelspindeln Signale (Impulssalven), die die Bewußtseinsschwelle nicht überschreiten, zu den entsprechenden Nervenzentren des Rückenmarks. Diese geben den gedehnten Muskeln den Befehl zur Kontraktion. Wenn der Arzt z.B. mit dem Gummihammer auf die Sehne des vierköpfigen Schenkelstreckers (s. Abb. 60b und 67a) schlägt, werden die Muskelfasern und mit ihnen die Muskelspindeln ruckartig gedehnt. Um Verletzungen vorzubeugen, wird unwillkürlich der sogenannte Dehnungsreflex ausgelöst. Das bedeutet, daß sich die Muskelfasern des vierköpfigen Schenkelstreckers kontrahieren und dadurch den Unterschenkel strecken.

Die Sehnenspindeln, die – im Unterschied zu den Muskelspindeln – zur Arbeitsmuskulatur in Reihe geschaltet sind, haben die Aufgabe, das Zentralnervensystem über die Spannungszustände im Muskel zu unterrichten. Erfolgt eine starke, verletzungsgefährdende Spannungszunahme, so werden Warnsignale (Impulssalven) von den Sehnenspindeln zum Zentralnervensystem geleitet. Von dort erhält der Muskel unwillkürlich den Befehl (in Form von Hemmimpulsen), die Kontraktionsstärke zu verringern und sich zu entspannen.

Um eine hohe Wirksamkeit der Übungen nach der Vorspannungs-Dehnungs-Methode zu erzielen, muß demnach folgendes beachtet werden:

Phase der aktiven Dehnung: Die zu dehnenden Muskeln werden zunächst durch ihre Antagonisten (Muskeln auf der entgegengesetzten Seite des Gelenks) aktiv bis zur erreichbaren Grenze der Bewegungsamplitude gezogen. Das Ausmaß der Bewegungsamplitude ist u. a. abhängig von der Entspannungs- und Dehnfähigkeit der zu dehnenden Muskeln sowie von der Kraft ihrer Antagonisten. Um zu verhindern, daß die Muskelspindeln den Dehnungsreflex und damit die Kontraktion der Muskulatur auslösen, muß die Bewegung langsam und kontinuierlich ausgeführt werden.

Phase der Vorspannung: Die starke isometrische Kontraktion gegen die äußere Kraft (etwa 7 s) veranlaßt die Sehnenspindeln, Hemmimpulse auszulösen. Diese bewirken wiederum die unwillkürliche Entspannung der zu dehnenden Muskeln. Es ist darauf zu achten, daß die Vorspannung so hoch ist, daß die gewünschten Entspannungsvorgänge in Gang gesetzt werden können.

Phase der passiven Dehnung: Nach der Vorspannung können die nun entspannten Muskeln mit Hilfe der äußeren Kraft (z. B. Geräte, Körpergewicht oder Partner) bzw. mit Hilfe nicht auf das betreffende Gelenk wirkender Muskeln beträchtlich weiter gedehnt werden, als das allein durch die Kraft der Antagonisten (aktive Dehnung) möglich wäre. Auch während dieser Phase ist der langsamen und gleichmäßigen Bewegungsausführung größte Aufmerksamkeit zu schenken, damit die Muskelspindeln keine reflektorische Kontraktion der beteiligten Muskulatur auslösen und Verletzungen vermieden werden.

Phase der Dauerdehnung: Unter weiterer Einwirkung der äußeren Kraft verbleibt der Sportler mit völlig entspannter Muskulatur für etwa 6 s in der extremen Dehnungshaltung.

Die **Lockerungs-** und **Entspannungsübungen** werden mit dem Ziel durchgeführt, die Fähigkeit zur bewußten Entspannung zu entwickeln, nachteiligen Belastungswirkungen vorzubeugen und/oder bereits vorhandene abzubauen.

Das bedeutet,

- die belastete Muskulatur vor Verkrampfung zu schützen oder schon verkrampfte Muskulatur zu lockern und
- die beanspruchten Sehnen, Bänder und Knorpel vor einer Verspannung oder einem Zusammendrücken zu bewahren oder solche bereits in Mitleidenschaft gezogenen Bindegewebsstrukturen zu entlasten.

Besondere Aufmerksamkeit muß in diesem Zusammenhang der Be- und Entlastung der Wirbelsäule gewidmet werden: Die Wirbelkörper sind durch 23 faserknorplige Zwischenwirbelscheiben miteinander verbunden. Durch wirbelsäulenbelastende Kraftübungen – wie Drücken (Übg. 28b), Anreißen (Übg. 50a und b), Kreuzheben (Übg. 80) und Kniebeugen (Übg. 95) – wird Flüssigkeit aus dem Gallertkern der Zwischenwirbelscheiben gepreßt. Sie werden dadurch flacher. Das hat zur Folge, daß der Sportler nach dem Krafttraining – je nach Belastungsgröße und Körperhöhe – zwei bis vier Zentimeter kleiner sein kann als zuvor.

Zwischen den Übungsserien und nach dem Training muß die Wirbelsäule durch wirbelsäulenentlastende Übungen gestreckt und so die Rückkehr in die Ausgangslänge gefördert werden (s. Abb. 27b, c, f). Die Wiederherstellung des beanspruchten Bewegungsapparates wird – wie das Beispiel zeigt – durch Lockerungs- und Entspannungsübungen unterstützt. Dabei ist für das nachfolgende Training

zu beachten, daß die Regeneration der Bindegewebsstrukturen in der Regel 8 bis 48 Stunden in Anspruch nimmt. Lockerungs- und Entspannungsübungen können als Einzel- oder Partnerübungen durchgeführt werden. Die Gesamtzeit der Einzelübung beträgt 1 bis 2 Minuten. Die Partnerübung beansprucht 2 bis 4 Minuten, wobei nach jeweils einer Minute ein Partnerwechsel vollzogen wird. Das bedeutet, daß der bisher seinen Bewegungsapparat bewußt entlastende Sportler nun die Lockerungs- und Entspannungsbemühungen seines Partners aktiv unterstützt.
In der Trainingspraxis werden die drei Grundmethoden der Dehnung und die Verfahren zur Lockerung und Entspannung häufig miteinander kombiniert. Zunächst wird die Methode der wiederholten Dehnung (s. Abb. 23a bis 23l) angewandt, um die Muskeln zu erwärmen und sie allmählich intensiven Dehnungen anzupassen. Danach wird gewöhnlich nach der Methode der Dauerdehnung (s. Abb. 24a bis 24v) oder nach der Vorspannungs-Dehnungs-Methode (s. Abb. 25 bis 26) trainiert. Lockerungs- und Entspannungsübungen (s. Abb. 27a bis 27h) beschließen gewöhnlich die Trainingseinheit.
Die in den Abbildungen 23 bis 27 enthaltenen Beispielprogramme zeigen Übungen, die die Dehnung, Lockerung und Entspannung der großen Muskelgruppen des Körpers im Rahmen der beschriebenen Verfahren unterstützen. Die Abbildungen, die der Methode der wiederholten Dehnung und der Methode der Dauerdehnung zugeordnet sind, veranschaulichen die Ausgangs- und die anzustrebende Endstellung; Abbildungen, die der Vorspannungs-Dehnungs-Methode gewidmet sind, illustrieren die Vorspannungsphase und die wünschenswerte Dehnungslage. Das aus den Abbildungen 26a bis 26k zusammengestellte Programm zeigt besonders wirksame Übungsvarianten, die eine bevorzugte Dehnung der zur Verkürzung neigenden Muskulatur der Wirbelsäule, der Hüfte und der Beine zum Ziel haben.
Mit den Abbildungen 27a bis 27h werden Lockerungs- und Entspannungsübungen mit dem Partner vorgestellt. Durch Schüttelbewegungen lockert der Partner die bewußt entspannte Muskulatur des Untermanns (s. Abb. 27a, d, g, h). In den Abbildungen 27b, c, e, f wird die Wirbelsäule gestreckt, um eine Druckentlastung der Zwischenwirbelscheiben zu bewirken.
Die Mehrzahl der hier angebotenen Übungen kann auch ohne Partnerunterstützung absolviert werden. So ist der Sportler in der Lage, die Gliedmaßen durch Schüttelbewegungen selbständig zu lockern (s. Abb. 27a, g, h). Die Entspannungsübungen können auch mit Hilfe einfacher Gegenstände realisiert werden. Die in Abbildung 27e dargestellte Übung könnte beispielsweise dergestalt durchgeführt werden, daß der Sportler die Beine über einen Hok-

ker, einen Stuhl oder ein Kastenteil legt, so daß das Gesäß leicht vom Boden abgehoben ist. In dieser Lage entspannt sich der Sportler etwa zwei Minuten. Um die Wirbelsäule auf ähnliche Art zu entlasten, wie in Abbildung 27b gezeigt, könnte z. B. auch ein Turnbock als Unterlage gewählt werden. Die hier vorgestellten Partnerübungen tragen Beispielcharakter. Sie sind entsprechend der jeweiligen Bedingungen zu variieren.

Übungsprogramm nach der Methode der wiederholten Dehnung (Abb. 23)

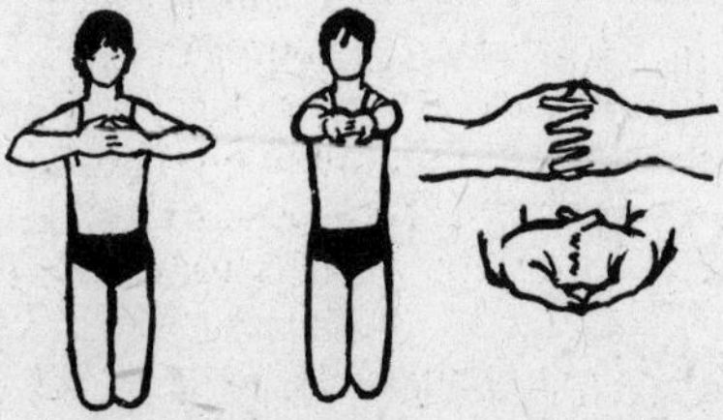

a

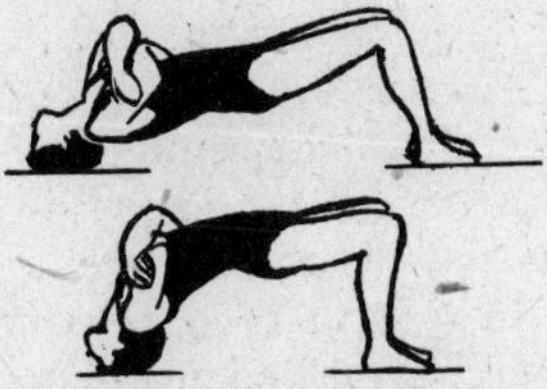

b

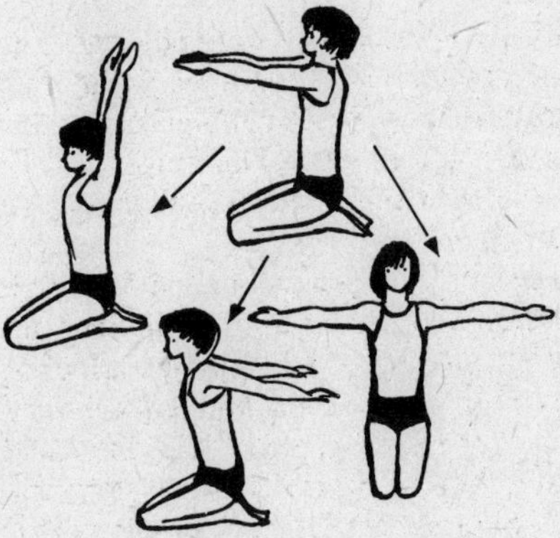

c

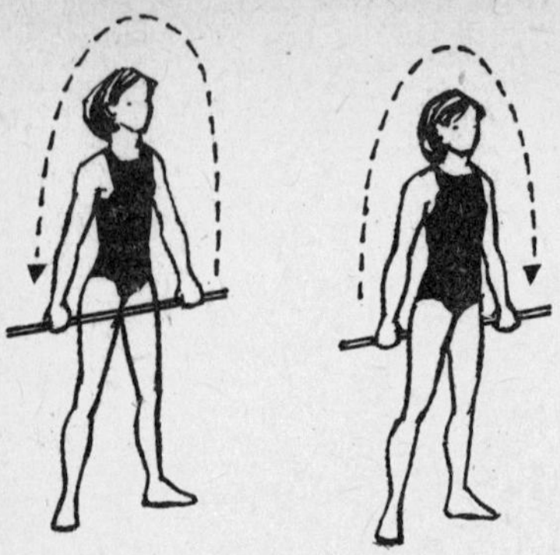

d

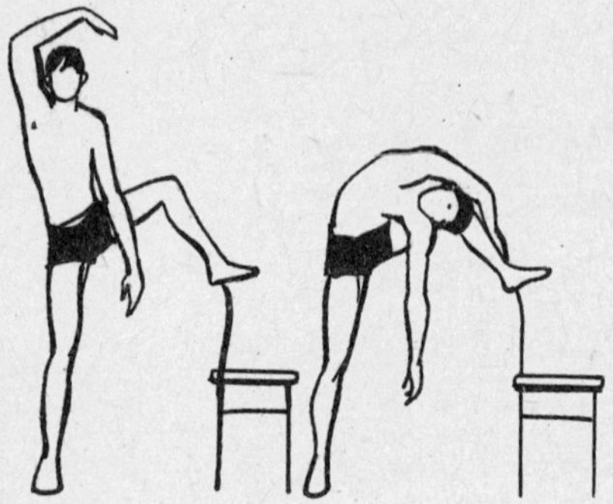

e

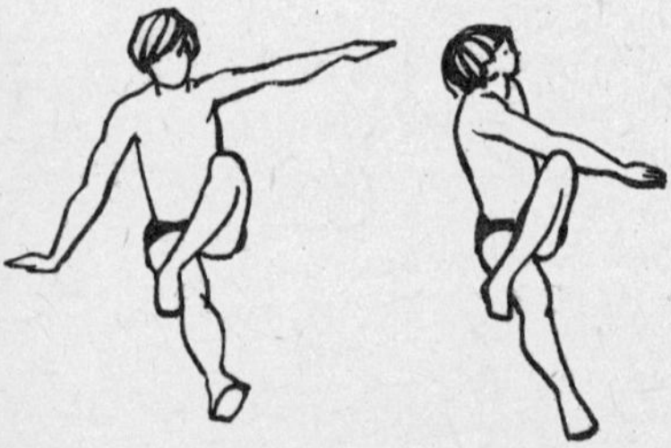

f

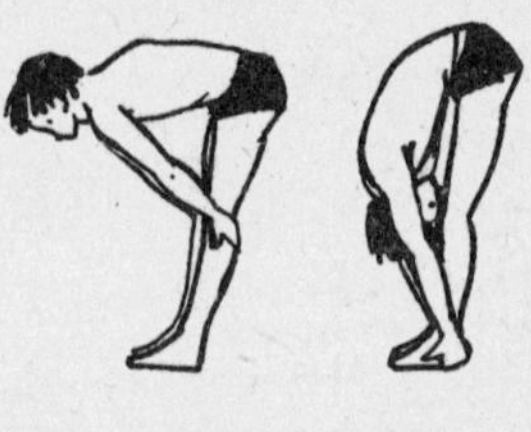

g

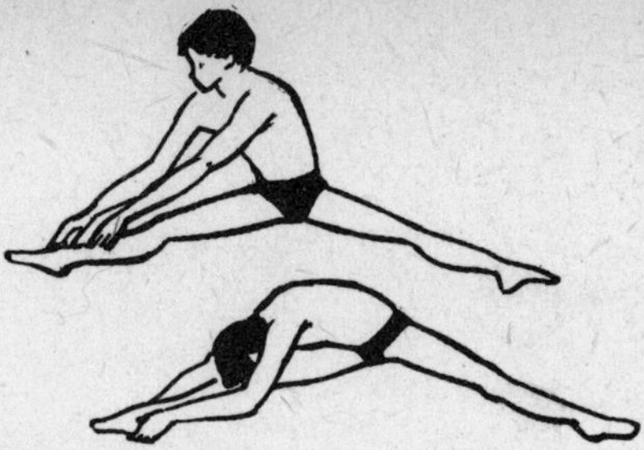

h

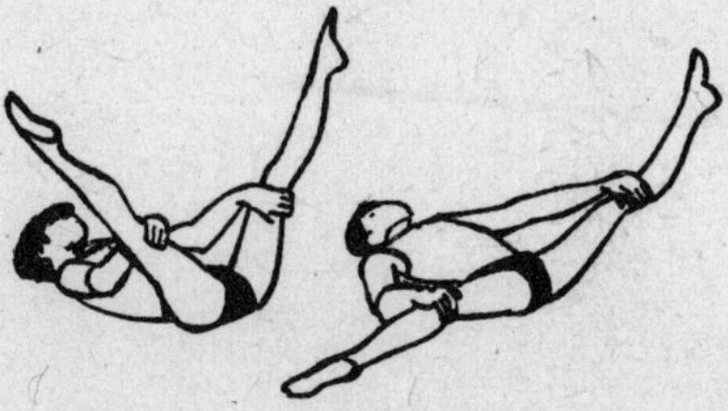

i

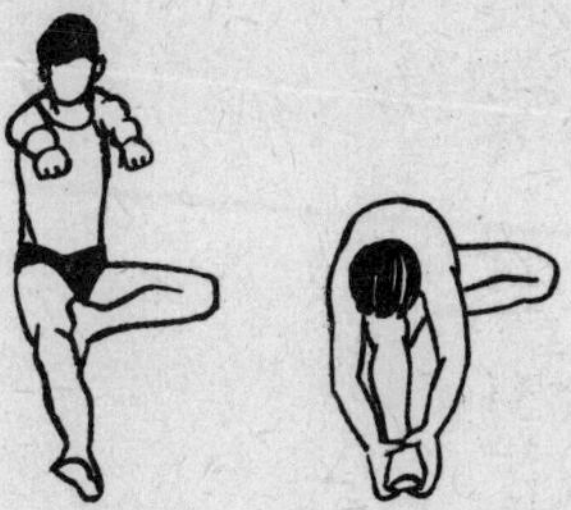

j

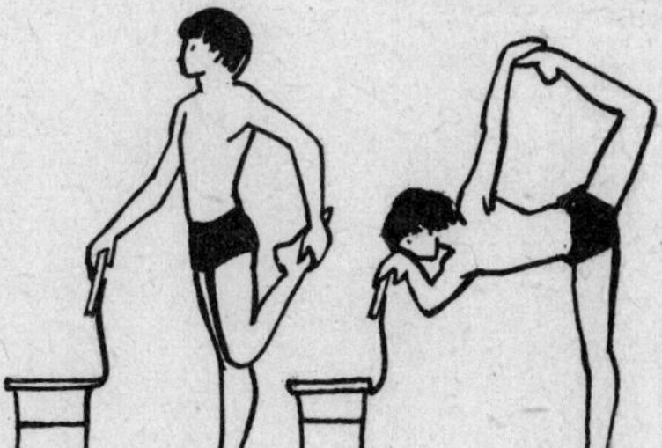

k

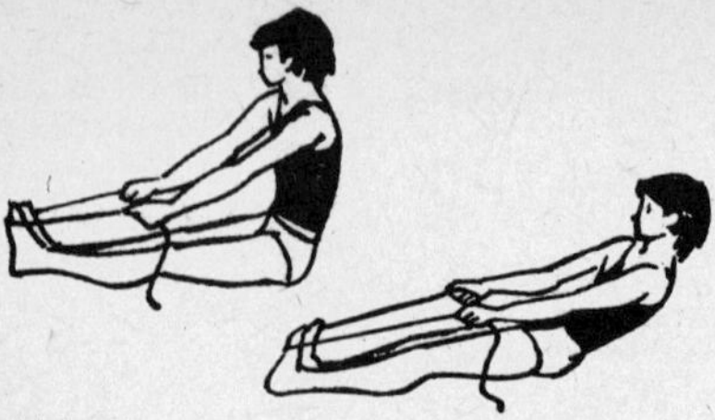

1

Abb. 23a–1

Übungsprogramm nach der Methode der Dauerdehnung (Abb. 24)

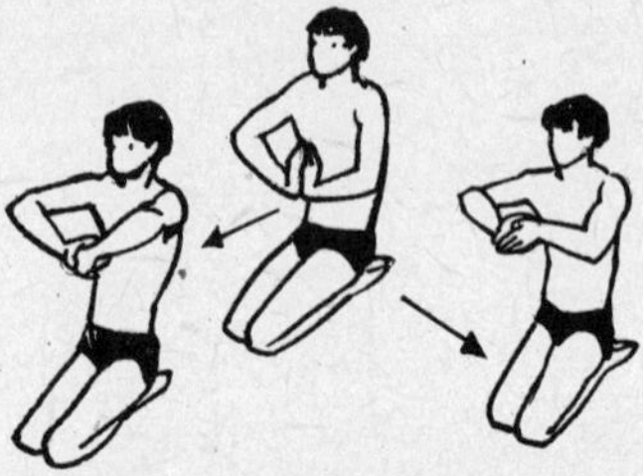

a

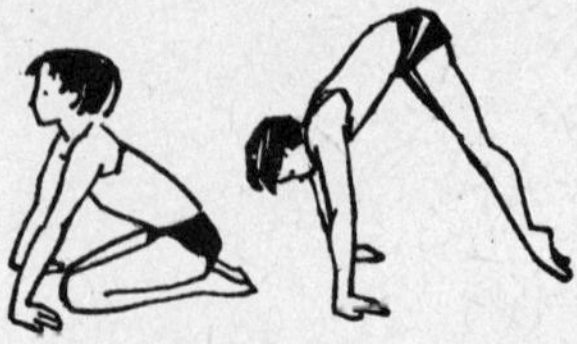

b

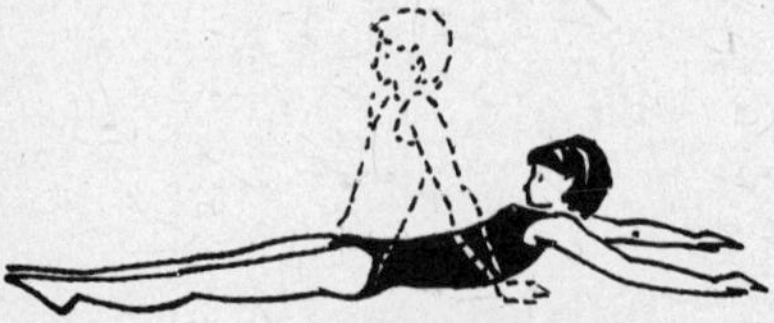

c

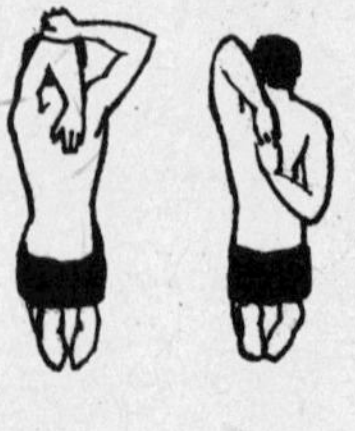

d

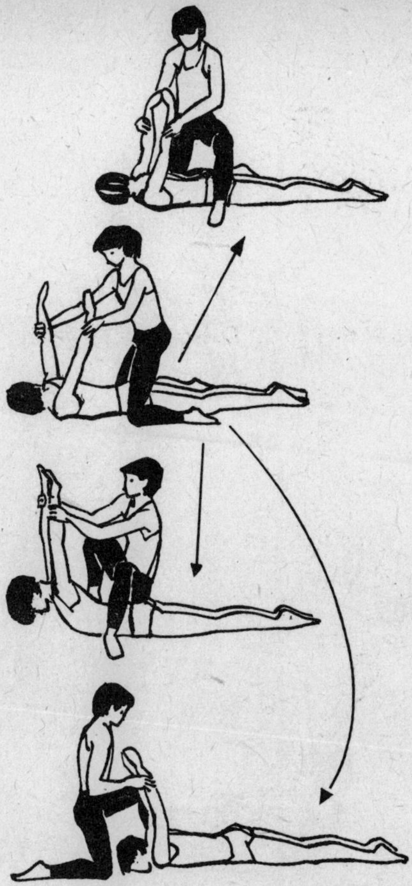

e

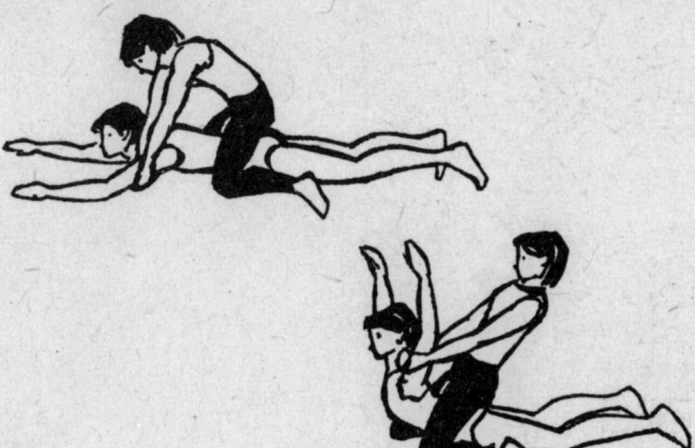

f

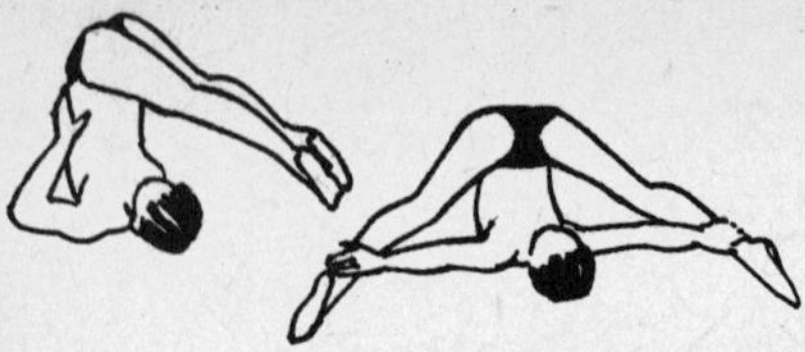

g

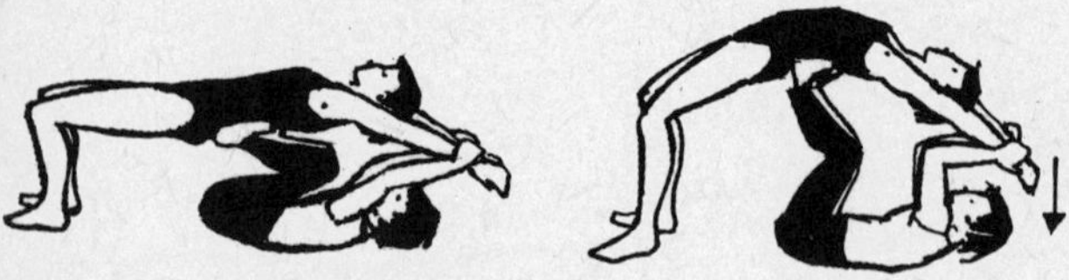

h

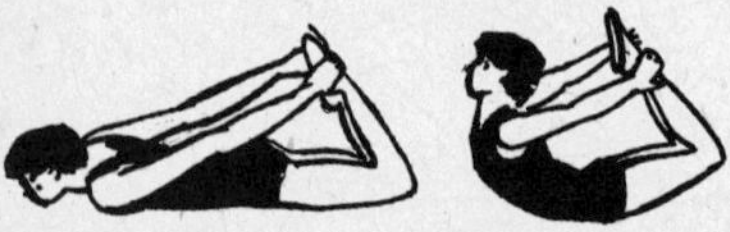

i

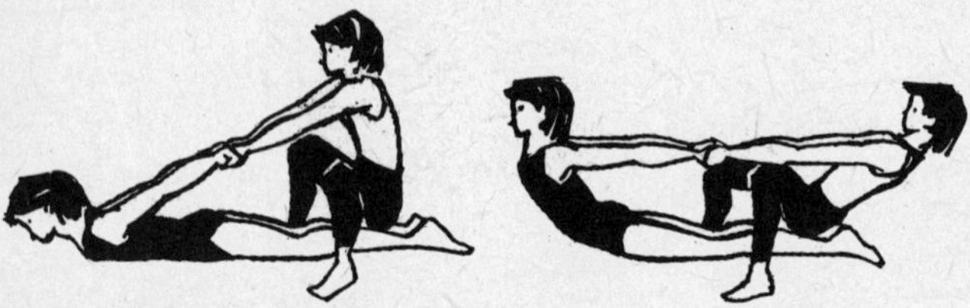

j

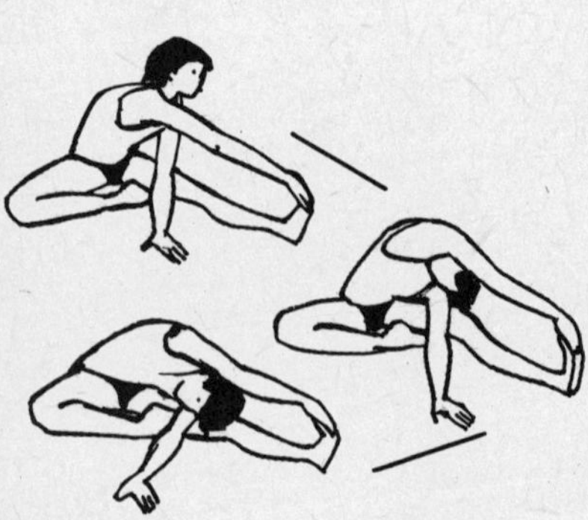

k

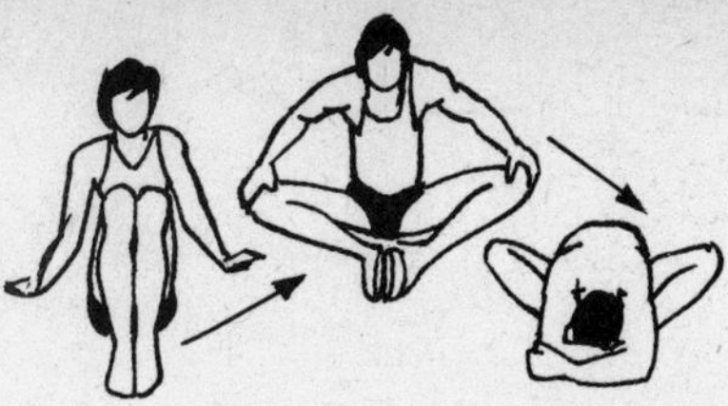

l

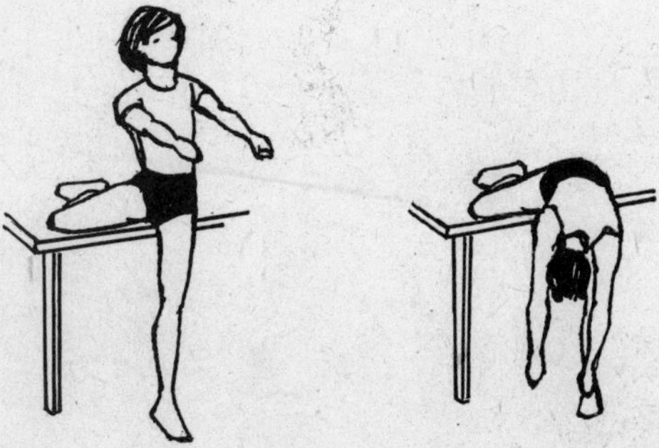

m

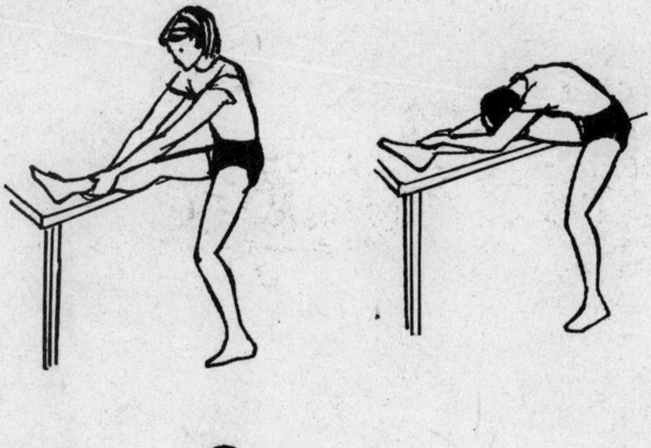

n

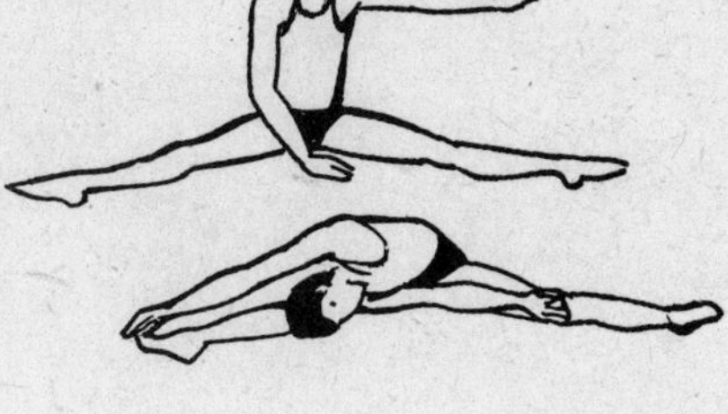

o

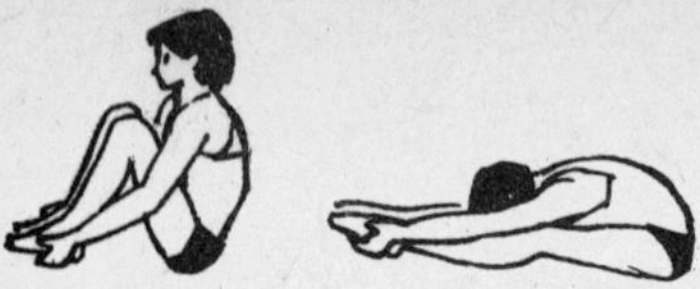

p

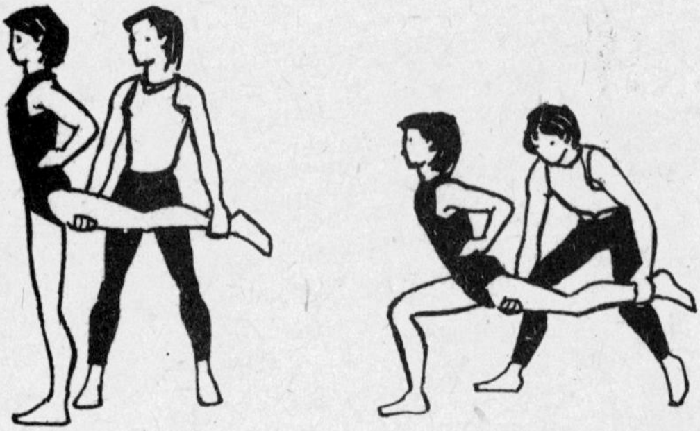

q

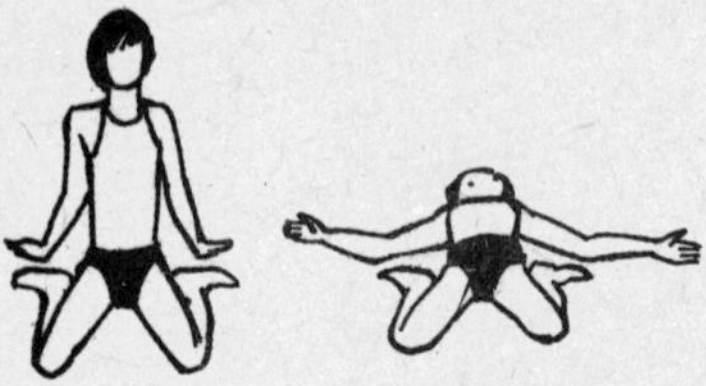

r

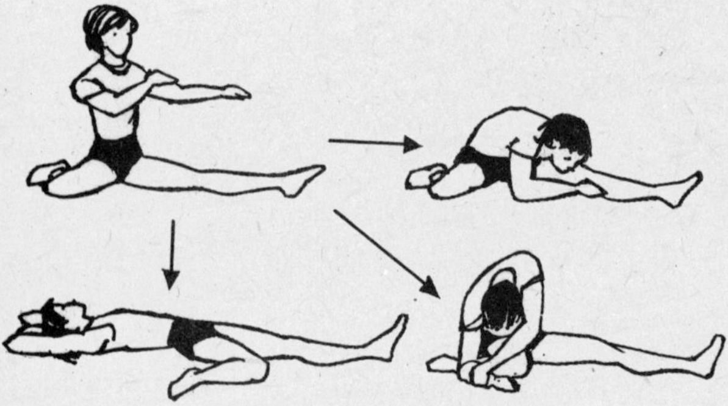

s

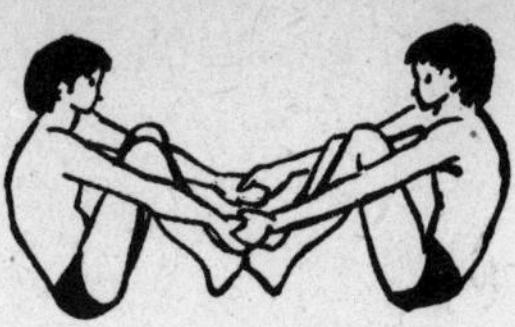

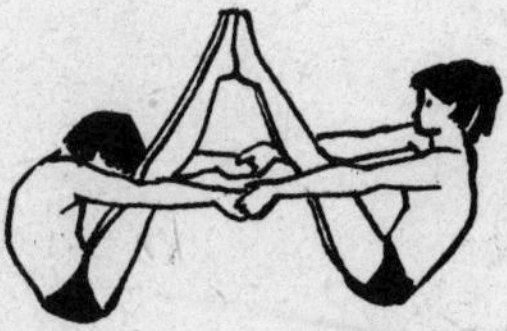

t

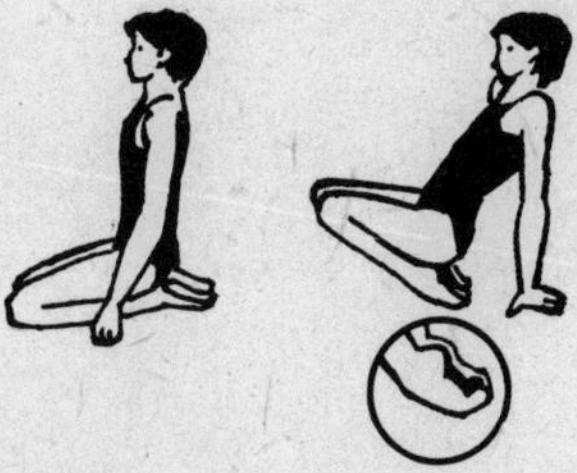

u

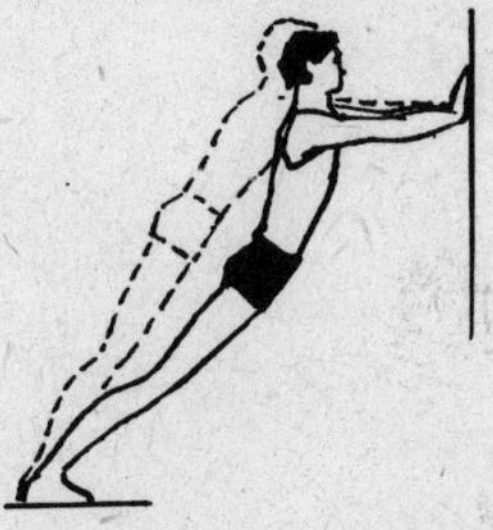

v

Abb. 24a–v

Übungsprogramm nach der Vorspannungs-Dehnungs-Methode (Abb. 25)

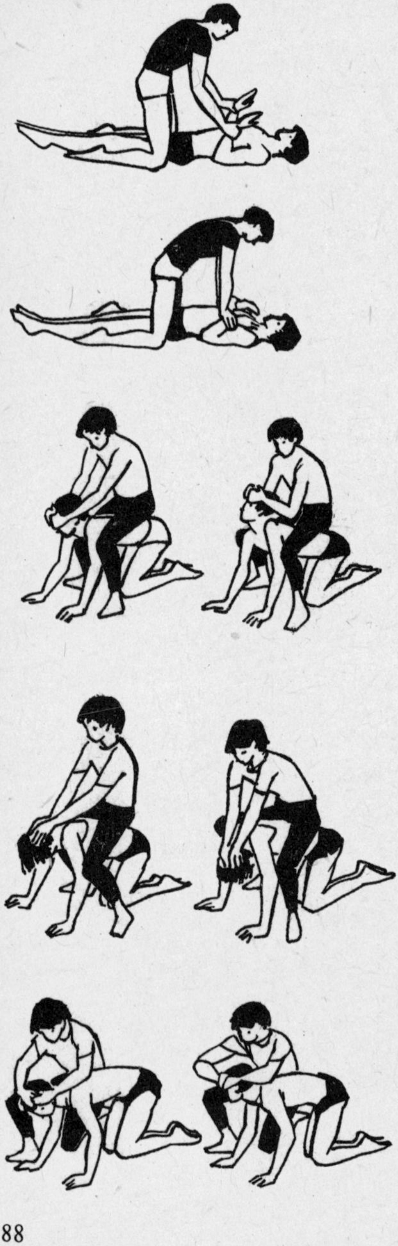

a

b

c

d

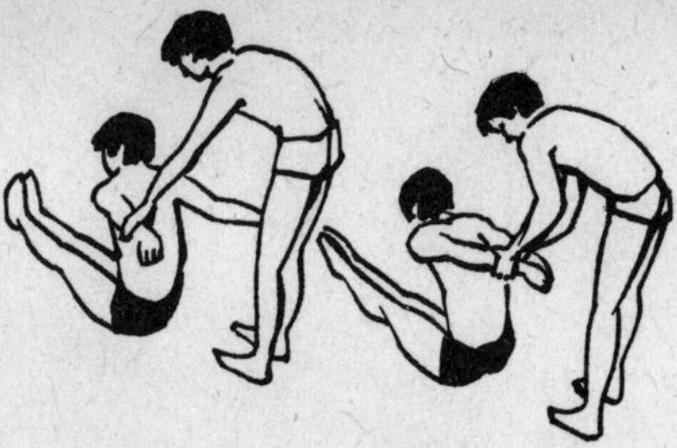

e

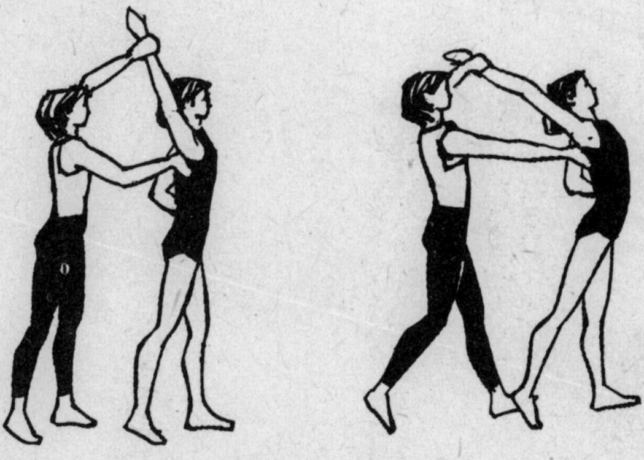

f

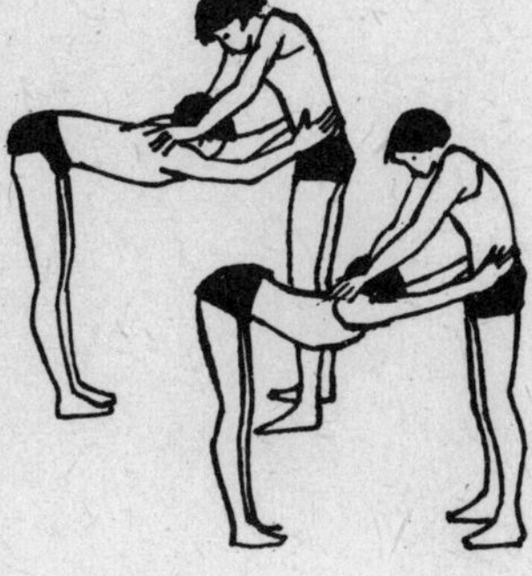

g

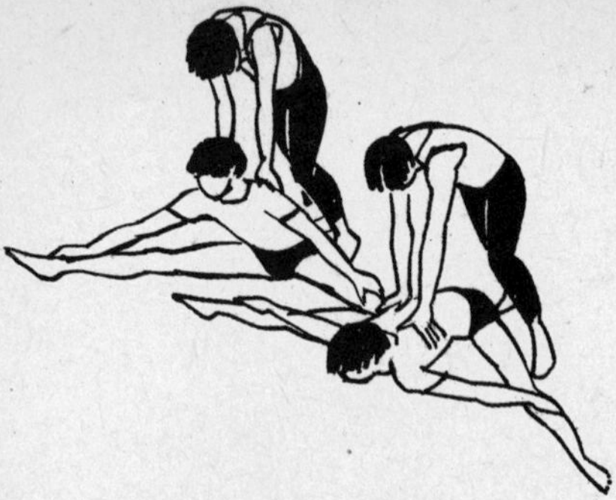

h

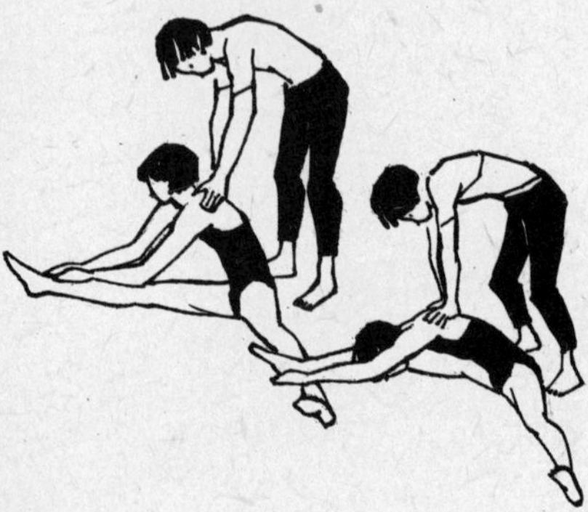

i

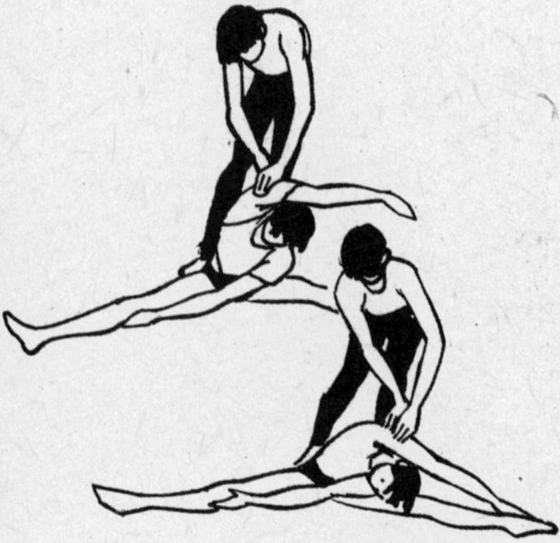

j

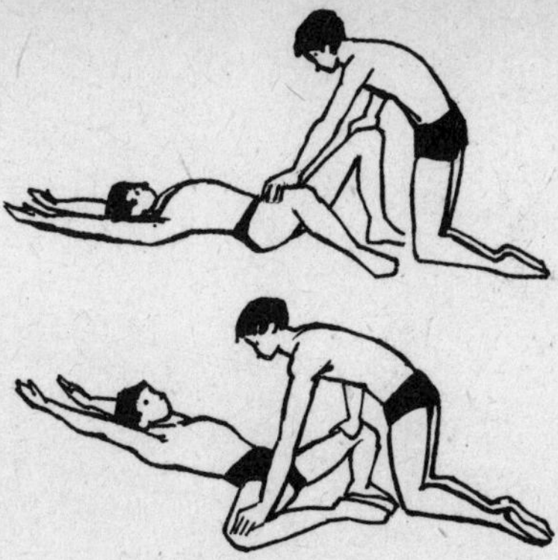

k

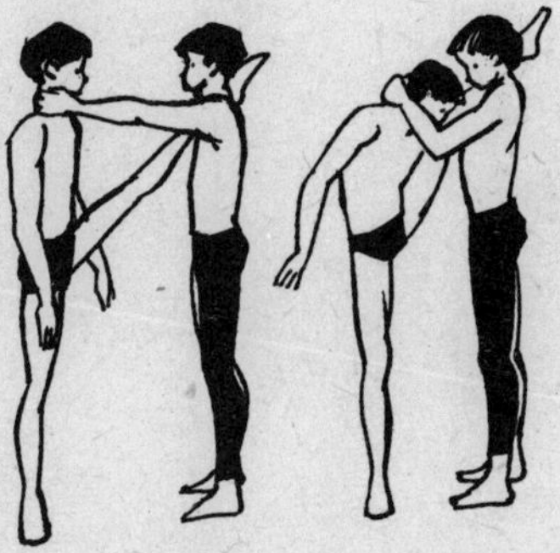

l

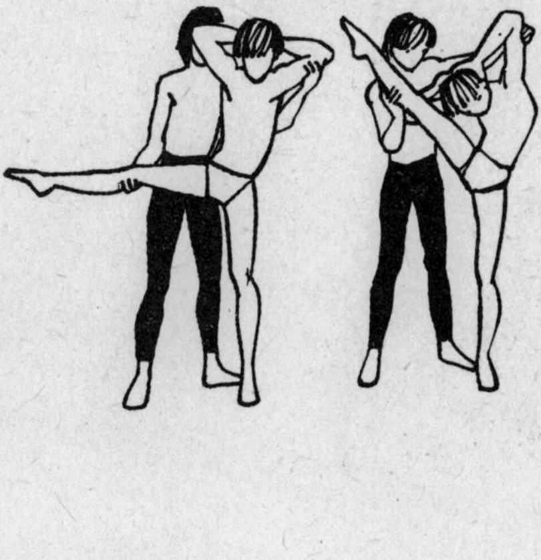

m

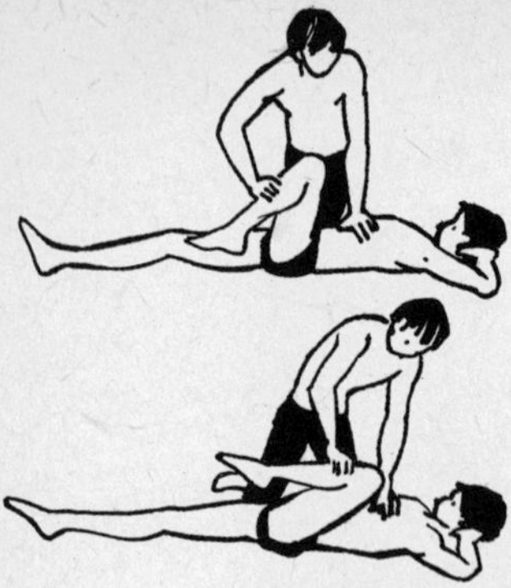

n

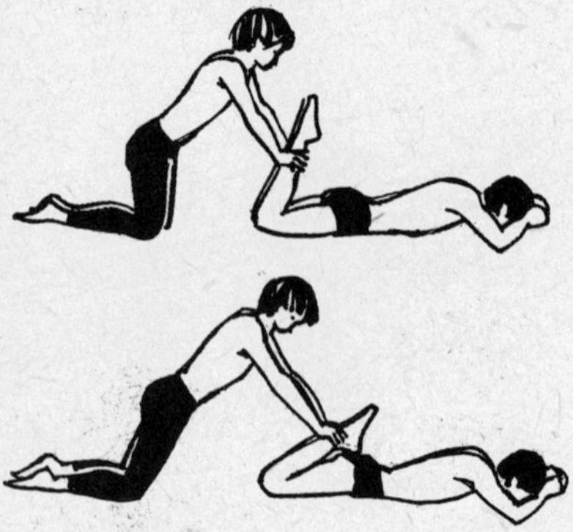

o

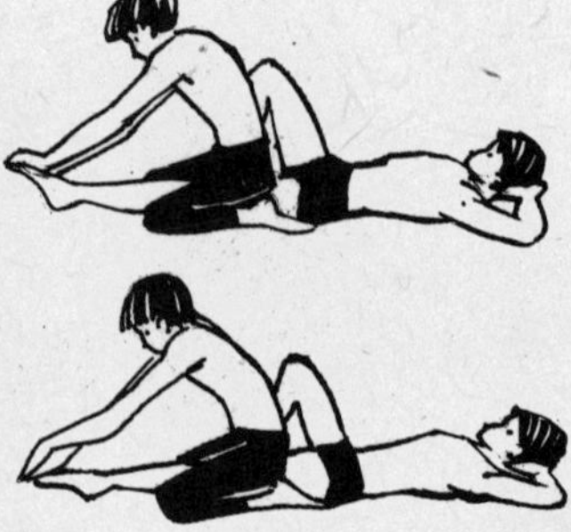

p

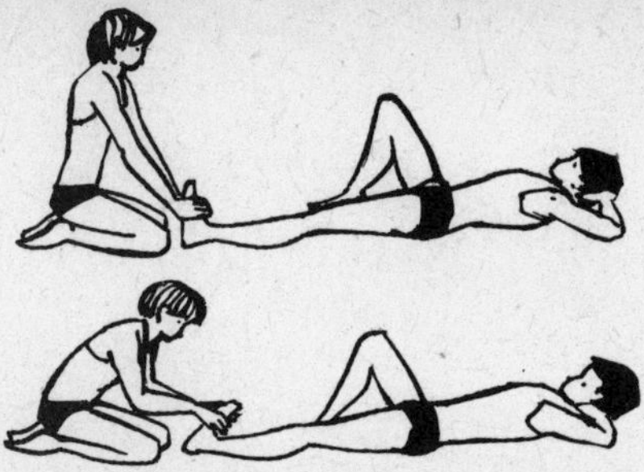

q

Abb. 25 a–q

Übungsprogramm nach der Vorspannungs-Dehnungs-Methode zur bevorzugten Dehnung der Wirbelsäulen-, Hüft- und Beinmuskulatur (Abb. 26)

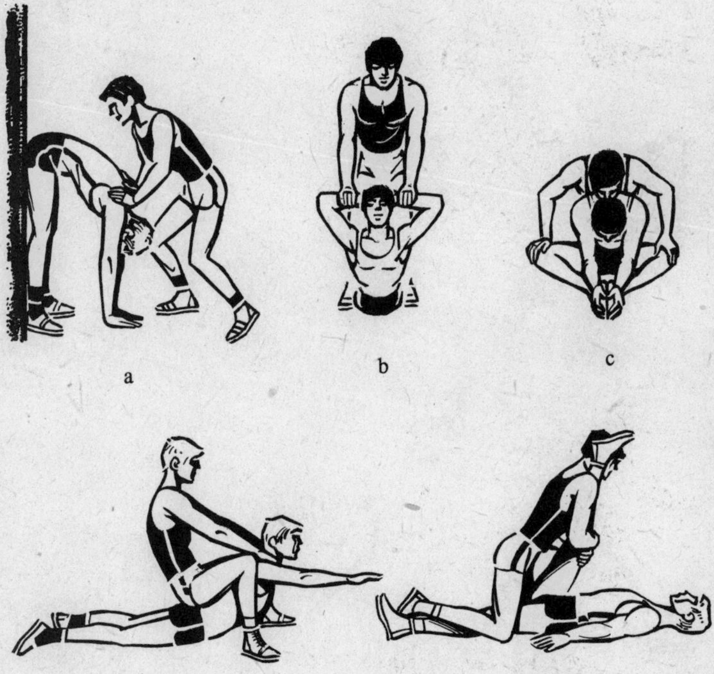

a b c

d e

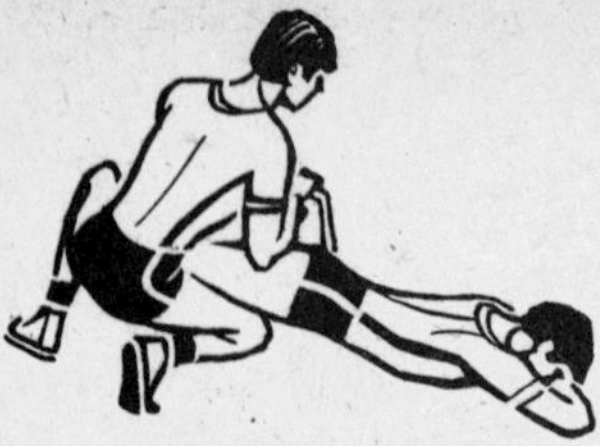

f

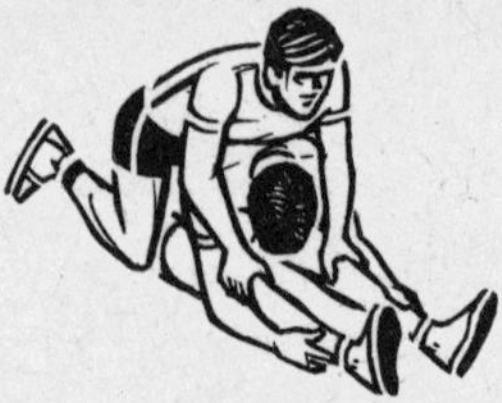

g

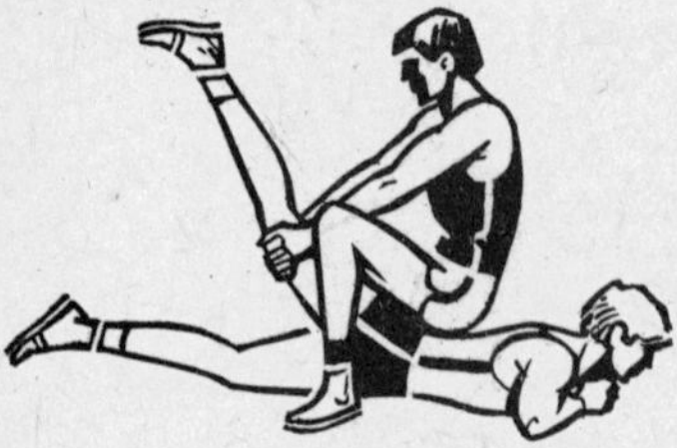

h

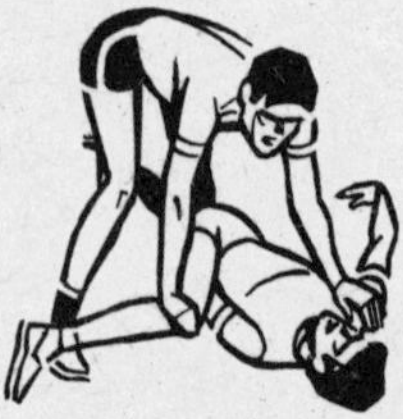

i

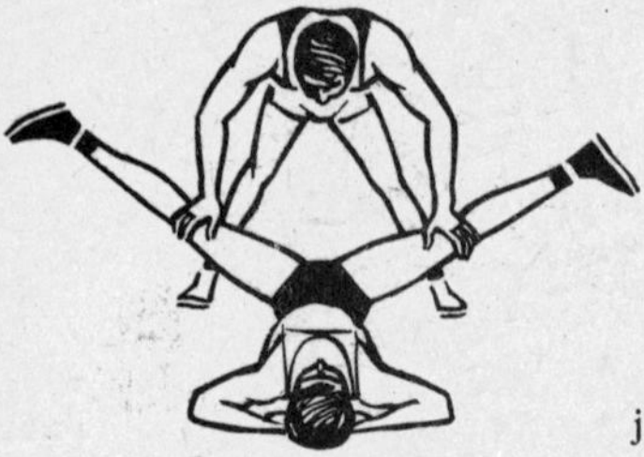

j

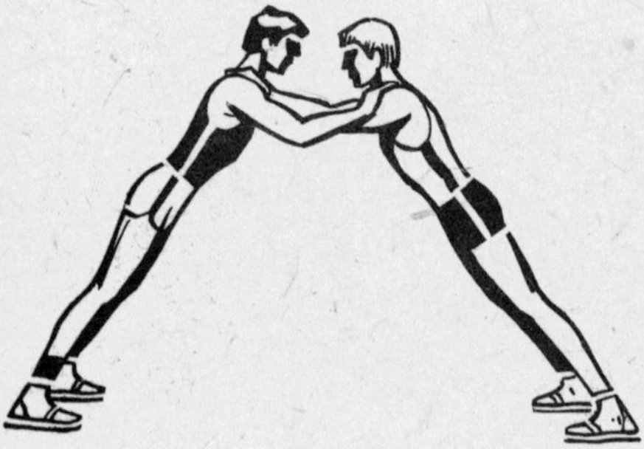

k

Abb. 26a–k

Übungsprogramm zur Lockerung und Entspannung des Bewegungsapparates (Abb. 27)

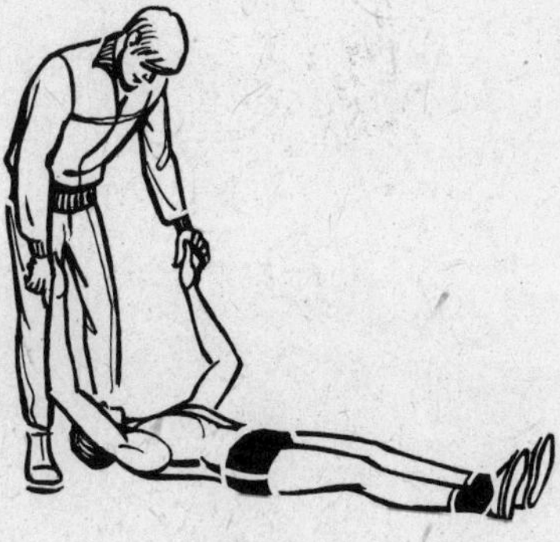

a

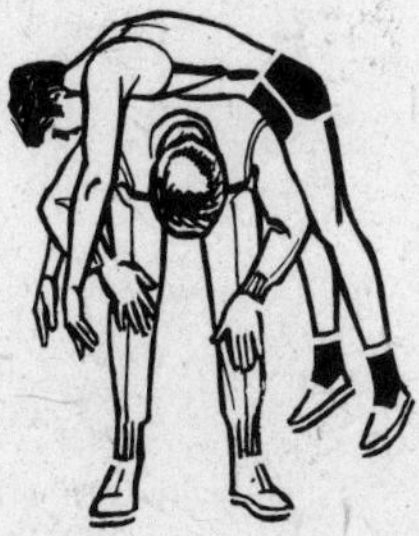

b

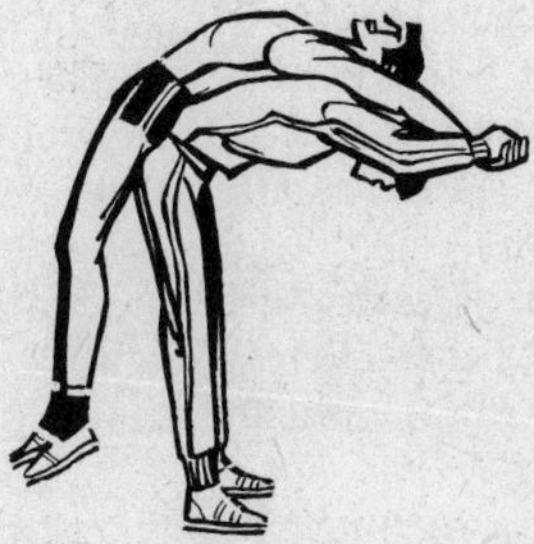

c

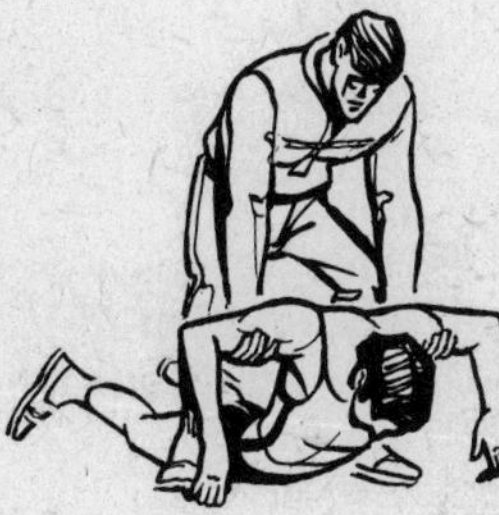

d

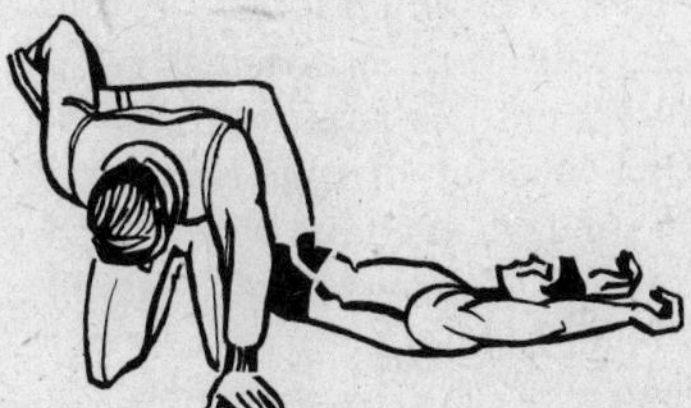

e

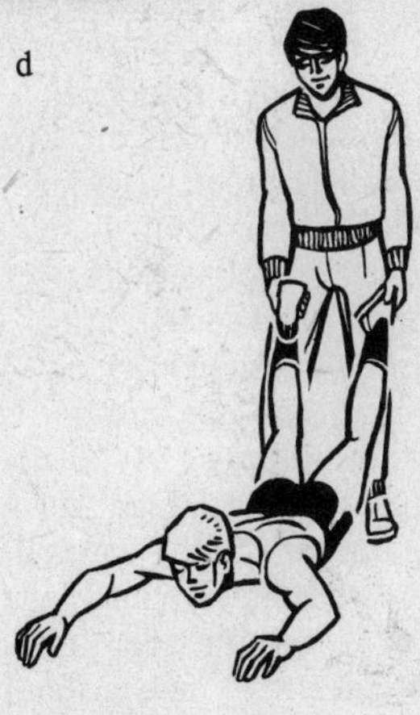

f

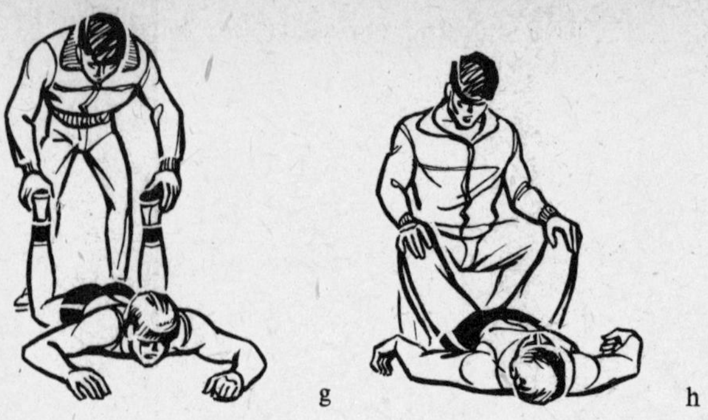

Abb. 27a–h

2.8. Krafttraining und Gleichgewichtsfähigkeit

Wir verstehen unter dem Begriff Gleichgewicht die Fähigkeit des Menschen,

- seinen Körper trotz Wirkens gleichgewichtsbrechender Kräfte im Gleichgewichtszustand zu halten (statisches Gleichgewicht) oder
- nach Lageveränderungen des Körpers diesen Zustand schnell und sicher wiederherzustellen (dynamisches Gleichgewicht).

Während des Krafttrainings können die gleichgewichtsbrechenden Kräfte

- sowohl vom Sportler selbst durch Körperdrehungen und sonstige komplizierte Bewegungsformen, die zum Überwinden von Widerständen erforderlich sind,
- als auch durch die Zusatzlast, den Partner oder Gegner verursacht werden.

Qualitätsmerkmal der Gleichgewichtsfähigkeit ist die Dauer der Gleichgewichtserhaltung bzw. die Schnelligkeit und Sicherheit ihrer Wiederherstellung unter besonderer Berücksichtigung der Größe der gleichgewichtsbrechenden Kräfte, der Größe der Unterstützungsfläche und der Lage des Körperschwerpunktes.

Die Erhaltung bzw. Wiederherstellung des Gleichgewichts verlangt eine leistungsfähige Muskulatur. Während des Krafttrainings werden nicht nur die Muskeln besonders belastet, die das Halten, Heben und Senken der Last bewirken, sondern auch die Muskeln, die den Körper mit der Last durch vorwiegend statische Arbeitsweise im Gleichgewichtszustand halten.

So wird beispielsweise beim Kniebeugen neben der Streckmuskulatur der Beine nahezu die gesamte Rumpfmuskulatur (insbesondere

die tiefen Rückenmuskeln) zum Halten der Last und zum Erhalten des Gleichgewichts eingesetzt.
In den letzten Jahren sind zahlreiche neue Krafttrainingsgeräte (Gleitschienen, Hantelschwingen, Herkulesgeräte) entwickelt worden, die die Bewegungsabläufe in ihrer räumlichen Struktur genau abstecken (s. a. Abb. 59 und 174). Mit Hilfe dieser Geräte durchgeführte Bewegungen werden – im Gegensatz zu den freien Bewegungen (z. B. mit der Hantel ohne Zusatzgerät) – als geführte Bewegungen bezeichnet.
Geführte Bewegungen haben den Vorteil, daß der Sportler sich voll und ganz auf das Heben und Senken der Last konzentrieren und so große Kräfte entfalten kann. Das Erhalten des Gleichgewichts wird ihm durch das Gerät weitgehend abgenommen. Das ist besonders bei stark ermüdenden Belastungen, die die Konzentrations- und Reaktionsfähigkeit beeinträchtigen, von Nutzen, da die Verletzungsgefahr eingeschränkt wird.
Geführte Bewegungen stellen aber keine oder nur geringe Anforderungen an die Muskulatur, die für die Erhaltung bzw. die Wiederherstellung des Gleichgewichts verantwortlich ist. Sie fördern damit auch nicht ihre Leistungsfähigkeit.
Werden also Kraftübungen mit Hilfe von Geräten durchgeführt, die die Bewegungsabläufe in ihren räumlichen Strukturen abstekken, so wird die Chance vertan, auch gleichzeitig die gleichgewichtserhaltenden bzw. -wiederherstellenden Kräfte zu entwickeln. Sportler, die ständig mit geführten Bewegungen trainieren, werden dann im Wettkampf häufig vor Anforderungen gestellt, die sie nicht bewältigen können. So wird der Gewichtheber große Schwierigkeiten haben, seinen Körper nach dem Umsetzen der Hantel im Gleichgewicht zu halten; Kugelstoßer und Diskuswerfer werden nur mit Mühe fähig sein, das Gleichgewicht nach den Drehbewegungen wiederzuerlangen; und Ringer und Judoka werden kaum in der Lage sein, den von der Matte gehobenen und sich verteidigenden Gegner zweckmäßig zu werfen.
Eine allseitige Entwicklung der Kraft erfordert deshalb freie Bewegungen. Geführte Bewegungen werden in der Regel nur dann in das Trainingsprogramm aufgenommen, wenn eine Verletzungsgefahr besteht, oder wenn in der ausgeübten Sportart geführte Bewegungen (z. B. Radsport, Rudern) dominieren.

3. Belastungsgestaltung

3.1. Planmäßige Gestaltung der Trainingsbelastung

3.1.1. Zusammenhang von Belastung, Anpassung und Leistungssteigerung

Grundlage für die Leistungssteigerung des menschlichen Organismus durch Training ist die Fähigkeit der **biologischen Anpassung**.
Die Anpassung ist das Resultat der Auseinandersetzung mit einer sich mehr oder weniger verändernden Umwelt bei gleichzeitiger Veränderung des Organismus. [2]
Auf das sportliche Training bezogen bedeutet das, daß unter dem Einfluß von Belastungen ein Anpassungsprozeß im menschlichen Organismus als Voraussetzung für die Leistungssteigerung erfolgt. Man versteht im allgemeinen unter dem Begriff **Belastung** eine vorgegebene Anforderung (z. B. Trainingshäufigkeit, Zusatzlast, Art der Körperübung), auf die der Sportler mit einer **Leistung** reagiert. Die Leistung stellt die realisierte Belastung in der Zeiteinheit dar. In Abhängigkeit von der Leistungsfähigkeit des Sportlers werden die verschiedenen Funktionssysteme beansprucht.
Beanspruchung stellt die individuelle Reaktion des Organismus dar, die sich u. a. in einer Erhöhung der Herzschlagfrequenz, in komplexen Veränderungen des Nerv-Muskel-Systems und in psychischen Verhaltensweisen äußert. Auf diese Weise kommt es zu trainingsbedingten **Anpassungserscheinungen** im Organismus, die die Voraussetzung für eine gesteigerte Leistungsfähigkeit des Sportlers bilden. Der Anpassungsprozeß verläuft in Abhängigkeit von der Belastung und der individuellen Leistungsfähigkeit für einzelne Funktionssysteme zeitlich unterschiedlich.
Schnell – im Verlaufe von Stunden – passen sich z. B. bestimmte Substrate des Stoffwechsels (Enzyme) an; mittelschnell – im Verlaufe von 10 bis 14 Tagen – kommt es zur Erhöhung der Energievorräte in der Leber und den Muskeln sowie zu ersten Anpassungen des Herz-Kreislauf-Systems; langsam – im Verlaufe von 4 bis 6 Wochen – stellt sich ein Zuwachs der Muskelmasse ein, der u. a. durch eine Zunahme von Struktureiweißen in den Skelettmuskelfasern hervorgerufen wird.
Der moderne Trainingsprozeß ist dadurch charakterisiert, daß

durch zielgerichtete Trainingsbelastungen solche Anpassungen ausgelöst werden, die zur beabsichtigten Leistungssteigerung führen.

3.1.2. Belastungskomponenten

Die Trainingsbelastung wirkt auf der Grundlage verschiedener Komponenten und Gesetzmäßigkeiten leistungsfördernd auf den Organismus.
Zur planmäßigen Gestaltung und Steigerung der Belastung haben sich im Trainingsprozeß im wesentlichen sechs Belastungskomponenten herausgebildet, die in enger Beziehung zueinander stehen, und die bei der Trainingsplanung beachtet werden müssen. Das sind: Trainingszeit, Trainingshäufigkeit, Trainingsumfang, Trainingsintensität, Art der Übungen und Qualität der Übungen. Im Krafttraining sind weitere Komponenten, wie die Anzahl und Reihenfolge der Übungen, die Anzahl der Wiederholungen, das Tempo der Übungsausführung und die Arbeitsweise der Muskeln, für die Effektivität des Trainings von entscheidender Bedeutung.

Trainingszeit:
Unter Trainingszeit versteht man die Gesamtzeit, die zur sportlichen Leistungsentwicklung eingesetzt wird. Dazu gehören die Trainingshäufigkeit, die Dauer der Trainingseinheiten, die notwendigen Pausen zwischen den Belastungen innerhalb einer Trainingseinheit, aber auch theoretische Unterweisungen sowie vorbeugende (prophylaktische) und behandelnde (therapeutische) Maßnahmen. Der Erhöhung der Trainingszeit als alleiniger Faktor der Belastungssteigerung sind objektive Grenzen gesetzt.

Trainingshäufigkeit:
Die Trainingshäufigkeit richtet sich nach der Zielstellung und der Qualifikation des Sportlers. In Abhängigkeit von der Sportart (Bedeutung der Kraftfähigkeiten für die Absicherung der sportlichen Leistung) werden 3 bis 15 Trainingseinheiten absolviert. Volkssportler absolvieren 2 bis 6 Krafttrainingseinheiten pro Woche. Dabei ist darauf zu achten, daß Krafttrainingseinheiten mit allgemeinen und speziellen Erwärmungsprogrammen beginnen und mit Dehnungs- und Lockerungsübungen enden.
Spitzensportler führen oft mehr als 15 Trainingseinheiten in der Woche durch. Es ist eine bekannte Tatsache, daß hochtrainierte Kraftsportler für den Erhalt der Kraftfähigkeit häufiger trainieren müssen als z. B. Volkssportler. Das heißt, mit steigender Leistungsfähigkeit muß auch die Trainingshäufigkeit ansteigen.

Belastungsumfang:
Im Krafttraining wird der Belastungsumfang als Summe der in einem bestimmten Zeitraum (Trainingseinheit, Woche, Monat) bewältigten Gesamtmasse (in Kilogramm oder Tonnen) definiert. Obwohl mit der Summation der gehobenen Lasten noch keine Aussagen zur Charakteristik bzw. zur Intensität der Übungen getroffen werden, stellt sie doch ein recht übersichtliches Kriterium zur Steuerung der geleisteten Arbeit dar. Dazu ein Beispiel: Der Belastungsumfang des Beispielprogramms XVIII wird folgendermaßen errechnet:

Bei der Realisierung dieses Programms bewältigt der Sportler in der 1.–5. Serie mit je 5 Wiederholungen in der Serie und einer Zusatzlast von 100 kg insgesamt	2 500 kg
In der 6.–9. Serie insgesamt	1 680 kg
In der 10.–12. Serie insgesamt	990 kg
In der 13. und 14. Serie insgesamt	460 kg
In der 15. Serie	120 kg
Belastungsumfang	= 5 750 kg

Führt der Sportler die drei in dem Programm vorgeschlagenen Übungen durch, erreicht er einen Belastungsumfang von 17,25 t. Der Belastungsumfang richtet sich nach der Qualifikation des Sportlers und nach der Zielstellung des Krafttrainings. So kann der Belastungsumfang der Trainingseinheit einige 100 kg bis mehr als 40 t und der eines Monats 500 t und darüber hinaus umfassen. Man unterscheidet zwischen niedrigem (50 % des individuellen Maximums), mittlerem (50 bis 70 %), hohem (70 bis 90 %) und maximalem Belastungsumfang (mehr als 90 %).
Die im Kapitel 2 erläuterten physiologischen Reaktionen des Organismus auf hohe Belastungsanforderungen weisen darauf hin, daß es unzweckmäßig ist, immer maximale Umfänge anzustreben, aber daß es vorteilhaft ist, in Verbindung mit weiteren Belastungskomponenten eine optimale Umfangsgestaltung anzustreben. In diesem Zusammenhang muß darauf hingewiesen werden, daß mit steigendem Belastungsumfang auch Umfang und Qualität der Wiederherstellungsmaßnahmen erhöht werden müssen.
Wie bereits gekennzeichnet, stellt der Umfang nur eine Möglichkeit zur Belastungsvariation bzw. -steigerung dar. Wissenschaftliche Untersuchungen haben für den Bereich des Krafttrainings einen engen Zusammenhang zwischen dem Belastungsumfang und der Belastungsintensität nachgewiesen.

Belastungsintensität:
Die Belastungsintensität wird durch die Stärke der Belastungsan-

forderung (Anstrengungsgrad) bei der Ausführung der Übungen charakterisiert. Zur Gestaltung des Krafttrainings dienen insbesondere die Zusatzlast im Verhältnis zur maximalen Leistungsfähigkeit und die Geschwindigkeit der Bewegungsdurchführung als Maßeinheit der Belastungsintensität. Die mittlere Zusatzlast – auch als mittleres Trainingsgewicht bezeichnet – hat sich zur individuellen Steuerung der Intensität bewährt. In Abhängigkeit von der individuellen Leistungsfähigkeit und der Trainingsmethode wird das mittlere Trainingsgewicht variiert. Dazu ein Beispiel aus dem sowjetischen Gewichtheben (s. Tabelle 3).

Tabelle 3. *Mittleres Trainingsgewicht in Abhängigkeit von Gewichtsklasse und Qualifikation (nach Worobjow)*

Gewichtsklasse	III. Klasse	II. Klasse	I. Klasse	Kand. Mstr. d. Sports	Meister d. Sports
	mittleres Trainingsgewicht (kg)				
52	51,0	63,5	70,0	78,0	80,0
56	57,0	73,4	81,0	89,0	90,0
60	61,0	76,5	85,5	95,0	96,0
67,5	66,0	85,0	93,0	103,0	107,0
75	70,0	92,0	99,0	111,0	116,0
82,5	75,0	94,0	105,0	115,0	118,0
90	78,0	98,0	110,0	119,0	127,0
100	82,0	101,0	113,0	125,0	132,0
110	83,0	105,0	118,0	127,0	139,0
+110	86,0	109,0	120,0	130,0	147,0

Der mathematische Zusammenhang zwischen dem mittleren Trainingsgewicht und der sportlichen Leistung wird beim Gewichtheben in der Formel

$$K_{IM} = \frac{G_{DM} \cdot 100}{E_{ZK}}$$

ausgedrückt. (Medwedjew)
Dabei bedeutet
K_{IM} = Koeffizient der monatlichen Belastungsintensität,
G_{DM} = durchschnittliches Trainingsgewicht im Monat,
E_{ZK} = Zweikampfleistung.
Dazu ein Beispiel: Der Sportler trainiert mit einem mittleren Trainingsgewicht von 160 kg. Seine Zweikampfleistung beträgt 390 kp. Werden die Werte in die Formel eingesetzt, so erhält man einen Intensitätskoeffizienten von $K_{IM} = 41{,}03$. Der Intensitätskoeffi-

zient, der die individuelle Steuerung der Belastungsintensität ermöglicht, stellt eine relativ stabile Größe dar. Er beträgt in Abhängigkeit von der Qualifikation des Sportlers 39 bis 41 % und unterliegt individuellen Schwankungen von 0,1 bis 0,3 %.

Der optimale Intensitätskoeffizient wird empirisch bestimmt, indem man ausgehend von der bekannten individuellen Maximalleistung ein mittleres Trainingsgewicht plant, das einem Koeffizienten von 39 bis 41 % entspricht. Unter gleichen Bedingungen wird das mittlere Trainingsgewicht variiert, so daß man anhand der Leistungsentwicklung die Effektivität der Programme bestimmen kann.

Andererseits ist es bei bekanntem Intensitätskoeffizienten möglich, das für die angestrebte Verbesserung der Zweikampfleistung zu verwendende mittlere Trainingsgewicht zu bestimmen.

Bezugnehmend auf das dargestellte Beispiel gehen wir davon aus, daß für den Sportler ein Intensitätskoeffizient von 41 % optimal ist. Will er seine Leistung auf 400 kp steigern, müßte er, entsprechend der Formel

$$G_{DM} = \frac{41 \cdot 400}{100} = 164 \text{ kg},$$

mit einem monatlichen Trainingsgewicht von durchschnittlich 164 kg trainieren.

Auch für die Gestaltung der Belastungsintensität gilt das bereits für andere Komponenten Gesagte: sie ist immer in ihrem komplexen Zusammenhang mit den anderen Komponenten der Belastungsgestaltung, z. B. mit der Art der verwendeten Übungen, zu betrachten.

Art der Körperübung:

Die Art der Körperübungen stellt für das Krafttraining eine entscheidende Belastungskomponente dar. Die Körperübungen können sich nach der räumlichen und dynamischen Struktur, der Komplexität sowie der Kompliziertheit erheblich voneinander unterscheiden. Diese Faktoren sind wiederum eng mit unterschiedlichen psychischen und intellektuellen Anforderungen verbunden. Übungen mit der Körpermasse, Partnerübungen, Kampfübungen und Übungen mit Zusatzlast (z.B. Kurzhantel, Rundgewicht, Langhantel) ermöglichen vielfältige Möglichkeiten der Belastungsdosierung.

Qualität der Übung:

Die Qualität der Übungsausführung stellt ein weiteres entscheidendes Merkmal der Belastung dar. Mit steigender Leistungsfähigkeit wird die Qualität der Bewegungsausführung zu einem wesentlichen Element der Belastungssteigerung. Aus diesem Grund ist es notwendig, ständig an der Vervollkommnung der Übungstechnik zu arbeiten. Das gilt auch für alle Hilfsübungen.

Neben den genannten Komponenten der Trainingsbelastung gibt es bezogen auf das Krafttraining noch eine ganze Reihe weiterer Komponenten, die geeignet sind, die Belastung zu variieren und zu steigern. Dazu zählt u. a. auch das Tempo **der Übungsdurchführung.** So fördert beispielsweise die langsame Übungsdurchführung die Erhöhung des Muskelquerschnitts.

Als weitere wichtige Belastungskomponente des Krafttrainings ist die **Anzahl der Wiederholungen** zu nennen, die u. a. abhängig ist von der gewählten Methode bzw. der beabsichtigten Zielstellung und der Leistungsfähigkeit der Sportler. Zur Erhöhung des Muskelquerschnitts sind 5 bis 12 Wiederholungen zu empfehlen, zur Perfektionierung der innermuskulären Koordination werden 1 bis 3 Wiederholungen absolviert. Höhere Wiederholungszahlen sind ermüdender und damit für das Ausdauerkrafttraining geeignet.

Die **Variationsbreite und die Reihenfolge der Übungen** in der Trainingseinheit stellen weitere wichtige Faktoren der Belastungsgestaltung dar. Die Variationsbreite der Übungen richtet sich nach der angestrebten Zielstellung. Volkssportler, die ihr Training auf eine allseitige Entwicklung der Kraft vieler Muskelgruppen ausrichten, trainieren mit mehr als 40 verschiedenen Kraftübungen. Leistungssportler, die spezielle Kraftfähigkeiten entsprechend der Bedeutung der Kraft innerhalb der Leistungsstruktur herausbilden, kommen oft schon mit 3 bis 5 Übungen aus. Kraftsportler wenden 8 bis 12 verschiedene Übungen im Training an. Programme für die Erwärmung und insbesondere für den Bereich des grundlegenden Krafttrainings zeichnen sich durch eine außerordentliche Übungsvielfalt aus. Als eine mögliche Reihenfolge der Übungen bietet sich z. B. für die Schnellkraftentwicklung an, zu Beginn der Trainingseinheit schnellkräftige Übungen, gefolgt von Maximalkraftbelastungen und am Ende Übungen mit ausdauerförderndem Charakter durchzuführen.

Die **Pause** zwischen den Serien beeinflußt entscheidend den Grad der Ermüdung und damit die Belastung. Die Pausengestaltung kann entsprechend der gewählten Trainingsmethode sehr variabel sein und zwischen 10 s und 10 min schwanken. Pausen von 8 und mehr Minuten erfordern eine nochmalige Erwärmung.

3.1.3. Grundsätze der Trainingsbelastung

3.1.3.1. Grundsatz der steigenden Belastungsanforderung

Dieser Grundsatz geht von der Erkenntnis aus, daß ständig neue und höhere Trainingsreize den Sportler befähigen, größere Anfor-

derungen zu bewältigen und die Leistungsfähigkeit zu steigern. Der Trainingsgrundsatz der ständig steigenden Belastungsanforderungen ist offenbar schon im alten Griechenland bekannt gewesen. So berichtete die griechische Mythologie, daß Milon von Kroton (Schüler des Pythagoras, Gelehrter und mehrmaliger Olympiasieger im Ringen) in seiner Jugend beschloß, der stärkste Mann der Welt zu werden. Um dieses Ziel zu erreichen, hob und trug er täglich ein Kalb. Das Kalb wuchs und wurde schwerer und schwerer. Milons Körper paßte sich dem ständig steigenden Gewicht des Tieres an. Er wurde stärker und stärker. Als das Kalb schließlich zum Stier und Milon vom Jüngling zum Mann herangewachsen waren, war Milon von Kroton der stärkste Mann seiner Zeit.
Moderne Erkenntnisse der Trainingsmethodik bauen auf diesem Prinzip auf. Die Möglichkeiten der Belastungssteigerung sind vielfältig. Die Art und Weise der Belastungssteigerung richtet sich nach dem individuell erreichten Leistungsniveau und nach trainingsmethodischen Gesetzmäßigkeiten. Lasten, die für einen Anfänger als maximal anzusehen sind, reichen z. B. für einen Fortgeschrittenen nicht einmal als Reiz zum Erhalt der Leistungsfähigkeit aus.
Allgemein kann man davon ausgehen, daß eine Belastungssteigerung über alle Belastungskomponenten erfolgt, wobei die Faktoren Belastungsumfang und Belastungsintensität von besonderer Bedeutung sind.
In der Trainingspraxis haben sich drei Hauptformen der Belastungssteigerung herausgebildet:

- Die **allmähliche Steigerung der Belastung** hat besondere Bedeutung für das Anfängertraining. Es wird eine 20- bis 50%ige Steigerung jährlich empfohlen, wobei von der individuellen Leistungsfähigkeit ausgegangen und bis zu einem hohen Grad der Ermüdung in den Trainingseinheiten trainiert wird. Die allmähliche Belastungssteigerung erfolgt besonders über die Komponenten

– Trainingshäufigkeit,
– Trainingsumfang und
– Trainingsintensität.

Prinzipiell ist für das Anfängertraining zu beachten, daß zunächst die Häufigkeit, dann der Umfang und zuletzt die Intensität gesteigert wird. Die durch die Erhöhung der Häufigkeit und des Umfangs erzielte höhere Belastungsverträglichkeit stellt die Basis für eine Intensitätssteigerung dar.

- Die **sprungartige Steigerung der Belastung** ist eine wichtige Ergänzung zur allmählichen Steigerung der Belastung. Sie baut auf dem Prinzip der allmählichen Belastungssteigerung auf und hat sich in der Praxis als wirkungsvoll für das Training der Fortge-

schrittenen erwiesen. Die Ursachen für die hohe Wirksamkeit der sprungartigen Belastungssteigerung liegen in der Fähigkeit des Organismus, auf der Grundlage einer vorhandenen Leistungsstabilität zeitweilig hohe Anforderungen mit einer sprungartig steigenden Leistungsfähigkeit zu beantworten.
Dabei ist zu beachten, daß Anpassungs- und Festigungsprozesse unterschiedlich verlaufen. So kann sich der Körper zwar relativ schnell an höhere Belastungen anpassen, aber die Stabilität der Anpassungen kann durchaus unterschiedlich sein. (Abb. 28) Eine

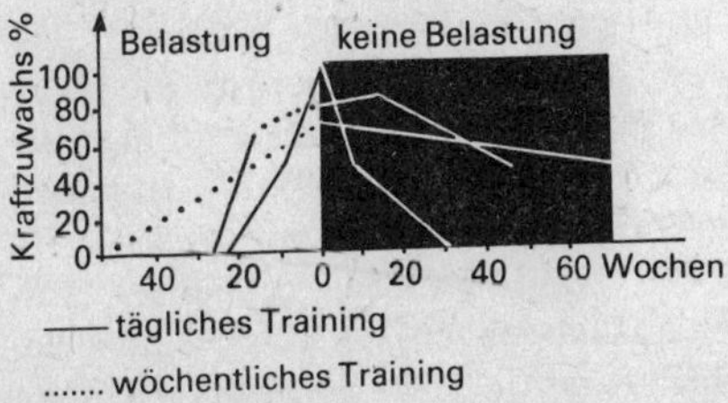

Abb. 28. Festigung von Anpassungen nach isometrischem Muskelkrafttraining in Abhängigkeit von der Art der Belastung (nach Hettinger)

sprungartige Steigerung der Belastung erfolgt in erster Linie durch die Komponenten
- Umfang und
- Intensität.

Für das Krafttraining wurden Intensitätsbereiche geschaffen, die als Grundlage für die Steuerung der Belastung dienen können. (Tab. 4)
Die sprungartige Belastungssteigerung erfordert aufgrund der Gefahr einer Überforderung des Organismus eine ständige Kontrolle der Wirksamkeit des Trainings.

- Die **variable Steigerung der Belastung** stellt eine Mischform zwischen der allmählich ansteigenden und der sprungartig ansteigenden Belastung dar.

***Tabelle 4.** Intensitätsbereiche im Verhältnis zur persönlichen Bestleistung*

Verhältnis zur persönlichen Bestleistung (%)	Intensitätsgrad
30– 50	gering
50– 70	leicht
70– 80	mittel
80– 90	submaximal
90–100	maximal

Grundlage für die variable Gestaltung der Belastungssteigerung sind die steigende Belastungsverträglichkeit und die Forderung, eine ständig höhere und gleichzeitig veränderte Reizwirkung im Training zu sichern.

3.1.3.2. Grundsatz der kontinuierlichen Belastungssteigerung

„Wer rastet, der rostet", sagt ein altes Sprichwort. Für die methodische Gestaltung des Trainings hat diese Aussage volle Gültigkeit. Ausgehend von den bereits besprochenen Grundsätzen der Leistungssteigerung muß sogar die Forderung erhoben werden, nicht nur kontinuierlich zu belasten, sondern kontinuierlich die Belastung zu steigern. Wird dieser Grundsatz z. B. durch Trainingsausfall verletzt, so kommt es zur Leistungsstagnation bzw. zum Leistungsrückgang. Praktische Erfahrungen im Krafttraining besagen, daß Ausdauerkraftleistungen bei Trainingsausfall schneller abfallen als Maximal- oder Schnellkraftleistungen. So führte eine zweimonatige Unterbrechung des Krafttrainings bei Skilangläuferinnen zu einem Kraftabfall der Beugemuskeln von 15 bis 20 %.
Für die Größe der Rückbildungsprozesse ist auch die erreichte Leistungsstabilität entscheidend. Langjährig Trainierte erweisen sich gegenüber Trainingsausfall stabiler als Anfänger. Für die Trainingsplanung fordert der Grundsatz der kontinuierlichen Belastungssteigerung z. B. in den Ferien oder nach Krankheit und Verletzung ein Teiltraining bzw. ein Training mit einem Belastungsniveau, das zumindest den Erhalt der Leistungsfähigkeit sichert.

3.1.3.3. Grundsatz der zyklischen Belastungsgestaltung

Dieser Grundsatz baut auf der Gesetzmäßigkeit der phasenförmigen Entwicklung der sportlichen Leistungsfähigkeit auf. Danach wechseln sich im Trainingsprozeß Phasen der Entwicklung, Stabilisierung und des zeitweiligen Verlustes der sportlichen Form ab.
Die Gründe für die phasenförmige Entwicklung der sportlichen Form liegen in der begrenzten Fähigkeit des Organismus, seine Belastungsverträglichkeit linear so zu steigern, daß Grenzbelastungen – z. B. in der Wettkampfperiode – ohne Substanzverlust verkraftet werden können. Methodisch wird das beschriebene Problem nach dem Grundsatz der zyklischen Belastungsgestaltung (Periodisierung) gelöst, dessen Berücksichtigung die Entwicklung der sportlichen Form zu einem bestimmten Zeitpunkt sichert. Dabei werden die Anteile der Belastungskomponenten unter Beachtung der Beziehungen zwischen Belastung und Erholung festgelegt.
Eine hohe Belastung über einen längeren Trainingsabschnitt oder das ganze Trainingsjahr kann die Anpassungsfähigkeit des Organis-

mus überfordern, wenn sie einseitig und unsystematisch aufgebaut wird. Auf diese Weise würde man das Gegenteil des beabsichtigten Effekts erzielen. Um eine Überforderung des Organismus zu vermeiden, hat es sich als zweckmäßig erwiesen, in einem zusammenhängenden Zyklus, der sich über das gane Trainingsjahr erstreckt oder den man innerhalb eines Trainingsjahres ein- bis zweimal wiederholen kann, zu trainieren. Erstreckt sich der Zyklus über das ganze Jahr, so spricht man von einfacher Periodisierung. Wird der Zyklus innerhalb eines Jahres zwei- oder dreimal durchgeführt, so spricht man von doppelter bzw. dreifacher Periodisierung. Jeder Zyklus wird in drei Perioden untergliedert, und zwar in die Vorbereitungs-, Wettkampf- und Übergangsperiode (VP, WP, ÜP). In Tabelle 5 werden mögliche Periodisierungsvarianten mit unterschiedlicher Dauer des Gesamtzyklus vorgeschlagen.

Tabelle 5. Periodisierungsvarianten

Zyklen	Perioden			
	ÜP	VP	WP	
			1. Etappe	2. Etappe
12 Monate (52 Wochen)	5 Wo	32 Wo	9 Wo	6 Wo
8 Monate (35 Wochen)	4 Wo	20 Wo	5 Wo	6 Wo
6 Monate (26 Wochen)	3 Wo	13 Wo	5 Wo	5 Wo
4 Monate (18 Wochen)	2 Wo	8 Wo	3 Wo	5 Wo

Das Verhältnis zwischen VP und WP beträgt also
bei 12 Monaten etwa 70 % : 30 %
8 Monaten etwa 65 % : 35 %
6 Monaten etwa 55 % : 45 %
4 Monaten etwa 50 % : 50 %.

Die einzelnen Perioden werden weiterhin aufgeteilt in Makrozyklen (2 bis 4 Wochen), Mikrozyklen (7 Tage), Tageszyklen (1 bis 3 Trainingseinheiten) und Trainingseinheit (1 bis 2 Stunden). So könnte beispielsweise die 2. Etappe der Wettkampfperiode in folgende Zyklen untergliedert werden:

	normal	verkürzt
– Zyklus der aktiven Erholung	7 Tage	3 Tage
– Zyklus des Formaufbaus	14–21 Tage	7 Tage
– Zyklus der relativen Stabilisierung	7–10 Tage	7 Tage
– Zyklus des Wettkampfes	4–7 Tage	4 Tage
	etwa 5–6 Wochen	etwa 3 Wochen

Die Belastungsgestaltung der Trainingseinheiten unmittelbar vor dem Wettkampf trägt ausgesprochen individuellen Charakter.
Für eine Periodisierung des Krafttrainings sind folgende Aspekte wesentlich:

- die spezielle Zielsetzung des Krafttrainings innerhalb der Leistungsstruktur und
- die Dauer des Einsatzes der Trainingsmethoden.

In den Schnellkraftsportarten wird vorwiegend in der Vorbereitungsperiode Maximal- und allgemeines Ausdauerkrafttraining durchgeführt und in der Wettkampfperiode das Schnellkrafttraining. In Sportarten, in denen die Maximalkraft große Bedeutung innerhalb der Leistungsstruktur hat, wird in der Wettkampfperiode neben dem technikgebundenen Krafttraining selbstverständlich auch anteilmäßig Maximalkraft trainiert.
In vielen Sportarten – vor allem in den Schnellkraftdisziplinen – spielen Kraft und Technik für das Erreichen erstrangiger Wettkampfleistungen eine besondere Rolle. Da man nicht das ganze Jahr über beide Faktoren mit gleichen Anteilen trainieren kann, nutzt man zielgerichtet den Langzeittrainingseffekt (LTE) des akzentuierten Krafttrainings. Auf diese Weise wird in der Periode des „Überschießens" der Kraftfähigkeiten der Schwerpunkt auf die Technikentwicklung gelegt. In Abbildung 29 wird das modellhafte Vorgehen des Trainingsaufbaus gezeigt. Nach einer kurzen Phase

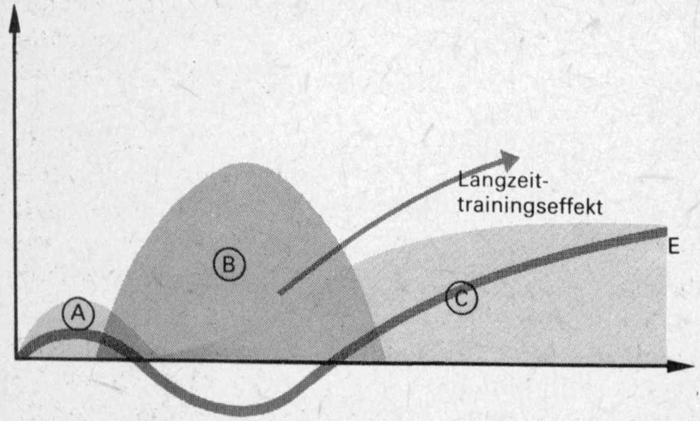

Abb. 29: Modell des Trainingsaufbaus in den Schnellkraftsportarten (nach Verchošanskij)

des grundlegenden Krafttrainings (A) folgt die Periode des akzentuierten Krafttrainings (B). Die Zeitdauer des akzentuierten Krafttrainings beträgt 4 bis 12 Wochen. Nach dieser Periode steht das konzentrierte Techniktraining im Mittelpunkt des Ausbildungsprozesses. Der Verlauf der Explosivkraft (E) weist darauf hin, daß die Schnellkraft zunächst geringfügig abfällt (Phase des grundlegenden

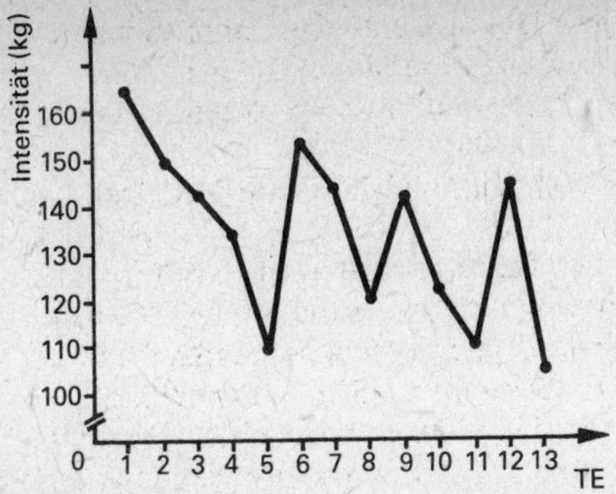

Abb. 30. Belastungsintensität im Wettkampfmonat eines sowjetischen Weltrekordlers im Gewichtheben

Krafttrainings), nach der Periode des konzentrierten Krafttrainings jedoch kontinuierlich ansteigt.
Die Trainingsintensität ist in den einzelnen Zyklen phasenförmig zu gestalten, wie das am Beispiel eines sowjetischen Weltmeisters im Gewichtheben für einen Wettkampfmonat gezeigt wird. (Abb. 30)
Krafttrainingsmethoden und -programme sind in ihrer Wirkung zeitlich begrenzt. Durch zyklische Gestaltung des Krafttrainings wird diesem Umstand Rechnung getragen, indem die Anwendungszeiträume der Methoden und Programme, aber auch der Übungen zweckmäßig variiert werden.
Die Anwendungszeiträume für ein auf Muskelzuwachs ausgerichtetes Maximalkrafttraining betragen in der Regel 6 bis 12 Wochen. Kürzere Zeiträume reichen für den Muskelaufbau nicht aus. Für das intramuskuläre Training ist ein Mindestzeitraum von 5 bis 6 Wochen vorzusehen. Diese Aussagen beziehen sich auf das Training ausgewählter Muskeln bzw. Muskelgruppen.
Kraftsportler, die in den Trainingseinheiten außerordentlich hohe Belastungen realisieren, führen ein Krafttraining, das sich auf bestimmte Muskelgruppen konzentriert, im Zweitagerhythmus durch. Dabei gehen sie von den Annahme aus, daß kontraktile Eiweiße eine Wiederherstellungszeit von 48 Stunden benötigen. So werden z. B. am Montag, Mittwoch, Freitag
– Schultergelenks-,
– Schultergürtel- und
– Bauchmuskulatur und am
Dienstag, Donnerstag, Sonnabend
– Rücken-,
– Hüftgelenks-,

– Kniegelenks- und
– Fußgelenksmuskulatur trainiert.

Das anstrengende Training der Kraftsportler verlangt die zyklische Belastung der verschiedenen Muskeln. Kraftsportler beanspruchen einen Muskel bzw. eine Muskelgruppe mit 2 bis 4 Übungen in 3 bis 7 Serien. In der Trainigseinheit wird der Muskel mit 100 und mehr Wiederholungen belastet. Die Serien werden in der Regel bis zur Erschöpfung ausgeführt. Ein solcher Anstrengungsgrad verlangt – will man eine kontinuierliche Leistungssteigerung erreichen, die Beachtung der Gesetzmäßigkeiten, die zwischen der Belastung, Ermüdung und Wiederherstellung bestehen.

3.1.4. Gesetzmäßigkeiten der Belastungsgestaltung

3.1.4.1. Belastung und Erholung

Für die Entwicklung von Anpassungserscheinungen ist das Überschreiten einer Reizschwelle im Trainingsprozeß erforderlich. Die Analyse der Trainingspraxis weist auf folgende gesetzmäßige Beziehungen zwischen Trainingsreizen und Anpassungserscheinungen hin:

- Unterschwellige Reize (etwa eine Belastung von 30 % der aktuellen Leistungsfähigkeit) lösen keine Anpassungserscheinungen aus.
- Zu hohe Reize (sehr hoher Belastungsumfang, sehr hohe Intensität, kurze Pausen) bewirken einen Leistungabfall.
- Richtige Trainingsreize (optimaler Belastungsumfang, optimale Intensität und Beachtung der Wiederherstellungsprozesse) haben optimale Anpassungen zur Folge.

Wissenschaftliche Untersuchungen und die fortlaufende Analyse praktischer Erfahrungen führten zum Erkennen folgender gesetzmäßiger Zusammenhänge zwischen Belastung und Leistungssteigerung:

- Anpassungsvorgänge im Sinne einer Leistungssteigerung werden nur dann hervorgerufen, wenn auf der Grundlage eines Mindestumfanges eine so hohe Intensität gesetzt wird, die eine Reizwirkung darstellt. Dabei sind die individuelle Leistungsfähigkeit und die komplexe Wirkung aller Belastungskomponenten zu beachten. Ein Übersteigen der individuellen Belastungsverträglichkeit führt – wie auch eine Unterforderung – zur Beeinträchtigung der Anpassungserscheinungen.
- Die optimale Belastungsgestaltung erfordert die Beachtung der Beziehung zwischen **Belastung und Erholung.** Anpassungsvorgänge vollziehen sich während der Erholungsphase. Dieser Vorgang resultiert aus dem Effekt der Überkompensation (Super-

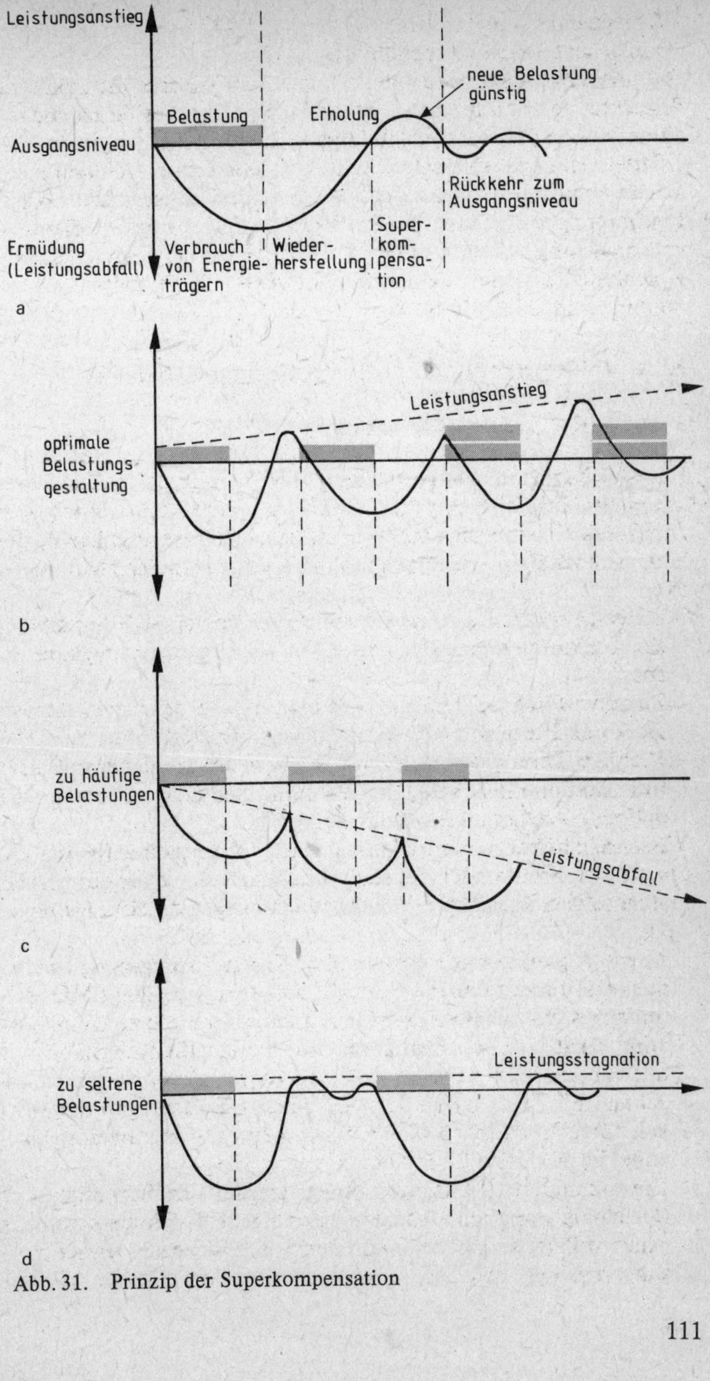

Abb. 31. Prinzip der Superkompensation

kompensation). Die Überkompensation bewirkt eine Auffüllung durch Training verbrauchter Energieträger über das bisher vorhandene Niveau hinaus und stellt die Grundlage für eine gezielte Erhöhung der Trainingsbelastung dar.

Werden in der Phase der Überkompensation weitere Trainingsreize gesetzt, kommt es zu einem Summationseffekt, der die Stabilisierung der Leistungssteigerung erhöht. Eine uneffektive Reizsetzung hat negative Auswirkungen auf die Entwicklung der Leistungsfähigkeit. (Abb. 31a bis d)

- Eine aktiv gestaltete Erholungsphase durch Übungen mit anderen Belastungstrukturen ist einer passiven Erholungsphase mit körperlicher Inaktivität vorzuziehen. Für die Gestaltung der Erholungsphase ist die spezifische Wirkung einzelner Trainingsmittel und Trainingsmethoden zu beachten. So ist es nicht notwendig, z. B. vor einem Ausdauerkrafttraining eine vollständige Erholung anzustreben, während ein Schnellkrafttraining erst dann wieder durchgeführt werden sollte, wenn sich der Körper weitgehend erholt hat.
- Trainingsbelastungen werden in Abhängigkeit von dem erreichten individuellen Leistungsstand wirksam. Während bei Anfängern relativ schnell Anpassungserscheinungen erzielt werden können, erfordern Leistungsverbesserungen bei hochtrainierten Sportlern umfangreiche und intensive Trainingsbelastungen über Wochen und Monate. Neue Übungen tragen ebenfalls zu einer schnelleren Leistungsentwicklung bei.
- Trainingsbelastungen führen nicht nur zu einer höheren Leistungsfähigkeit, sondern auch zu einer verbesserten **Belastungsverträglichkeit**. Die verbesserte Belastungsverträglichkeit ist die Grundlage für eine notwendige Belastungserhöhung, die wiederum Voraussetzung für eine weitere Leistungssteigerung ist.
- Trainingsbelastungen wirken hinsichtlich der Anpassungserscheinungen *zielgerichtet.* Belastungen mit hohem Umfang und geringer Intensität führen zur verstärkten Entwicklung der *Ausdauerkraft.* Belastungen mit relativ geringem Umfang und hoher Intensität fördern die Entwicklung der Maximalkraft.
- Eine wirksame Belastungsgestaltung erfordert die Beachtung der Zusammenhänge von **Ermüdung** und **Erholung.**

3.1.4.2. Belastung und Ermüdung

Die Ermüdung ist als eine vorübergehende Leistungsminderung nach der Belastung anzusehen. Sie bedeutet für den Organismus Schutz vor Überbeanspruchung. Sie ist eine normale physiologische Erscheinung und bestimmt die Grenzen der Leistungsfähig-

keit. Als äußere Anzeichen einer Ermüdung können angesehen werden:
- Reduzierung der Leistung bzw. Aufrechterhaltung der geforderten Leistung durch Einsatz zusätzlicher Leistungsreserven,
- verlangsamte und unsichere Motorik,
- Störungen in der Koordination durch Beeinträchtigung der Regulation der Motorik.

Die Ermüdung ist ein komplexer Prozeß, der als Wechselwirkung vieler Einflußgrößen aufzufassen ist. (Abb. 32) Dazu gehören:
- Umfang und Intensität der Belastung,
- Umgebung,
- emotionale Belastung.

Die Größe der Ermüdung nach der Belastung richtet sich u. a. nach der physischen und psychischen Leistungsfähigkeit, wie das in Abbildung 32 veranschaulicht wird. Mit steigender Leistungsfähigkeit wird das Volumen des „Fasses" größer. Es füllt sich nicht so schnell mit „Ermüdung". Andererseits weist der querschnittsvergrößerte „Ermüdungsablaufhahn" darauf hin, daß die Ermüdungsstoffe schneller ablaufen können; eine Tatsache, die für Maßnahmen zur beschleunigten Wiederherstellung nach hohen Belastungen spricht.

Man unterscheidet zwischen peripherer und zentraler Ermüdung. Die **periphere Ermüdung** hat ihre Ursache in Stoffwechselveränderungen des Skelettmuskels.

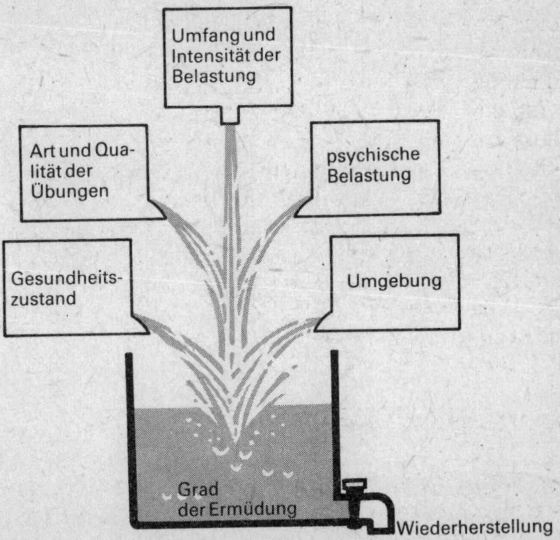

Abb. 32. Faß der Ermüdung

Die **zentrale Ermüdung** hat ihre Ursachen in bestimmten Veränderungen in motorischen Zentren der Großhirnrinde. Die Ermüdung ist stark vom Charakter der Belastung abhängig (s. Kapitel 2.2.3.).

Die extreme Ermüdung wird als Erschöpfung bezeichnet. Eine weitere Belastung ist in diesem Zustand kaum möglich. Der Erschöpfungszustand erfordert eine relativ lange Erholungs- bzw. Wiederherstellungsphase. Durch gezielte trainingsmethodische und sportmedizinische Maßnahmen kann der Prozeß der Wiederherstellung verkürzt werden.

3.2. Beschleunigung der Wiederherstellung nach hohen Belastungen

3.2.1. Einheit von Belastung und Wiederherstellung

Die Leistungsentwicklung setzt hohe Belastungen, aber auch die beschleunigte Wiederherstellung voraus. Beschleunigung der Wiederherstellung bedeutet, daß mit trainingsmethodischen und sportmedizinischen Maßnahmen Resterregungen im Organismus ab- und verbrauchte Energiereserven aufgebaut werden. Wiederherstellung heißt aber nicht nur die Rückführung biologischer Systeme auf das Ausgangsniveau, sondern auch das Erreichen einer höheren Leistungsfähigkeit. Die verschiedenen Funktionssysteme des Organismus benötigen unterschiedliche Zeiträume für ihre Wiederherstellung. So zeigen auch die Muskelgruppen in Abhängigkeit von ihrer Größe einen unterschiedlichen Verlauf der Wiederherstellung. (Abb. 33) Der Wiederherstellungsprozeß läuft in verschiedenen Phasen ab.

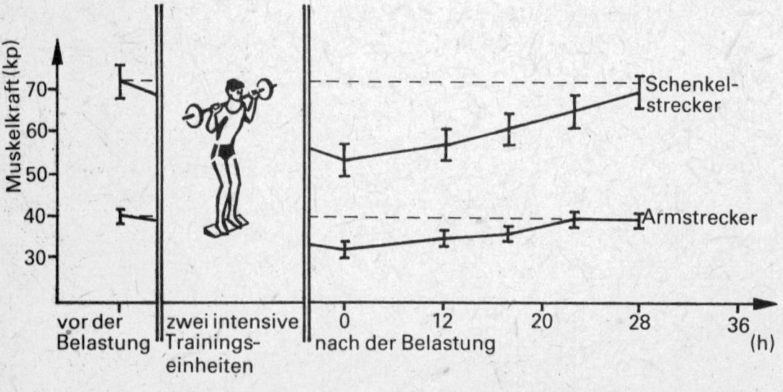

Abb. 33. Darstellung der zeitlich unterschiedlichen Wiederherstellung der Kraftfähigkeit verschiedener Muskeln (nach Neumann und Untersuchungen von Volkov und Lugovcev 1977)

In der ersten Phase der Wiederherstellung, die in einem Zeitbereich von wenigen Minuten bis zu 6 Stunden verläuft, kommt es zu einer Normalisierung der Herz-Kreislauf-Regulation (Herzschlagfrequenz, Blutdruck) und des neuromuskulären Systems, zu einem Wiederaufbau energiereicher Phosphatverbindungen und zu Umverteilungen im Flüssigkeits- und Mineralhaushalt.
In der zweiten Phase, die einen Zeitbereich von 6 Stunden bis zu mehreren Tagen umfaßt, werden u. a. verbrauchte Substrate, z. B. Glykogen, wiederaufgefüllt und die kontraktilen Eiweiße sowie das Binde- und Stützgewebe regeneriert.
In weiteren Phasen der Wiederherstellung kommt es – eine optimale Gestaltung der Belastung und Erholung vorausgesetzt – zur Superkompensation (vgl. 3.1.4.), d. h., aufgrund des Schwingungsverhaltens biologischer Prozesse pendelt sich der Organismus auf eine höhere Stufe der Leistungsfähigkeit ein.
Aus der Gesetzmäßigkeit, daß die Erhöhung der Leistungsfähigkeit eine Steigerung der Belastung bzw. der Belastungsverträglichkeit voraussetzt, werden vielfältige Maßnahmen zur Beschleunigung der Wiederherstellung nach hohen Belastungen abgeleitet.
Von besonderer Bedeutung für den Wiederherstellungsprozeß im und nach dem Krafttraining sind Ausdauerbelastungen (z. B. Lauf, Spiele am Ende der Trainingseinheit bzw. in zusätzlichen Trainingseinheiten). Ein hohes Niveau der aeroben Leistungsfähigkeit beschleunigt die Resynthese der energiereichen Phosphate, die die Energiequelle für kurzzeitige Muskelanspannungen bilden.

3.2.2. Maßnahmen zur schnelleren Wiederherstellung

Die zielgerichtete Steigerung der Kraftfähigkeit erfordert neben einer optimalen Belastungsgestaltung auch den Einsatz eines Komplexes von aufeinander abgestimmten trainingsmethodischen und sportmedizinischen Wiederherstellungsmaßnahmen. Einige wesentliche Maßnahmen sind in Tab. 6 zusammengefaßt.
Trainingsmethodische Maßnahmen zur schnelleren Wiederherstellung werden nicht nur unmittelbar nach der Hauptbelastung (z. B. nach intensivem Krafttraining) durchgeführt. Kraftsportler z. B. realisieren 3 bis 4 Stunden nach der speziellen Trainingseinheit oder an Tagen, an denen kein Krafttraining geplant ist, ein gezieltes Wiederherstellungstraining, das wenig belastete Muskelgruppen stärkt, die aerobe Leistungsfähigkeit erhöht und der Schädigung des Stütz- und Halteapparates vorbeugt.
In Sportarten, in denen die Kraft lediglich einen leistungsbeeinflussenden Faktor unter vielen anderen darstellt, dienen andere Trainingsmittel (z. B. Ausdauer- und Technikübungen) zur Kompensation der Kraftbelastungen.

Tabelle 6. Maßnahmen zur schnellen Wiederherstellung für den Bereich des Krafttrainings

Sport-methodische Maßnahmen	Sport-medizinische Maßnahmen	Sportgerechte Lebensweise	Sportgerechte Ernährung
nichtsportart-spezifische Belastungen	Duschen (Wechselduschen)	ausreichend Schlaf	Sicherung der Energiebilanz
aerobe Ausdauerbelastungen (Spiele, Lauf)	Massage (Selbstmassage) Sauna	tägliche Abhärtung Hygiene	Sicherung der Nährstoff-, Vitamin-, Mineral- und Flüssigkeitsbilanz
Dehnungs- und Lockerungsgymnastik	Entspannungsbäder	zweckmäßige Sportbekleidung	maßvoller Verzehr von Genußmitteln

Im Leistungssport werden in enger Zusammenarbeit zwischen Trainer, Sportarzt und Sportler zahlreiche medizinische Maßnahmen zur schnelleren Wiederherstellung nach Kraftbelastungen eingesetzt. Von besonderem Interesse sind wiederherstellende und eventuellen Schädigungen vorbeugende Maßnahmen, die der Sportler selbst durchführen kann. Nach hohen Kraftbelastungen haben sich folgende Wiederherstellungsmaßnahmen bewährt:

- Einreibungen, Schlammpackungen auf intensiv belastete Muskelgruppen und Sauna,
- Bäder mit verschiedenen Zusätzen sowie Wechselduschen,
- Sonnenbaden bzw. Höhensonne,
- Selbstmassage (hauptsächlich von besonders beanspruchten Regionen des Körpers).

Im Zusammenhang mit dem Wiederherstellungstraining sowie den Dehnungs- und Lockerungsübungen hat sich die Selbstmassage als besonders geeignet erwiesen. Sie dient der Auflockerung und besseren Durchblutung der Muskulatur und beschleunigt dadurch den Abbau von Stoffwechselprodukten. Selbstmassagen fördern außerdem den Blutrückfluß zum Herzen und die Aktivierung wichtiger Neuro- und Gewebshormone.

Die Selbstmassage der beanspruchten Muskelgruppen wird in gelockertem Zustand in warmen Räumen (z. B. in Verbindung mit der Sauna) durchgeführt. Mit Reiben, Streichen, Kneten, Schütteln und Auspressen (gegebenenfalls auch mit dem Handrücken oder der Faust) wird die Muskulatur in der Regel von peripher nach zentral, also in Richtung zum Herzen behandelt. Schwerpunktmäßig sollten folgende Muskelgruppen massiert werden:

– Nacken- und Schultergürtel
Der Nacken und die untere Halspartie werden durch Ausstreichen mit den Fingerkanten bzw. durch Reibungen mit den Fingerspitzen massiert. Mit den Fingerspitzen werden kreisförmige Bewegungen von oben nach unten durchgeführt. Der Kappenmuskel und der breite Rückenmuskel werden mit dem Daumen und den Fingern geknetet. (Abb. 34 a–d)

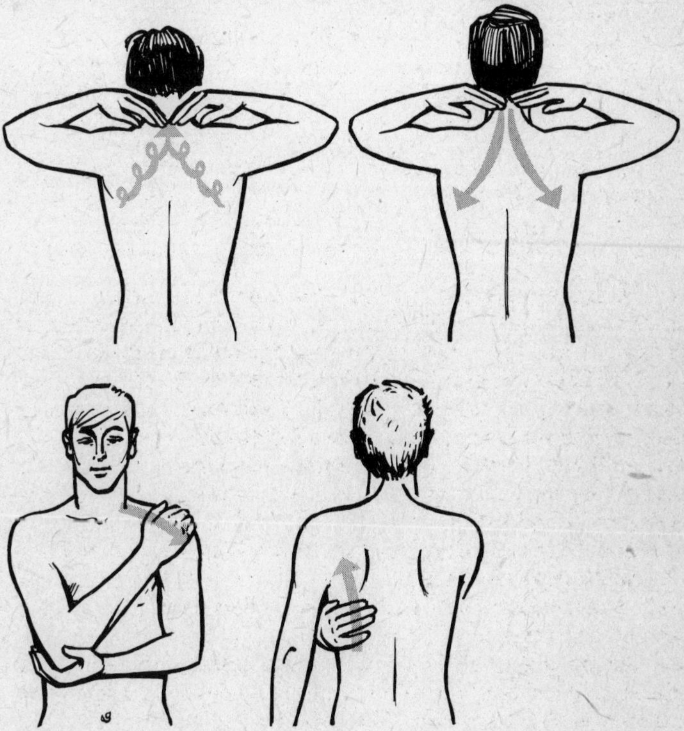

Abb. 34 a–d. Nacken- und Schultergürtel

– Unter- und Oberarme
Unter- und Oberarme werden von unten nach oben, in Richtung zur Achselhöhle, vorwiegend durch Streichen und Kneten massiert. (Abb. 35 a–c) Es empfiehlt sich, besonders den Bizeps, den Trizeps und den Deltamuskel durch Kneten und Schütteln zu lockern. Zum Abschluß werden diese Muskeln mit herabhängendem Arm ausgeschüttelt.

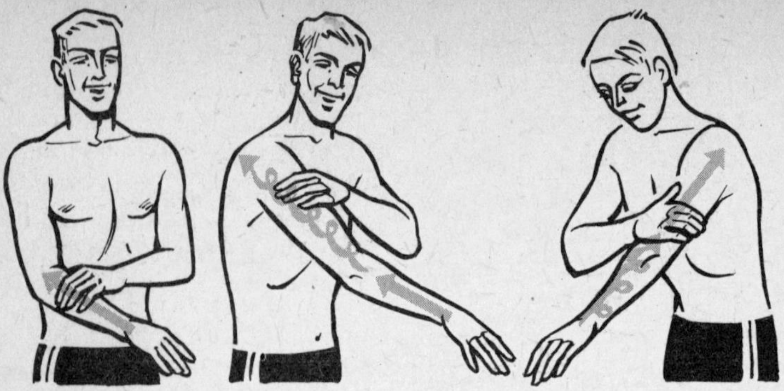

Abb. 35a–c. Unter- oder Oberarmmuskulatur

– Rücken-, Lenden- und Gesäßmuskulatur
Für diese Muskelgruppen sind Reiben, Streichen und Kneten effektiv, deren Wirkung durch Verwendung der Handballen und der Knöchel des Handrückens erhöht werden kann. (Abb. 36a, b)

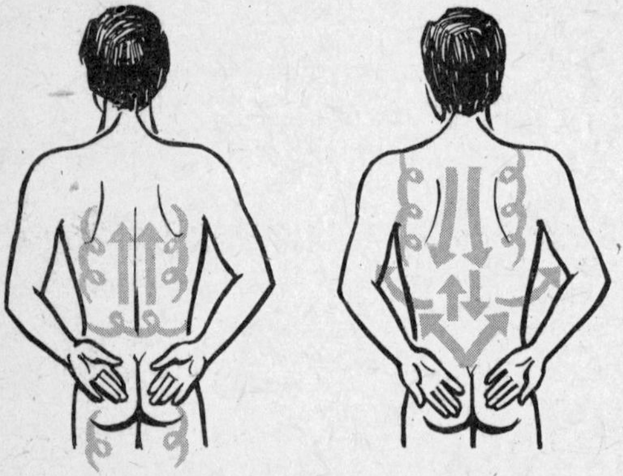

Abb. 36a u. b. Rücken- und Gesäßmuskulatur

– Unter- und Oberschenkel
Die Beinmuskeln werden von unten nach oben massiert. Es empfiehlt sich, die Wadenmuskulatur in sitzender oder liegender Stellung mit beiden Händen durchzukneten. Für eine bessere Entspannung kann das Bein aufgestellt werden. (Abb. 37a–d)
Zu den Maßnahmen zur beschleunigten Wiederherstellung, auf die

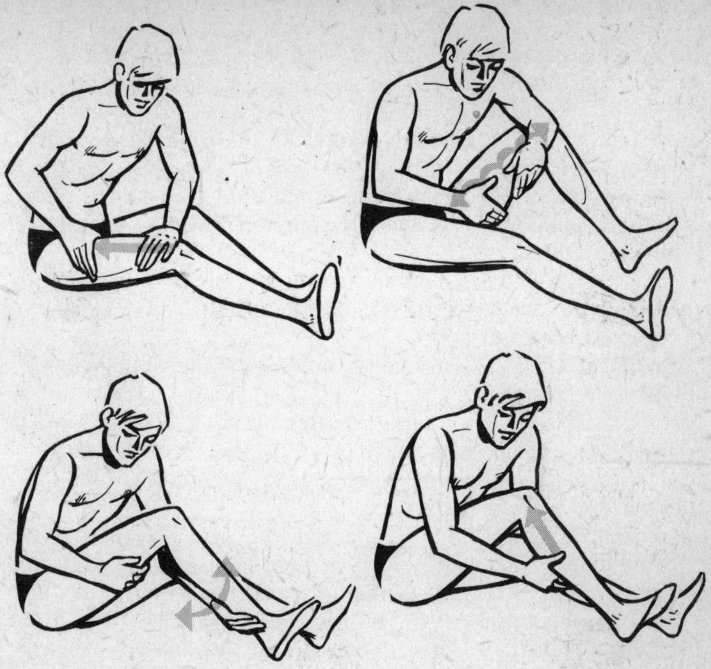

Abb. 37 a–d. Unter- oder Oberschenkelmuskulatur

der Sportler selbst entscheidend Einfluß nehmen kann, gehört auch eine *sportgerechte Lebensweise.*

Zur sportgerechten Lebensweise gehören:

- bewußte und inhaltsreiche Freizeitgestaltung,
- Absichern eines ausreichenden Schlafes bzw. eines regelmäßigen Schlaf-Wach-Rhythmus,
- Beachten sporthygienischer Normen (persönliche Hygiene, Sportkleidung, Hygiene im Kraftraum),
- bewußte Einstellung zu hohen Trainingsbelastungen,
- Nutzen wiederherstellender Maßnahmen,
- Meiden von Genußmitteln (besonders Alkohol und Nikotin),
- aktive Mitarbeit beim Vermeiden von Infekten, Verletzungen, Unfällen und Fehlbelastungen,
- Einhaltung sportgerechter Ernährungsgewohnheiten (s. Kap. 4.).

3.3. Zehn Regeln für eine wirkungsvolle Trainingsgestaltung

- Stelle Dir für jedes Training hohe Ziele und konkrete, lösbare Aufgaben und kämpfe mit hoher Einsatzbereitschaft um deren Erfüllung!
- Gestalte Dein Training planmäßig und führe Tagebuch über Dein absolviertes Training!
- Beachte bei der Trainingsplanung und -realisierung die Zusammenhänge zwischen Belastung, Ermüdung und Wiederherstellung!
- Steigere die Belastung nach trainingsmethodischen Grundsätzen der steigenden, kontinuierlichen und zyklischen Belastungsanforderungen!
- Beachte bei der Belastungsgestaltung die individuelle und aktuelle Leistungsfähigkeit!
- Steigere die Belastung unter Beachtung der vielseitigen, komplexen und zielgerichteten Wirkungsweisen der Belastungskomponenten und Belastungsverfahren und orientiere Dich auf Schwerpunkte!
- Trainiere ganz- und mehrjährig! Vermeide längere Trainingsunterbrechungen, die zur Leistungsstagnation bzw. zum Leistungsrückgang führen!
- Führe zu Beginn des Trainings eine zielgerichtete Erwärmung durch und achte zur Vermeidung von Verletzungen auf die technisch richtige Bewegungsausführung!
- Bemühe Dich in jeder Trainingseinheit um Qualität der Übungsdurchführung!
- Führe regelmäßig Leistungstests durch! Vergleiche den Erfüllungsstand mit den Zielvorgaben, um Dein Training steuerbar zu machen!

4. Krafttraining und Ernährung

Die richtige Ernährung ist nicht nur für das sportliche Training, sondern generell für eine gesunde Lebensweise von Bedeutung. Fettleibigkeit und die damit verbundenen erheblichen gesundheitlichen Einschränkungen sind oft das Ergebnis mangelnder Bewegungsaktivität *und* falscher Ernährungsgewohnheiten. Das heißt, daß der Mensch durch Reduzierung der körperlichen Belastung einerseits weniger Energie verbraucht, andererseits aber dem Körper durch eine übermäßige Nahrungsaufnahme mehr Energie als notwendig zuführt.
Sportliche Tätigkeit und eine zweckmäßige Ernährung gelten als geeignete Mittel, um ideale Körpermaße, Muskelspannkraft, geistige Frische und Lebensfreude zu erhalten bzw. wiederherzustellen. Auch durch das Krafttraining kann die Fettmasse entsprechend der genutzten Methode abgebaut oder durch Muskelmasse ersetzt werden.
Oft wird die Meinung vertreten, daß man z. B. den Bauchspeck durch gezieltes Training der Bauchmuskulatur oder die Fettpölsterchen der Oberschenkel durch spezifische Beinkraftübungen abbauen kann. Das ist nicht der Fall. Der Fettabbau erfolgt gleichmäßig am ganzen Körper, besonders bei extensiven Kraftbelastungen. Grundlegende Kraftprogramme, wie im Kapitel 9.1. dargestellt, können wesentlich zur Verbesserung der Figur beitragen.
Ein effektives und intensives Krafttraining erfordert die Beachtung und Einhaltung von Grundsätzen der sportgerechten Ernährung.

4.1. Energiebilanz

Mit der Nahrungsaufnahme wird der tägliche Energiebedarf abgesichert, der bei sportlicher Tätigkeit wesentlich höher ist als bei Inaktivität.
Trainingsumfang und -intensität des Kraftsportlers stellen hohe Anforderungen an die Energieabsicherung (Tabelle 7).
Zur Berechnung des täglichen Energiebedarfs multipliziert man den in der Tabelle pro kg Körpermasse angegebenen Energiewert mit der tatsächlichen Körpermasse und addiert noch einmal 10 % dieses Wertes. Frauen haben etwa 10 % niedrigere Richtsätze. Ein Kraftsportler, der 80 kg wiegt, benötigt bei intensivem Training eine Energiemenge von ca. 29 000 kJ.

Tabelle 7. Energie- und Nährstoffbedarf von Leistungssportlern unterschiedlicher Sportartengruppen (modifiziert nach Findeisen/Linke/Pickenhain, 1980)

Sportartengruppe	Disziplingruppe	Basisernährung	Durchschnittl. Energiebedarf je kg Körpermasse (kJ·kg)$^{-1}$	Nährstoffrelationen in %		
				EW	F	KH
Ausdauersportart	Lauf/Gehen	kohlenhydratreiche Kost	315	15	25	60
Schnellkraftsportart	Sprint/Sprung/Mehrkampf	Mischkost	307	18	30	52
Kraft-, Schnellkraftsportart	Wurf/Stoß	eiweißreiche Kost	328	22	36	42

Berücksichtigt man, daß ein gesundes Verdauungssystem täglich nicht mehr als ungefähr 22 000 kJ bereitstellen kann, der Bedarf jedoch bei intensivem Training wesentlich höher ist, wird die Notwendigkeit einer optimalen Gestaltung der Belastungs- und Wiederherstellungsprozesse und gleichzeitig einer kraftsportgerechten Ernährung deutlich.

4.2. Nährstoffbilanz

Die Energiebereitstellung basiert auf der „Verbrennung" der Nährstoffe Kohlenhydrate, Fette und Eiweiße. (Abb. 38) Für Kraftsportler wird als Richtwert für die Zusammensetzung einer sportgerechten Ernährung angegeben: 50 % Kohlenhydrate, 27 % Fette und 23 % Eiweiße. Das heißt, bei einem auf Muskelzuwachs ausgerichtetem Training ist ein hoher Eiweißanteil in der Nahrung erforderlich, und der Kohlenhydratanteil wird auf Kosten des Fettanteils erhöht.

– Kohlenhydrate

Für die Energiebereitstellung während der Belastung spielen die Kohlenhydrate eine entscheidende Rolle.

Bei intensiven Kraftbelastungen können neben den energiereichen Phosphaten (ATP, Kreatinphosphat) nur Kohlenhydrate (Glukose)

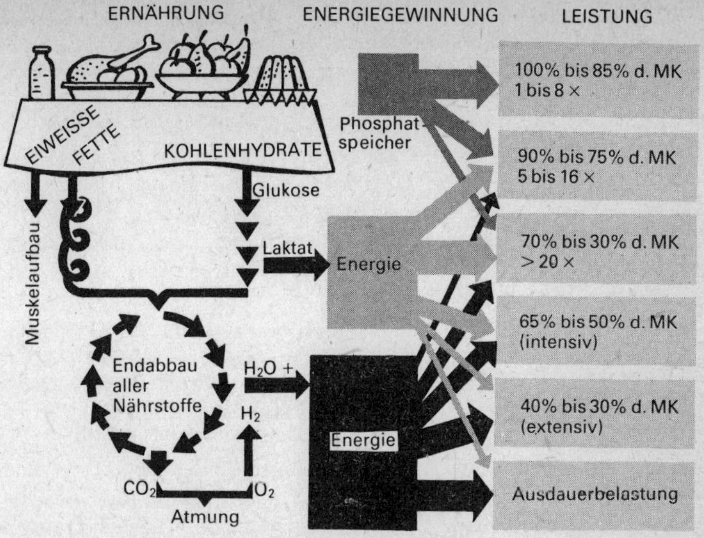

Abb. 38. Ernährung, Energiegewinnung und Leistung

anaerob verwertet werden. Bei Ausdauerkraftbelastungen wird die Energie aus den Kohlenhydraten vorzugsweise auf aeroben Wege gewonnen. Erst bei länger anhaltenden Ausdauerbelastungen können Fette verwertet werden. Aufgrund der hohen Beanspruchung der Kohlenhydratspeicher während des Krafttrainings ist zwischen den täglichen Trainingseinheiten eine zusätzliche Kohlenhydratzufuhr (Kuchen, Schokolade, Traubenzucker) zu empfehlen. Zur schnellen Wiederauffüllung der Kohlenhydratspeicher ist auch für Kraftsportler eine kohlenhydratreiche Kost grundsätzlich zu empfehlen.

– Fette

Fette sind die Nährstoffe mit dem höchsten Energiegehalt. Sie können im menschlichen Organismus in relativ großen Mengen gespeichert werden. Durch einen entsprechenden Fettanteil in der Nahrung sind die für die Gesamtbelastung notwendigen hohen Energiemengen zu sichern. Die in den Fetten enthaltenen ungesättigten Fettsäuren sind für den Organismus lebenswichtig, weil sie eine wichtige Voraussetzung für die Aktivierung hormonell gesteuerter Stoffwechselprozesse bilden. Um den notwendigen Fettanteil in der Nahrung zu sichern, sollte der Kraftsportler in seine Ernährungspläne einen ausgewogenen Anteil an Butter, Schmalz, Wurst, Schlagsahne, aber auch pflanzliche „Fette“ wie Sonnenblumenöl aufnehmen.

– **Eiweiße**

Für die Energieabsicherung während der Belastung haben Eiweiße nur eine untergeordnete Bedeutung.

Der relativ hohe Eiweißbedarf des Kraftsportlers resultiert aus der Tatsache, daß die Struktureiweiße des Muskels (Aktin, Myosin) sowie funktionelle Eiweiße (Enzyme, Hormone, Antikörper) verschleißen und mit dem Urin und Schweiß ausgeschieden werden.

Für ein Muskelaufbautraining ist ein hoher Eiweißanteil in der Nahrung unerläßlich, weil die Bildung von Struktur- und Funktionseiweißen des Muskels an eine eiweißreiche Kost unmittelbar gebunden ist. Eine negative Eiweißbilanz führt zu einem Abfall der Leistungsfähigkeit.

Darüber hinaus spielen leicht verdauliche Eiweiße eine wichtige Rolle bei der schnellen Wiederauffüllung der Kohlenhydratspeicher.

Bei der Zusammenstellung der Ernährungspläne ist neben dem quantitativen Aspekt (s. Tabelle 8) der Eiweißzufuhr auch die Qualität der angebotenen Eiweiße zu beachten. Die auf das Krafttraining abgestimmte eiweißhaltige Kost sollte mageres Fleisch, Fisch, Hülsenfrüchte und vor allem Milch und Milchprodukte enthalten.

4.3. Vitamin- und Mineralbilanz

Vitamine haben wichtige Funktionen im Stoffwechsel. Außerdem sind sie bedeutungsvoll für die Infektabwehr. Die hohen Belastungen des Krafttrainings erhöhen den Vitaminbedarf, der nur über eine entsprechende Kost abzudecken ist. Von besonderer Bedeutung sind die Vitamine des B-Komplexes und das Vitamin C.

Reich an Vitaminen sind Getreidevollkornprodukte, Rohgemüse und frisches Obst. In vitaminarmen Jahreszeiten ist eine zusätzliche Einnahme von Vitamindragees (Summavit oder B-Komplex und Vitamin C) zu empfehlen.

Mineralien sind anorganische Stoffe, die Stoffwechselprozesse aktivieren und die bei Erregungsvorgängen des Nerv-Muskel-Systems beteiligt sind. Wesentliche Mineralien sind Natrium, Kalium, Kalzium, Eisen, Phosphat, Magnesium und Chlorid. Einige Mineralien wie Jod, Zink, Kobalt und Kupfer kommen nur in geringen Mengen vor und haben spezifische Funktionen. Für eine volle Leistungsfähigkeit des Kraftsportlers ist die Konstanz im Mineralhaushalt unerläßlich.

Bei intensiven Belastungen kommt es aufgrund der hohen Schweißbildung zu Verlusten von Natrium und Chlorid. Zur Sicherung des notwendigen Mineralbedarfs und der schnellen Wieder-

Tabelle 8. Bedeutung, Bedarf und Vorkommen von Nährstoffen, wichtigen Vitaminen und Mineralien

Nahrungsbestandteile	Bedeutung	Bedarf (pro kg Körpergew.)		Vorkommen
		Normalbedarf	Kraftsportler	
Kohlenhydrate	zentrale Stellung im Energiestoffwechsel	4,9–6,0 g	7,5–8,0 g	Brot, Kuchen, Teigwaren, Schokolade
Fette	Energieträger	1,3–1,5 g	2,4–2,6 g	Butter, Wurst, Sonnenblumenöl
Eiweiße	Enzyme, kontraktile Elemente des Muskels	1,2–1,3 g	3,0–3,2 g	Fleisch, Fisch, Hülsenfrüchte, Milch, Milchprodukte, Eier
Vitamine				
B_1	Kohlenhydratstoffwechsel	2–3 mg	8–10 mg	Leber, Hefe, Weizenkeime
B_2	oxydativer Stoffwechsel	2–3 mg	6–8 mg	Milch, Fleisch, Eier
B_6	Eiweißstoffwechsel	2–3 mg	6–12 mg	Weizenkeime, Leber
C	Infektabwehr, Stoffwechsel des Bindegewebes	50–100 mg	300–500 mg	frisches Obst, Kartoffel
Kalzium	Erregung des Nerv-Muskelsystems, Knochenstoffwechsel	1,0–1,2 g	2–3 g	Milch, Milchprodukte, Gemüse
Phosphat	Bildung von ATP, Knochenstoffwechsel	1,4–1,6 g	3–6 g	in fast allen Nahrungsmitteln
Kalium	Erregung des Nerv-Muskelsystems, Kohlenhydratstoffwechsel	2–3 g	4–6 g	Gemüse, Obst
Natrium	Erregung des Nerv-Muskelsystems	3–10 g	20–25 g	Kochsalz
Eisen	oxydativer Stoffwechsel, Sauerstofftransport	10–15 mg	40–50 mg	Leber, Eier, Spinat

herstellung wird der ausreichenden Kaliumzufuhr besondere Bedeutung beigemessen.
Natrium und Chlor (Kochsalz) sind in der Normalkost ausreichend enthalten. In frischem Obst, Gemüse, Obstsäften und einer eiweißreichen Kost sind die benötigten Minerale hinlänglich vorhanden (s. Tabelle 8).
Krafttraining erfordert keine besonderen Maßnahmen für die Flüssigkeitsaufnahme. Kraftsportler sollten sich an den Grundsätzen der normalen Versorgung mit Flüssigkeit orientieren. Das heißt, sie sollten ihr normales Trinkverlangen nicht unterdrücken. Am Tag werden ungefähr 2 bis 4 l Flüssigkeit (zum Teil auch in der Nahrung enthalten) aufgenommen. Es versteht sich von selbst, daß man vor dem Training und dem Wettkampf den Magen nicht mit Getränken belastet und daß nach dem Training Tee (mit Traubenzukkerzusatz) oder Fruchtsäfte die Limonade oder das Bier ersetzen sollten.

4.4. Zehn Regeln für die Ernährung des Kraftsportlers

- Gewöhne Deinen Organismus an Regelmäßigkeit in der Nahrungsaufnahme und Verdauung!
- Verteile die Mahlzeiten gleichmäßig auf den ganzen Tag! Iß lieber häufig und wenig als nur ein- oder zweimal und zuviel!
- Vermeide fettreiche Mahlzeiten! Achte bei der Nahrungsaufnahme auf ein richtiges Verhältnis zwischen Eiweißen, Fetten und Kohlenhydraten!
- Gestalte Deinen Speiseplan vielseitig!
- Achte auf die Zufuhr von Vitaminen und Mineralien durch frisches Obst und Gemüse!
- Unterstütze den Muskelaufbau durch den Genuß hochwertiger tierischer Eiweiße wie Milch, Eier, mageres Fleisch und Fisch!
- Bemühe Dich, nach hohen Belastungen die Glykogenspeicher durch Einnehmen von Kohlenhydraten (Obstsäften, Fruchtsuppen mit Traubenzuckerzusatz) schnell wieder aufzufüllen!
- Nimm die Nahrung nicht unmittelbar vor dem Training ein, sondern iß sie in Ruhe nach dem Training!
- Schränke die Flüssigkeitsaufnahme nicht ein! Beachte, daß dem Körper durch feste Nahrung und durch Trinken am Tag 2 bis 4 l Flüssigkeit zugeführt werden müssen!
- Bevorzuge Tee (mit Frucht- und Vitaminzusätzen), Milch (Fruchtmilch) und Obstsäfte!

5. Schäden und Verletzungen

5.1. Hinweise zum Vermeiden von Schäden und Verletzungen

Krafttraining führt nicht nur zu einer Entwicklung, sondern auch zu einer außerordentlichen Belastung der Muskeln, Bänder und Gelenke. Deshalb ist beim Krafttraining, das seinem Charakter nach zu den intensiven Formen körperlicher Belastung zählt, die individuelle Belastungsverträglichkeit zu berücksichtigen.
Disziplin und die Einhaltung der Bestimmungen von Ordnung und Sicherheit im Kraftraum und im Umgang mit Krafttrainingsgeräten sind entscheidende Voraussetzungen zur Vermeidung von Unfällen und Verletzungen.
Ursachen für Verletzungen und Schäden im Krafttraining sind ungenügende Erwärmung, fehlerhafte Technik bei der Übungsdurchführung und Fehler in der individuellen Belastungsgestaltung.
Am häufigsten sind folgende Schäden und Verletzungen anzutreffen:

– Zerrungen und Risse von Muskelfasern
Sie sind häufig die Folge mangelnder Kraftfähigkeit, einseitiger Belastungsgestaltung und ungenügender Erwärmung.

– Muskelhärten
Muskelhärten (Myogelosen) sind schmerzhafte Bereiche, die in der entspannten Muskulatur zu ertasten sind. Ursachen für das Auftreten von Muskelhärten sind belastungsbedingte lokale Stoffwechselstörungen und ein erhöhter Muskeltonus. Durch aktive Lockerungsübungen nach intensiven Belastungen kann Muskelhärten vorgebeugt werden.

– chronische Verstauchungen und Zerrungen (Distorsionen)
Schäden dieser Art können unter ungünstigen Umständen bei umfangreichem Hanteltraining auftreten. Die Ursachen sind in einer fehlerhaften Technik und mangelnder Kraftfähigkeit der beanspruchten Muskelgruppen (z. B. der Handgelenkbeuger) zu sehen. Durch die entsprechende Kräftigung der speziellen Muskulatur und eine exakte Übungstechnik kann dem Auftreten dieser Schäden vorbeugend entgegengetreten werden.

– Überlastungsbeschwerden der Kniegelenke und Kniescheiben

Ursachen sind nicht ausreichende Erwärmung, mangelhafte Kraftfähigkeiten zum Abfangen hoher Lasten und fehlerhafte Technik (Tiefkniebeuge!). Erwärmungs-, Dehnungs- und Lockerungsübungen für die beanspruchte Muskulatur sowie eine optimale Belastungsgestaltung haben sich als Vorbeugungsmaßnahmen bewährt.

– Beschwerden der Lendenwirbelsäule (Blockierungen)

Fehlerhafte Technik und eine nichtausgewogene Entwicklung der Bauch- und Rückenmuskulatur sind die häufigsten Ursachen für das Auftreten von Rückenbeschwerden infolge eines intensiven Krafttrainings (insbesondere nach klassischen Übungen des Gewichthebens). Durch Heben mit gerader Wirbelsäule und einer gleichmäßigen Entwicklung der Bauch- und Rückenmuskulatur kann diesen Problemen wirkungsvoll begegnet werden. Auf jeden Fall ist darauf zu achten, daß hohe Zusatzlasten nicht mit abgebeugter Rumpfhaltung gehoben werden (s. Kapitel 12.3.).

– Blasen und Schwielen an den Handflächen

Blasen und Schwielen an den Handflächen treten infolge des Krafttrainings relativ häufig auf. Blasen werden unter keimfreien Bedingungen geöffnet; die Haut wird jedoch nicht entfernt. Schwielen werden z. B. mit Bimsstein abgetragen. Als vorbeugende Maßnahmen sind zu empfehlen: saubere Hände beim Training, nach dem Training die Hände gut abtrocknen und einfetten, bei starker Schwielenbildung Salizylpflaster oder -paste verwenden.

5.2. Verhütung und Behebung muskulärer Fehlsteuerungen

Intensives Krafttraining, das sich auf wenige Muskelgruppen konzentriert, oder auch einseitiges sportartspezifisches Krafttraining können zur Verschiebung des Kräftegleichgewichts zwischen Muskelgruppen mit entgegengesetzter Funktion führen. Der Agonist wird gekräftigt, der Antagonist erschlafft. Spezielle Übungsprogramme zur Stärkung der Antagonisten und Dehnung und Lockerung der Agonisten können dieser Entwicklung entgegenwirken bzw. ihre Folgen beheben (s. Kapitel 2.7.).
Muskuläre Fehlsteuerungen treten nicht nur infolge eines intensiven Krafttrainings auf, sondern können auch durch fehlende Kraftbelastungen verursacht werden. Ein klassisches Beispiel stellen die „Bandscheibenprobleme" dar, die häufig durch nicht sportgerechte Lebensweise bzw. durch berufsbedingte Fehlbelastungen (überwie-

gend sitzende Tätigkeit u. a.) hervorgerufen werden. Zur Vorbeugung und zur Linderung der weitverbreiteten Rückenbeschwerden kann in Absprache mit dem behandelnden Arzt ein Krafttraining empfohlen werden, das die Stärkung der Bauch- und Rückenmuskulatur zum Ziel hat. Das „Übungsprogramm zur Kräftigung der Rücken- und Bauchmuskulatur" sollte bei entsprechenden Beschwerden 1- bis 3mal täglich absolviert werden:

Übungsprogramm zur Kräftigung der Rücken- und Bauchmuskulatur

1. Bauchmuskulatur – aus der Rückenlage

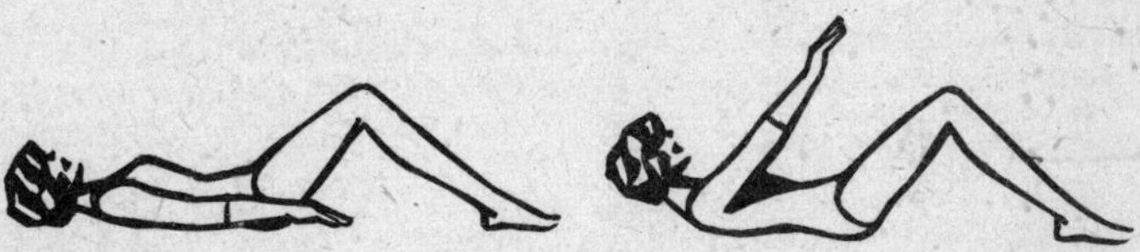

Abb. 39a

Übung:
Beide Beine angestellt, Arme gestreckt neben dem Körper, Knie und Gesäß fest anspannen, Rükken gegen die Unterlage drücken

Steigerung:
Kopf und gestreckte Arme anheben

Beachte: Bauch einziehen, nicht die Luft anhalten!

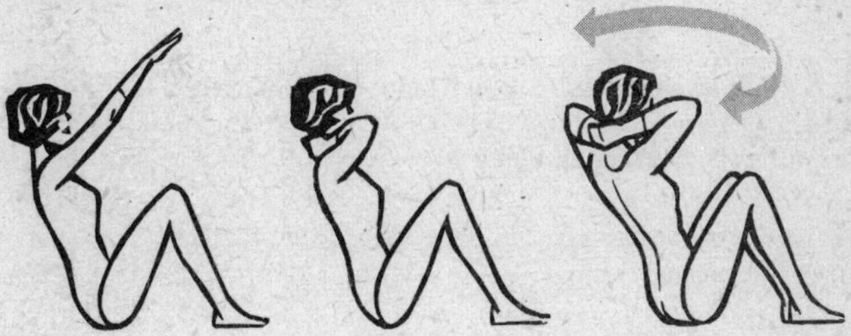

Abb. 39b

Übung:
Rückenlage, beide Beine angestellt, Arme in Schrägvorhalte, Oberkörper langsam zum Sitz aufrollen

Steigerung:
Arme in Nackenhalte, schräg nach rechts und links aufrollen

Beachte: Gerader, aufrechter Sitz!

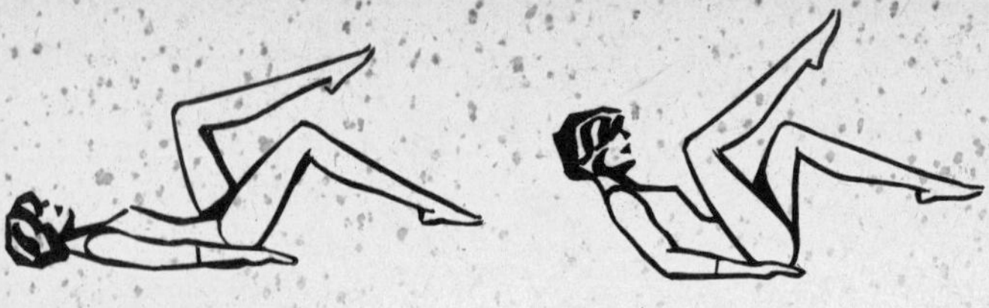

Abb. 39c

Übung:
Radfahrbewegung mit beiden Beinen

Steigerung:
Oberkörper leicht abheben, schräg nach rechts und links treten

Beachte: Rücken auf die Unterlage drücken, aktive Beinbewegung!

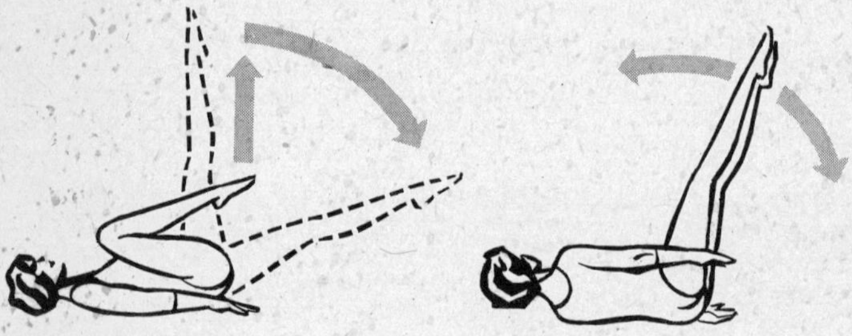

Abb. 39d

Übung:
Beide Beine anhocken, hochstrecken und langsam senken – nur so weit, daß die Rückenspannung erhalten bleibt

Steigerung:
Beine nach rechts und links absenken

Beachte: Gute Grundspannung im Knie, Gesäß und Bauch, Rücken gegen die Unterlage drücken!

2. Rückenmuskulatur – aus der Bauchlage und dem Kniestand

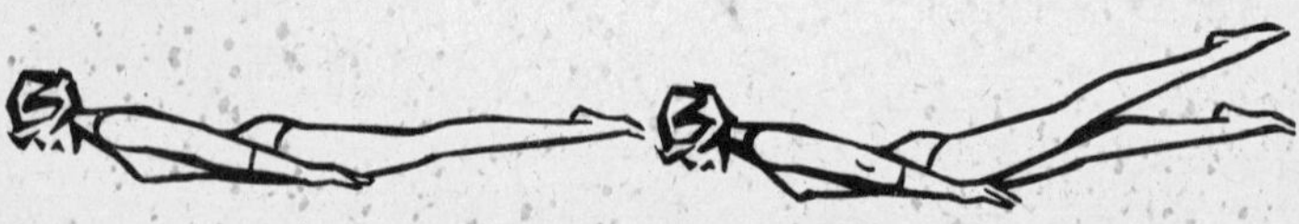

Abb. 40a

Übung:
Bauchlage: Beine und Gesäß anspannen, beide Beine abheben und halten

Steigerung:
Beine grätschen und schließen, kreisen, scheren und Kraulschlag

Beachte: Arme neben Körper halten, Schultern zurück, Kopf abheben!

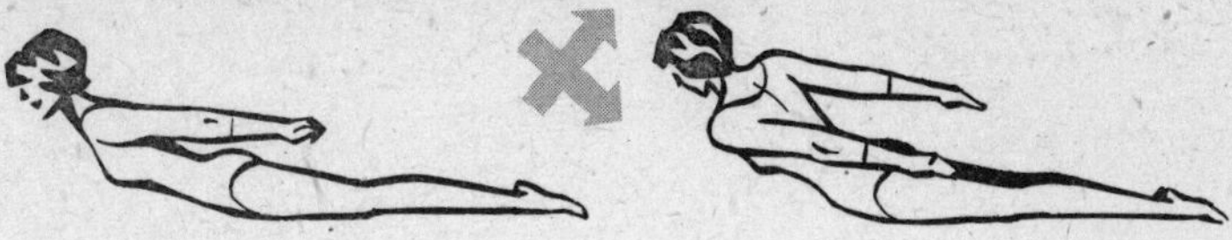

Abb. 40b

Übung:
Beine und Gesäß anspannen, Hände über dem Gesäß zusammenfassen, Oberkörper abheben

Steigerung:
Oberkörper abheben – halten, nach rechts und links ablegen

Beachte: Beine liegen fest auf der Unterlage!

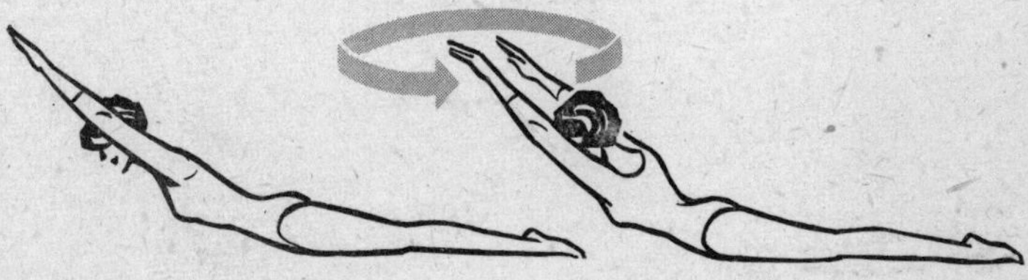

Abb. 40c

Übung:
Spannung, Oberkörper abheben, Arme gestreckt im großen Bogen nach vorn führen – zusammenfassen – und zurückführen

Steigerung:
Arme vorn halten, Armkreisen

Beachte: Arme gestreckt halten, Oberkörper gut abheben!

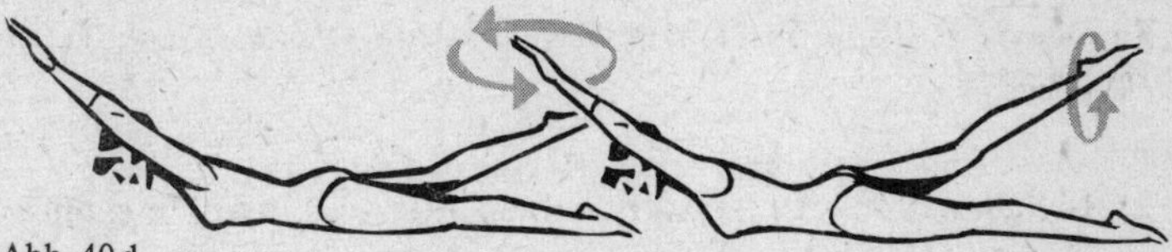

Abb. 40d

Übung:
Rechtes Bein und linken Arm abheben (und umgekehrt) und halten

Steigerung:
Arm und Bein kreisen

Beachte: Arme und Beine gestreckt halten, der Kopf bleibt unten!

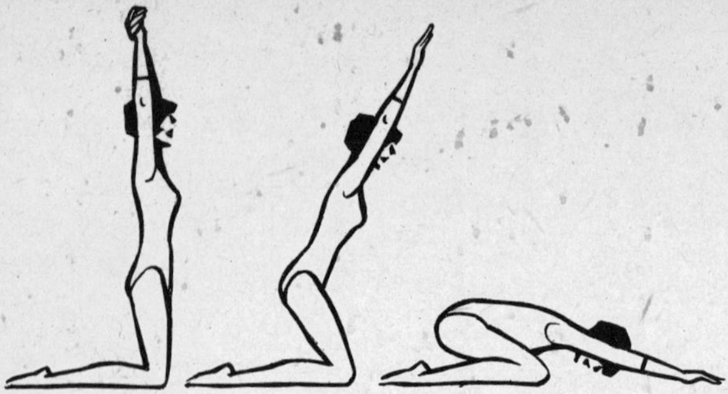

Abb. 40e

Übung:
Kniestand. Gerade und aufrechte Sitzhaltung, Arme in Hochhalte, Hände fassen zusammen. Oberkörper langsam nach vorn senken bis zur Ruhestellung auf dem Boden und wieder aufrichten

Steigerung:
Langsam aufrichten

Beachte: Rücken gestreckt halten, in Ruhestellung Rücken gut runden!

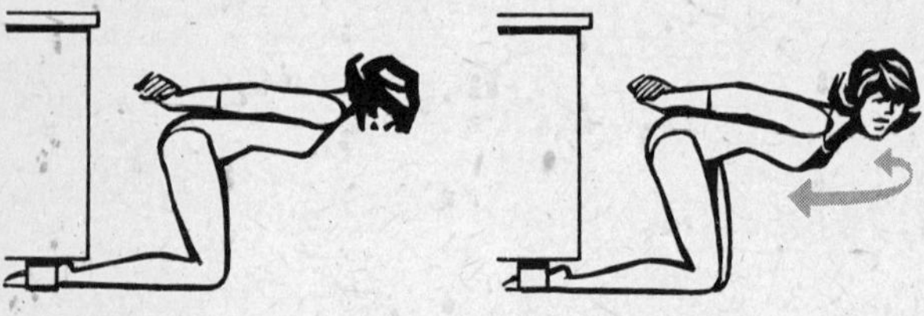

Abb. 40f

Übung:
Kniestand, Füße fixiert. Oberkörper gestreckt bis zur Waagerechten vorbeugen und halten

Steigerung:
Halten und nach rechts und links aufdrehen

Beachte: Hände über Gesäß fassen. Rücken-Schulter-Armspannung!

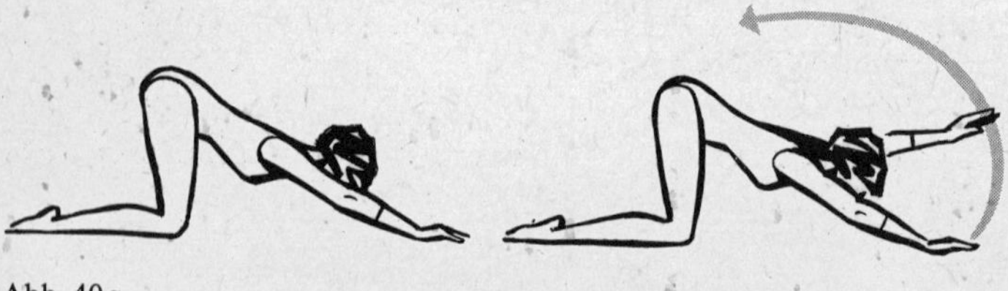

Abb. 40g

Übung:
Rutschstellung. Rechter Winkel von Ober- und Unterschenkel. Hände weit vorschieben, Oberkörperspannung nach unten

Steigerung:
Rechten und linken Arm abheben, halten, langsam im großen Kreisbogen nach hinten legen und wieder vor

Beachte: Arme gestreckt halten!

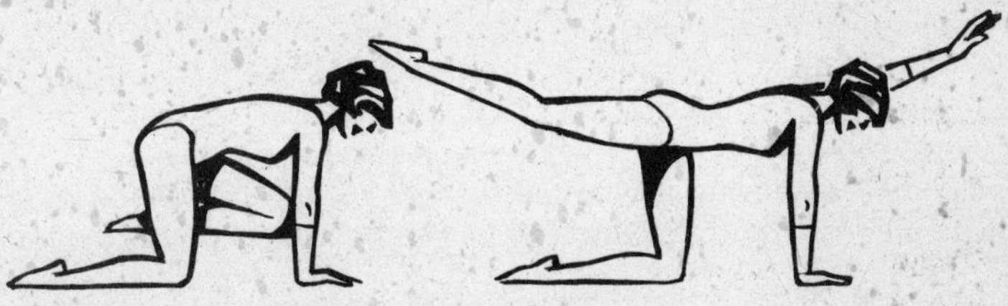

Abb. 40h

Übung:
Bankstellung. Rechtes bzw. linkes Bein an Bauch anhocken und dabei Rücken gut runden, das Bein weit nach hinten oben strecken

Steigerung:
Entgegengesetzten Arm im gleichen Sinn mitbewegen

Beachte: Das Bein kräftig nach hinten oben ausstrecken!

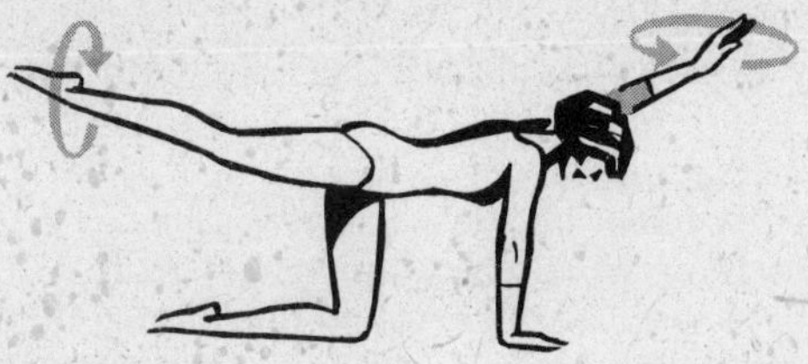

Abb. 40i

Übung:
Bankstellung. Rechtes Bein und linken Arm (und umgekehrt) nach oben strecken

Steigerung:
Gestreckt halten und kreisen

Beachte: Arm u. Bein kräftig strecken. Rückenspannung. Kein Hohlkreuz!

5.3. Krafttraining und Muskelschmerzen

Intensives Krafttraining kann mit dem Auftreten von Muskelschmerzen verbunden sein, deren Erscheinungsformen relativ eindeutig und deren Ursachen wissenschaftlich nicht vollständig geklärt sind.
Wann können Muskelschmerzen auftreten?
Zunächst während der Übungsdurchführung. In diesem Fall ist der Schmerz ein Kennzeichen dafür, daß der Muskel auf die geforderte Belastung nicht vorbereitet ist. Die Ursachen können in einer mangelhaften Erwärmung oder in einem unzureichenden Trainingszustand liegen. Diese Art von Muskelschmerzen ist als Signal für eine eventuell bevorstehende Verletzung zu verstehen. Aus diesem Grund empfiehlt es sich, die Übung abzubrechen und das Übungsprogramm zu verändern.
Muskelschmerzen können aber auch unmittelbar nach dem Krafttraining auftreten. Das ist ein Kennzeichen für durchaus beabsichtigte biochemische Veränderungen im Muskel. Die Veränderungen sind mit dem Gefühl des „Aufgepumptseins" verbunden. Ursachen für diese Erscheinung sind die bereits besprochene Anhäufung von Stoffwechselprodukten (Milchsäure) und der hydrostatische Druck, der die Flüssigkeit zwingt, aus dem Blutplasma heraus in das Gewebe einzudringen. Mit dem natürlichen Abbau der Stoffwechselprodukte (unterstützt durch ein zweckmäßiges Ernährungsverhalten, s. Kapitel 4, und entsprechende Wiederherstellungsmaßnahmen, s. Kapitel 3.2.) verschwinden die Muskelschmerzen nach dem Training sehr schnell.
Muskelschmerzen, die meist bei Anfängern oder nach längerem Trainingsausfall 12 bis 14 Stunden nach der Belastung auftreten, volkstümlich auch als Muskelkater bezeichnet, sind zwar ungefährlich, deuten aber ebenfalls darauf hin, daß der Organismus auf die vorangegangenen hohen Belastungen nicht vorbereitet war. Die Ursachen für diese Art der Muskelschmerzen sind noch weitgehend ungeklärt. Einige Theorien gehen von einer relativen Blutleere des Muskels (Muskelischämie), andere von einer Anhäufung zahlreicher kleiner Verletzungen der Myofibrillen aus. Wissenschaftliche Untersuchungen brachten in jüngster Zeit das Phänomen zutage, daß nach verstärktem Training mit exzentrischer Arbeitsweise besonders starke Muskelschmerzen auftreten. Hinweise, daß isometrische und isokinetische Übungen ausschließlich konzentrischen Charakters einen geringeren bzw. gar keinen Muskelkater zur Folge haben, zeigen Möglichkeiten auf, diese lästigen Begleiterscheinungen des Muskelkrafttrainings durch eine entsprechende Belastungsgestaltung und Methodenwahl zu reduzieren.

5.4. Zehn Regeln zum Vermeiden von Verletzungen und Schäden

- Führe vor jedem Training eine allgemeine und zielgerichtete Erwärmung durch, um die Muskulatur auf eine hohe Beanspruchung vorzubereiten!
- Konzentriere Dich bei der Durchführung von Kraftübungen!
- Erlerne den technisch richtigen Bewegungsablauf einer Übung als eine Voraussetzung zur Bewältigung hoher Lasten!
- Verwende die richtige Atemtechnik! Vermeide Preßatmungen!
- Absolviere die Übungen mit gerader Wirbelsäule, um ihrer Schädigung vorzubeugen!
- Steigere im Anfängertraining solche Belastungen, die hohe Anforderungen an die Hand-, Ellbogen-, Fuß- und Kniegelenke stellen, nur langsam und allmählich!
- Setze Kraftübungen ab, sobald während der Übungsdurchführung Schmerzen auftreten!
- Beachte die Grundsätze der persönlichen und sportgerechten Hygiene, um Hautschäden an Handflächen vorzubeugen!
- Führe nach dem Training vielfältige Maßnahmen zur schnelleren Wiederherstellung durch!
- Achte darauf, daß sich die Krafttrainingsgeräte in einem ordnungsgemäßen Zustand befinden und im Kraftraum die Ordnungs- und Sicherheitsbestimmungen eingehalten werden!

6. Besonderheiten des Krafttrainings der Frauen, Kinder und Jugendlichen

6.1. Besonderheiten des Krafttrainings der Frauen

Krafttraining ist schon lange kein Privileg der Männer mehr. Frauen nutzen gegenwärtig viele Möglichkeiten, um im Freizeitsport durch Krafttraining die körperliche Leistungsfähigkeit allseitig zu erhöhen. In vielen Disziplinen des Frauenleistungssports ist das grundlegende und sportartspezifische Krafttraining fester Bestandteil des Trainingsprogramms.

Immer mehr Frauen betreiben ein zielgerichtetes Krafttraining, um die körperliche Leistungsfähigkeit und die Figur zu verbessern. Es hat sich erwiesen, daß die Angst der Frauen vor der Ausprägung wulstiger Muskelpakete unbegründet ist. Die biologischen Voraussetzungen, insbesondere die Hormonlage des weiblichen Organismus und die zweckmäßige Wahl der Trainingsmethode drosseln das Muskelwachstum, straffen das Gewebe und unterstützen die Ausprägung der weiblichen Figur.

Im Vergleich der absoluten Leistungsfähigkeit zwischen Frauen und Männern schneiden Frauen etwas schlechter ab. Dabei ist zu beachten, daß Frauen in einigen Bereichen, z. B. in der Beweglichkeit und Koordination, bessere Leistungen erreichen können. Besonderheiten des Krafttrainings der Frauen ergeben sich aus den objektiv bestehenden Unterschieden äußerer und innerer Leistungsfaktoren zwischen Frauen und Männern.

- Frauen sind im Durchschnitt kleiner und leichter als Männer.
- Frauen erreichen ihre anlagenbedingte Kraftfähigkeit 2 bis 4 Jahre früher.
- Durch andere Körperproportionen (längerer Rumpf, kürzere Gliedmaßen) liegt der Körperschwerpunkt tiefer.
- Das absolute Gewicht der Muskulatur ist bei Frauen durchschnittlich geringer (23 kg gegenüber 35 kg).
- Der prozentuale Anteil der Muskulatur am Körpergewicht ist bei Frauen geringer (30 bis 35 % gegenüber 42 bis 47 %).

Neben quantitativen Unterschieden gibt es auch qualitative Unterschiede im Aufbau der Muskulatur, so daß die Kraftleistung der Frauen etwa 60 bis 80 % der Kraftleistung der Männer beträgt. Betreiben Männer und Frauen ein zielgerichtetes Krafttraining, so werden die Unterschiede in der Leistungsfähigkeit größer, weil die Trainierbarkeit der Männer in bezug auf die Kraftfähigkeiten größer ist. Medizinische Untersuchungen haben viele bestehende Vor-

urteile gegenüber dem Krafttraining von Frauen ausgeräumt. So zeigt die Praxis, daß sich ein die geschlechtsspezifischen Besonderheiten der Frauen berücksichtigendes Krafttraining nicht negativ, sondern sogar positiv auf den Gebärmutterstand auswirkt. Wissenschaftliche Untersuchungen haben zu spezifischen Erkenntnissen geführt, die bei der Gestaltung eines wirksamen gesundheits- und leistungsfördernden Trainings der Frauen beachtet werden müssen. So sind beim Krafttraining der Frauen wirbelsäulenentlastende Übungen zu bevorzugen. Das bedeutet u. a., daß Übungen, die im Sitzen und Liegen durchgeführt werden, Vorrang haben gegenüber Übungen, die im Stehen absolviert werden.
Aufgrund der geringeren Belastbarkeit des weiblichen Binde- und Stützgewebes ist das Trainieren mit extrem hohen Lasten zu vermeiden. Ausdauerkraftorientierte Methoden sind wegen der guten Ausdauertrainierbarkeit des weiblichen Organismus zu bevorzugen.

6.2. Besonderheiten des Krafttrainings der Kinder und Jugendlichen

Das Kindesalter ist generell von einer enormen Fähigkeit zur Anpassung geprägt. Diese Aussage trifft nur mit Einschränkungen auf die Entwicklung der Kraftfähigkeiten zu.
Die Ausprägung der Kraft und Ausdauer wird in hohem Maße von den Wachstums- und Sexualhormonen bestimmt. Beide Hormone beeinflussen den Stoffwechsel im Sinne des Aufbaus körpereigener Eiweiße und damit der Muskulatur. Entscheidende Anstöße erhält das Muskelwachstum durch das männliche Sexualhormon Testosteron. Mit der Pubertät (Eintritt der Geschlechtsreife) verstärkt der Organismus die Produktion der Sexualhormone erheblich. Dadurch beginnt bei Mädchen etwa mit dem 11. bis 13. und bei den Jungen – naturgemäß wesentlich ausgeprägter – mit dem 13. bis 15. Lebensjahr ein günstiger Abschnitt für ein wirksames Training der Kraft. Diese Phase der erhöhten Trainierbarkeit der Kraft dauert dann bis zum 30. Lebensjahr und darüber hinaus an. Erst mit dem Eintritt der Geschlechtsreife lohnt es sich deshalb auch, Übungen mit größeren Zusatzlasten – unter ständiger Beachtung der Belastbarkeit der Knochen, Bänder und Sehnen – in den Trainingsprozeß einzubeziehen.
Aus den überdurchschnittlichen Zuwachsraten, die durch das Krafttraining mit Eintritt der Geschlechtsreife erzielt werden können, darf allerdings nicht gefolgert werden, daß die Kraft im Kindesalter nicht ausgeprägt werden kann. Krafttraining führt in jedem Lebensalter zu einer gewissen Vervollkommnung der Leistungsfä-

higkeit des Nerv-Muskel-Systems, wenn diese Vervollkommnung auch nicht in jedem Lebensalter mit der gleichen Effektivität erfolgen kann. Beim Krafttraining der Kinder ist besonders der Grundsatz der allmählichen Belastungssteigerung zu beachten. Das heißt u. a., daß vor einem speziellen Krafttraining ein grundlegendes Krafttraining absolviert werden muß, das auf eine allseitige Kraftentwicklung ausgerichtet ist und schwerpunktmäßig zu einer stabilen Entwicklung der Rumpfmuskulatur (insbesondere der Rückenstrecker) führt. Zielgerichtetes und spezielles Krafttraining der Kinder, das in jedem Falle in enger Zusammenarbeit mit einem Orthopäden geplant, durchgeführt und kontrolliert werden muß, ist durch geringe Belastungsintensität (keine oder nur geringe Zusatzlasten, die 50 bis 60 % der maximalen Leistungsfähigkeit nicht überschreiten dürfen), große Vielseitigkeit und den sorgfältigen Schutz des Stützgewebes (wirbelsäulenentlastende Übungen) gekennzeichnet. Es hat u. a. das Ziel,

- ein den Körper schützendes und stützendes Muskelkorsett auszuprägen und
- zweckmäßige Anpassungserscheinungen des Stütz- und Halteapparates einzuleiten.

Das Training im Kindesalter orientiert also nicht auf eine maximale Entwicklung globaler Kraftfähigkeiten. Es darf auch nicht darauf ausgerichtet sein, etwa die Maximalkraft oder Schnellkraft weitgehend auszuprägen. Das kann später in und nach der Pubertät viel effektiver erfolgen. Es kommt vielmehr darauf an, die Kraft so weit zu entwickeln, daß die pubertätsbedingte günstige Phase des Krafttrainings voll genutzt werden kann.

Bei der Gestaltung des Krafttrainings der Jugendlichen ist besonders darauf zu achten, daß im Verlaufe der fortschreitenden Spezialisierung eine zweckmäßige Übereinstimmung mit weiteren Trainingszielen – Technikentwicklung, Entwicklung koordinativer Fähigkeiten – angestrebt werden muß.

Bei der Entwicklung der Kraftfähigkeiten der Kinder und Jugendlichen ist weiterhin zu berücksichtigen: Der im Wachstum begriffene Knochen-, Bänder- und Sehnenapparat reagiert auf langandauernde, einseitige sowie extrem hohe Belastungen negativ. Da in der Wachstumsperiode die Wachstumszonen der Knochen aufgelockert sind, kann durch einen einseitigen Muskelzug eine Verschiebung der Knochenteile einsetzen. Zum Beispiel besteht bei übermäßigem Training des Trizeps in der vorpuberalen und puberalen Phase die Gefahr der Verschiebung des Ellenhakens (s. Kapitel 2.7.). Einseitiges Krafttraining kann auch zur mangelnden Elastizität der Muskulatur führen. Besonders die Überbetonung einseitiger spezieller Wettkampfübungen bewirkt im Extremfall Wirbelsäulen- und Knochendeformationen.

6.3. Zehn Regeln für das Krafttraining der Frauen, Kinder und Jugendlichen

- Beachte beim Krafttraining im Kindes- und Jugendalter die allgemeinen Prinzipien einer optimalen Trainingsgestaltung für die Erwachsenen!
- Trainiere vielseitig und beziehe Übungen zur Entwicklung der Beweglichkeit in den Ausbildungsprozeß ein!
- Baue das spezielle Krafttraining auf dem Fundament einer allseitigen und grundlegenden Kraftfähigkeit auf!
- Kräftige besonders die Bauch- und Rückenmuskulatur!
- Vermeide Tiefkniebeugen mit hohen Zusatzlasten und Fallsprünge, um Schädigungen der Wirbelsäule und der Kniegelenke vorzubeugen!
- Trainiere mit geringen Zusatzlasten!
- Achte bei intensiven Kraftübungen im späten Jugendalter auf eine gerade Wirbelsäule!
- Berate Dich vor Aufnahme des speziellen Krafttrainings zu Beginn der Pubertät mit dem Sportarzt!
- Unterbrich die Übungen bei auftretenden Schmerzen!
- Halte den Anteil exzentrischer Übungen im Kinder- und Jugendtraining möglichst gering!

7. Mittel des Krafttrainings

Hinter dem Begriff **Trainingsmittel** zur Entwicklung der Kraft verbergen sich neben speziellen Massagen, Bädern usw. insbesondere Körperübungen, die zur Ausbildung eines leistungsfähigen Nerv-Muskel-Systems eingesetzt werden.
In den folgenden Ausführungen werden Übungen mit
- der eigenen Körpermasse,
- dem Partner,
- dem Gegner und
- Zusatzlast

eingehend erläutert. Andere Übungen, wie Übungen gegen elastische Widerstände (Expander, Gummizugseile, Zug- und Druckfedern) oder Dehnungs- und Lockerungsübungen (s. Kapitel 2.7.), können ebenfalls Bestandteil der Trainingsprogramme sein, sie werden aber im Rahmen dieses Buches nicht bzw. an anderer Stelle näher behandelt.
Übungen mit der eigenen Körpermasse wie Liegestütze, Sprungübungen aller Art, Rumpfaufrichten aus dem Liegen u. a. nutzt meist der Anfänger. Für ihn reichen die durch diese Übungen erzeugten Widerstände noch aus, um wirksame Entwicklungsreize für alle Erscheinungsformen der Kraftfähigkeit zu setzen. Außerdem werden keine oder nur einfache Hilfsgeräte (z. B. Möbelstücke) benötigt. Oft ist jedoch die Kraftfähigkeit der Anfänger zu gering, um die eigene Körpermasse zu überwinden. Nicht jeder ist in der Lage, einen tiefen Liegestütz (Übg. 18), einen Klimmzug (Übg. 40) oder einen Beugestütz (Übg. 27) auszuführen. Die dafür erforderlichen Voraussetzungen müssen dann erst durch ein systematisches Training mit Übungen erworben werden, die geringere Anforderungen an die Kraftfähigkeit stellen (z. B. Liegestütz aus der Bankstellung, Klimmzug oder Beugestütz mit ausschließlich dynamischer Arbeitsweise nachgebenden Charakters). Auch Fortgeschrittenen helfen Übungen, bei denen die eigene Körpermasse überwunden werden muß, die Schnellkraft und Ausdauerkraft zu erhöhen. Die Ausprägung der Maximalkraft der Fortgeschrittenen können Übungen mit der eigenen Körpermasse oft nur unzureichend unterstützen, da die zu überwindenden Widerstände zu gering sind.
Eine Belastungsdosierung, insbesondere eine kontinuierliche und meßbare Erhöhung der Widerstände, ist nur auf indirektem Weg möglich. Bewältigt der Sportler beispielsweise einen Klimmzug, so

erfordert der Bewegungsablauf 100 % seiner Maximalkraft; meistert er 2 bis 3 Klimmzüge, so arbeitet er gegen einen Widerstand von 95 % seiner Maximalkraft; ist er in der Lage, die Übung 7- bis 8mal zu wiederholen, so entspricht der Widerstand der Eigenmasse etwa 85 % seiner Maximalkraft (s. a. Tab. 2).
Entsprechend der Zielstellung sollten die Übungen stets so ausgewählt werden, daß ihre Kraftanforderungen nur eine bestimmte Anzahl an Wiederholungen zulassen. Will beispielsweise der Anfänger die Maximalkraft der Armstreckmuskulatur erhöhen, so könnte er sich den Liegestütz, bei dem in Normalausführung (Übg. 18a) etwa 60 % des eigenen Körpergewichts gehoben werden müssen, als Grundübung aussuchen: Zunächst beginnt der Anfänger mit der Übung 18b, die im Vergleich zur Übung 18a – bedingt durch den Kniestütz – einen wesentlich geringeren Krafteinsatz verlangt. Sobald 12 Wiederholungen möglich sind, wird die Übung 18c trainiert. Kann auch diese Variante 12mal bewältigt werden, wird die Kraft durch „Liegestütze in Normalausführung" verbessert. Danach werden die Liegestützvarianten 18d und 18c trainiert, die im Vergleich zur Normalausführung eine wesentlich höhere Kraftentfaltung erfordern. Ist der Sportler in der Lage, auch diese Übungen 12mal hintereinander durchzuführen, so wechselt er zum Beugestütz (Übg. 27 oder 32), bei dem etwa 90 % des Körpergewichts bewältigt werden müssen.
Übungen mit dem Partner, bei denen die jeweilige Bewegungsaufgabe mit Unterstützung oder gegen den Widerstand eines Partners gelöst wird,
- ermöglichen die vielfältigsten Bewegungsformen,
- gestatten eine zielgerichtete Entwicklung aller Erscheinungsformen der Kraftfähigkeit, d.h. der Maximal-, Schnell- und Ausdauerkraft,
- fordern und fördern die Fähigkeit des Nerv-Muskel-Systems zu statischer und dynamischer Arbeitsweise,
- erlauben sowohl Arbeit konzentrischen als auch exzentrischen Charakters (s. Kapitel 2.3.),
- sind nicht an spezielle Räumlichkeiten, an spezifische Kleidung und an Sportgeräte gebunden und
- eignen sich besonders zur freudbetonten Gestaltung des Trainings.

Die Belastung kann jedoch
- durch den differenzierten Krafteinsatz des Partners,
- durch das Üben mit einem leichteren oder schwereren bzw. körperlich schwächeren oder stärkeren Partner,
- durch den Einsatz ständig kraftaufwendigerer Übungen (z. B. Übg. 21 ⟶ Übg. 22 ⟶ Übg. 23 ⟶ Übg. 24 zur planmäßigen Entwicklung der Streckmuskulatur der Arme) und

Tabelle 9. *Ermittlung der Zusatzlast in Abhängigkeit von der maximalen Kraftfähigkeit des Sportlers*

Zusatz-	Maximalkraftleistung des Sportlers (kg)														
last (%)	5	7,5	10	12,5	15	17,5	20	25	30	35	40	45	50	55	60	65
30	1,5	2,5	3,0	4,0	4,5	5,5	6,0	7,5	9,0	10,5	12,0	13,5	15,0	16,5	18,0	19,5
35	2,0	2,5	3,5	4,5	5,5	6,0	7,0	9,0	10,5	12,5	14,0	16,0	17,5	19,5	21,0	23,0
40	2,0	3,0	4,0	5,0	6,0	7,0	8,0	10,0	12,0	14,0	16,0	18,0	20,0	22,0	24,0	26,0
45	2,5	3,5	4,5	5,5	7,0	8,0	9,0	11,5	13,5	16,0	18,0	20,5	22,5	25,0	27,0	29,5
50	2,5	4,0	5,0	6,5	7,5	9,0	10,0	12,5	15,0	17,5	20,0	22,5	25,0	27,5	30,0	32,5
55	3,0	4,0	5,5	7,0	8,5	9,5	11,0	14,0	16,5	19,5	22,0	25,0	27,5	30,5	33,0	36,0
60	3,0	4,5	6,0	7,5	9,0	10,5	12,0	15,0	18,0	21,0	24,0	27,0	30,0	33,0	36,0	39,0
65	3,5	5,0	6,5	8,0	10,0	11,5	13,0	16,5	19,5	23,0	26,0	29,5	32,5	36,0	39,0	42,5
70	3,5	5,5	7,0	9,0	10,5	12,5	14,0	17,5	21,0	24,5	28,0	31,5	35,0	38,5	42,0	45,5
75	4,0	6,0	7,5	9,5	11,5	13,0	15,0	19,0	22,5	26,5	30,0	34,0	37,5	41,5	45,0	49,0
80	4,0	6,0	8,0	10,0	12,0	14,0	16,0	20,0	24,0	28,0	32,0	36,0	40,0	44,0	48,0	52,0
85	4,5	6,5	8,5	10,5	13,0	15,0	17,0	21,5	25,5	30,0	34,0	38,5	42,5	47,0	51,0	55,5
90	4,5	7,0	9,0	11,5	13,5	16,0	18,0	22,5	27,0	31,5	36,0	40,5	45,0	49,5	54,0	58,5
95	5,0	7,0	9,5	12,0	14,5	16,5	19,0	24,0	28,5	33,5	38,0	43,0	47,5	52,5	57,0	62,0

Zusatz-last (%)	Maximalkraftleistung des Sportlers (kg) 70	75	80	85	90	95	100	105	110	115	120	125	130	135	140	145	150
30	21,0	22,5	24,0	25,5	27,0	28,5	30,0	31,5	33,0	34,5	36,0	37,5	39,5	40,5	42,0	43,5	45,0
35	24,5	26,5	28,0	30,0	31,5	33,5	35,0	37,0	38,5	40,5	42,0	44,0	45,5	47,5	49,0	51,0	52,5
40	28,0	30,0	32,0	34,0	36,0	38,0	40,0	42,0	44,0	46,0	48,0	50,0	52,0	54,0	56,0	58,0	60,0
45	31,5	34,0	36,0	38,5	40,5	43,0	45,0	47,5	49,5	52,0	54,0	56,5	58,5	61,0	63,0	65,5	67,5
50	35,0	37,5	40,0	42,5	45,0	47,5	50,0	52,5	55,0	57,5	60,0	62,5	65,0	67,5	70,0	72,5	75,0
55	38,5	41,5	44,0	47,0	49,5	52,5	55,0	58,0	60,5	63,5	66,0	69,0	71,5	74,5	77,0	80,0	82,5
60	42,0	45,0	48,0	51,0	54,0	57,0	60,0	63,0	66,0	69,0	72,0	75,0	78,0	81,0	84,0	87,0	90,0
65	45,5	49,0	52,0	55,5	58,5	62,0	65,0	68,5	71,5	75,0	78,0	81,5	84,5	88,0	91,0	94,5	97,5
70	49,0	52,5	56,0	59,5	63,0	66,5	70,0	73,5	77,0	80,5	84,0	87,5	91,0	94,5	98,0	101,5	105,0
75	52,5	56,5	60,0	64,0	67,5	71,5	75,0	79,0	82,5	86,5	90,0	94,0	97,5	101,5	105,0	109,0	112,5
80	56,0	60,0	64,0	68,0	72,0	76,0	80,0	84,0	88,0	92,0	96,0	100,0	104,0	108,0	112,0	116,0	120,0
85	59,5	64,0	68,0	72,5	76,5	81,0	85,0	89,5	93,5	98,0	102,0	106,5	110,5	115,0	119,0	123,5	127,5
90	63,0	67,5	72,0	76,5	81,0	85,5	90,0	94,5	99,0	103,5	108,0	112,5	117,0	121,5	126,0	130,5	135,0
95	66,5	71,5	76,0	81,0	85,5	90,5	95,0	100,0	104,5	109,5	114,0	119,0	123,5	128,5	133,0	138,0	142,5

Die Werte der oberen Spalte stellen die Zusatzlasten (in kg) dar, die der Sportler bei maximaler Kraftentfaltung bewältigen kann. Die Werte der darunter liegenden Spalten zeigen, welche Zusatzlasten der Sportler bei unterschiedlichen Belastungsanforderungen (in % zur maximalen Zusatzlast/linke Spalte) meistern muß.

Beispiel: Seine maximale Kraftfähigkeit befähigt den Sportler, eine Zusatzlast von 80 kg aus der Banklage zu drücken. Zur Entwicklung des Kraftpotentials des Sportlers wird eine Zusatzlast gefordert, die ihn zwingt, 85 % seiner Maximalkraft zu mobilisieren. Der Sportler sucht in der oberen Spalte den Wert der maximalen Zusatzlast (80 kg = 100 %) und in der linken Spalte den Wert von 85 %. Im Schnittpunkt der senkrechten Verlängerung des Wertes der oberen Spalte und der waagerechten Verlängerung des Wertes der linken Spalte findet er den Wert für die geforderte Zusatzlast (68 kg = 85 %).

– auf indirektem Weg über das Wiederholungsmaximum (s. Kapitel 2.5.2./Tab. 2) nur grob gesteuert werden.

Übungen mit dem Gegner, die gegen den kämpferischen Widerstand des Kontrahenten durchgeführt werden und die nicht an komplizierte Wettkampfregeln gebunden sein sollten, besitzen alle Vorzüge und Nachteile der Partnerübungen. Darüber hinaus erziehen sie zu bewußter Disziplin, zur Ehrlichkeit, zum Mut, zur Entscheidungs- und Risikobereitschaft, zur Beharrlichkeit, zum Verantwortungsbewußtsein und zur Rücksichtnahme gegenüber dem Gegner.

Übungen mit Zusatzlast umfassen die verschiedensten Übungen mit der Hantel, mit Fausthanteln, Rundgewichten, Sandsäcken usw. Sie sind für Anfänger und Fortgeschrittene gleichermaßen geeignet. Im Vergleich zu den Übungen mit der eigenen Körpermasse, mit dem Partner oder Gegner erlauben sie eine relativ präzise Meßbarkeit und Dosierbarkeit der Belastung und damit eine gezieltere Steuerung des Krafttrainings. So ist es möglich, die Belastung ziemlich genau auf die Maximalkraft des Sportlers (1 Wiederholungsmaximum = 1 WM) auszurichten. Dafür ein Beispiel: Ein Sportler ist in der Lage, bei maximaler Kraftentfaltung eine Hantel mit einer Masse von 80 kg von der Bank zu drücken (1 WM). Er hat nun die Aufgabe, eine Hantel zur Hochstrecke zu bringen, deren Masse ihn zwingt, 85 % seiner Maximalkraft zu mobilisieren. Die Hantelmasse muß also 68 kg betragen. Tabelle 9 erleichtert die Ermittlung der entsprechenden Zusatzlast.

Schwierigkeiten bei der Ermittlung der exakten Zusatzlast ergeben sich, wenn neben der Zusatzlast die eigene Körpermasse bewältigt werden muß (Klimmzug, Beugestütz, Kniebeuge usw.). Bei der Festlegung der Zusatzlast ist dann unbedingt die Körpermasse zu berücksichtigen. Auch dafür ein Beispiel: Ein Sportler mit einer Körpermasse von 100 kg ist in der Lage, mit der maximalen Zusatzlast von 50 kg einen Klimmzug auszuführen. Er hat nun die Aufgabe, das Klimmziehen mit einer Zusatzlast zu bewältigen, die ihn zwingt, etwa 80 % seiner Maximalkraft zu mobilisieren. Bei der Berechnung der erforderlichen Zusatzlast ist folgendermaßen vorzugehen:

Die Gesamtmasse (GM), mit der der entsprechende Bewegungsablauf bei maximaler Kraftentfaltung vollzogen werden kann, ergibt sich aus der gehobenen Körpermasse (KM) und der größtmöglichen Zusatzlast.

100 kg (KM) + 50 kg (maximale Zusatzlast) = 150 kg (GM).

Sollen 80 % der Maximalkraft (MK) mobilisiert werden, so muß die Gesamtmasse 120 kg betragen.

$$\frac{150 \cdot 80}{100} = 120 \text{ kg}$$

Von dieser Gesamtmasse entfallen 100 kg auf die Körpermasse. Die verbleibenden 20 kg sind als Zusatzlast zu bewältigen.
120 kg (GM für 80 % der MK) – 100 kg (KM) = 20 kg (Zusatzlast).
Würde man allein von der maximalen Zusatzlast von 50 kg ausgehen und die Körpermasse unberücksichtigt lassen, so ergäbe sich für eine Belastungsgröße von 80 % der Maximalkraft die irreale Zusatzlast von 40 kg. Der Sportler müßte dann in der Lage sein, mit 40 kg 10 bis 12 Wiederholungen durchzuführen (s. Tab. 2). Diese Belastungsanforderung würde aber seine Möglichkeiten weit überschreiten.
Das Verfahren, das sowohl Körpermasse als auch maximale Zusatzlast in die Berechnung einbezieht, ist für das praktische Training durchaus verwendbar. Man muß sich jedoch darüber im klaren sein, daß es eine völlig exakte Bestimmung der Zusatzlast nicht zuläßt. Das resultiert u. a. daraus, daß bei den genannten Übungen nicht die gesamte Körpermasse gehoben werden muß. So werden beim Klimmziehen und beim Beugestützen die Hände und Unterarme, und beim Kniebeugen die Füße sowie die Unterschenkel weitgehend von der Hubbewegung ausgeschlossen. Das führt dazu, daß z. B. beim Beugestütz nur etwa 95 % der eigenen Körpermasse bewältigt werden müssen.
Die Kenntnis über das durchschnittliche Gewicht der einzelnen Körperteile im Vergleich zum Gesamtgewicht des Körpers gestattet – falls erforderlich – die genauere Bestimmung der Zusatzlast. Die einzelnen Körperteile besitzen im Verhältnis zur Gesamtmasse des menschlichen Körpers etwa folgendes Durchschnittsgewicht:

der Kopf	=	7,0 %
der Rumpf	=	43,0 %
ein Oberarm	=	3,5 %
ein Unterarm	=	2,3 %
eine Hand	=	0,7 %
ein Oberschenkel	=	11,4 %
ein Unterschenkel	=	5,3 %
ein Fuß	=	1,8 %.

8. Organisationsformen des Krafttrainings

Zum besseren Verständnis der Organisationsformen und Methoden des Krafttrainings müssen zunächst die Begriffe Wiederholung, Serie, Station, Satz und Kreis näher bestimmt werden.
Unter dem Begriff **Wiederholung** versteht man die Ausführung eines in seiner Struktur eindeutig festgelegten Bewegungsablaufes (Übung). Mehrere Wiederholungen ergeben eine **Serie**. So spricht man z. B. von einer 3er- (3 Wiederholungen einer Übung) oder einer 5er-Serie (5 Wiederholungen einer Übung).
Mehrere Serien der gleichen Übung bezeichnet man als **Station**. So könnte eine Station aus vier bis zehn 5er-Serien der Übung Bankdrücken bestehen.
Serien, die jeweils eine andere Übung enthalten, werden in einem **Satz** zusammengefaßt. Ein Satz enthält 2 bis 4 Serien, z. B. jeweils eine 5er-Serie Bankdrücken, Klimmziehen und Kniebeugen.
Ein **Kreis** besteht aus 6 bis 18 Serien, die jeweils eine andere Übung enthalten. Der Kreis könnte sich beispielsweise aus jeweils einer Serie Klimmziehen (Übg. 40), Rumpfaufrichten aus der Rükkenlage (Übg. 52), Kniebeugen (Übg. 95), Bankdrücken (Übg. 26), Rumpfaufrichten aus der Bauchlage (Übg. 67) und Beugen der Unterschenkel (Übg. 107) zusammensetzen.
Die Organisationsformen des Krafttrainings werden in Stations-, Satz- und Kreistraining gegliedert.
Werden alle Serien einer Übung (z. B. der Kniebeuge) abgeschlossen, bevor mit den Serien für die nächste Übung (z. B. für das Bankdrücken) begonnen wird, so spricht man vom **Stationstraining.** Da in den Serien innerhalb der Station immer wieder dieselben Muskelgruppen belastet werden, sind zwischen den Serien relativ lange Pausen erforderlich (s. Beispielprogramm XIII).
Werden jedoch Serien, die jeweils eine andere Übung enthalten (z. B. Bankdrücken, Rumpfaufrichten, Kniebeugen), im Wechsel durchgeführt und wird das Vorgehen mehrmals wiederholt, so bezeichnet man diese Organisationsform als **Satztraining.** Die zwei bis vier Übungen, die innerhalb eines Satzes zur Anwendung gelangen, sollten unterschiedliche Muskelgruppen beanspruchen. Dadurch können die Pausen zwischen den Serien relativ kurz gehalten werden. Die Pausen zwischen den Sätzen werden gewöhnlich etwas weiter ausgedehnt (s. Beispielprogramm X).
Für das **Kreistraining** werden 5 bis 18 Übungen ausgewählt, die in Serien in einer solchen Reihenfolge durchzuführen sind, daß stets

unterschiedliche Muskelgruppen belastet werden. Einer Serie, die die Streckmuskulatur der Arme anspricht, könnte eine Serie folgen, die die Streckmuskulatur der Beine beansprucht. Diesen wiederum folgen Serien zur Entwicklung der Bauch-, der Hals-, der Schultergelenkmuskulatur, der Beugemuskeln der Arme und Beine usw. Die Dauer der Pause zwischen den Serien richtet sich u. a. nach der Belastungsdauer einer Serie, nach der Größe der zu überwindenden Widerstände sowie nach der Ausdauerkraftfähigkeit des Sportlers. Die Serienpausen sollten im allgemeinen 10 s nicht unter- und 60 s nicht überschreiten. Anfängern sollten jedoch Pausen bis zu 120 s gestattet werden. Sind alle Übungen mit den vorgegebenen Serienbelastungen absolviert, so kann der gesamte Kreis innerhalb der Trainingseinheit mehrmals wiederholt werden (s. Beispielprogramm XXII).

9. Methoden und Programme des Krafttrainings

Die im folgenden aufgeführten Methoden und Programme des Krafttrainings wurden so gestaltet, daß sie von unterschiedlichen Alters- und Interessengruppen genutzt werden können. Anfängern und Fortgeschrittenen, Kindern, Jugendlichen und Erwachsenen sollen anhand von Beispielen Kenntnisse vermittelt werden, die sie befähigen, ein wirksames Krafttraining in der Familie oder in der Sportgruppe im Wohngebiet, in der Schule und im Freizeitzentrum zu absolvieren. Auch die Arbeit der Übungsleiter und Trainer kann durch die vermittelten Verfahrenskenntnisse unterstützt werden, obwohl auf die speziellen Belange der einzelnen Sportarten nicht näher eingegangen wird.

Alle Methoden und Programme sind im wesentlichen aus den im Kapitel 2 dargelegten Sachkenntnissen abgeleitet. Eine wissenschaftlich-planmäßige Trainingsgestaltung ist deshalb nur möglich, wenn die erforderlichen theoretischen Grundlagen erworben wurden. Erst dann wird der Sportler, Übungsleiter oder Trainer fähig sein, die Methoden und Programme so zu variieren, daß sie persönlichen Zielen (Straffung erschlaffter Muskulatur, Zunahme des Muskelquerschnitts, Erhöhung des Niveaus der Ausdauerkraft usw.) bzw. sportartspezifischen Anforderungen in hohem Maße entsprechen.

Die Methoden des Krafttrainings werden in
- Methoden zur komplexen Entwicklung der Kraftfähigkeit und
- Methoden zur differenzierten Entwicklung der Kraftfähigkeit

unterteilt.

Die Methoden zur differenzierten Entwicklung der Kraftfähigkeit werden, wie in Abbildung 41 dargestellt, in Methoden zur
- Maximalkraftentwicklung,
- Schnellkraftentwicklung und
- Ausdauerkraftentwicklung

gegliedert.

Die Entwicklung der Kraftfähigkeit wie auch ihrer Erscheinungsformen wird stets, ganz unabhängig von den typischen Trainingswirkungen der gewählten Methode, von der Perfektionierung der zwischenmuskulären Koordination mitbestimmt. Die Qualität der zwischenmuskulären Koordination – auch intermuskuläre Koordination genannt – ist vom folgerichtigen räumlich-zeitlichen und dynamisch-zeitlichen Einsatz der an einer bestimmten Bewegung beteiligten Muskeln abhängig. Je zweckmäßiger das Zusammen-

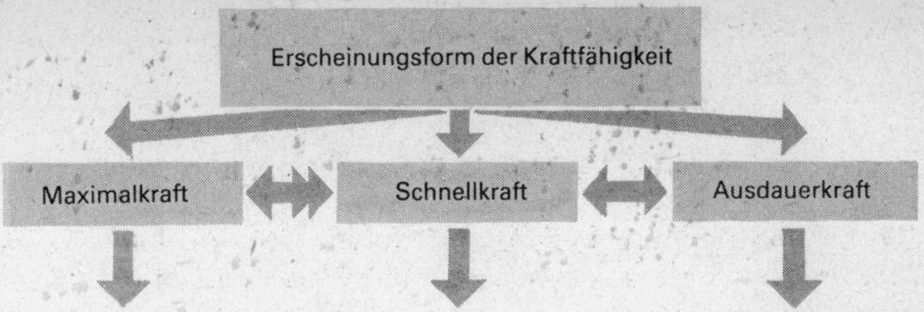

Maximalkraft

a) Methode der wiederholten submaximalen Anspannungen (Muskelquerschnittstraining)
b) Methode der kurzzeitigen maximalen Anspannungen (innermuskuläres Koordinationstraining)
c) Kombinierte Methode

Schnellkraft

a) Methode der wiederholten leichten bis mittleren Anspannungen
b) Schlagmethode
c) Kontrastmethode

Ausdauerkraft

a) extensive Intervallmethode
b) intensive Intervallmethode

Abb. 41. Methoden zur differenzierten Entwicklung der Erscheinungsformen der Kraftfähigkeit

spiel der Muskeln erfolgt, d.h., je flüssiger, rhythmischer und präziser die Bewegung abläuft, desto rationeller kann das Kraftpotential des Sportlers ausgeschöpft werden. Da jedoch für jede Bewegung ein eigenes, nur sie kennzeichnendes Zusammenspiel der Muskulatur erforderlich ist, ist die zwischenmuskuläre Koordination immer auf eine spezielle Bewegung ausgerichtet und kann auch nur die Kraftfähigkeit für diese eine Bewegung verbessern. Eine Übertragung auf Bewegungen mit anderen Strukturen ist kaum möglich.

Da die sportartspezifischen Bewegungen, die ja überdies Maximal-, Schnell- oder Ausdauerkraftcharakter tragen können, sehr unterschiedliche Methoden zur Perfektionierung der zwischenmuskulären Koordination erfordern, können lediglich einige grundlegende und allgemeingültige Hinweise gegeben werden:

Die zwischenmuskuläre Koordination wird besonders gefördert, wenn

- spezielle Teil- oder Gesamtbewegungen ausgeführt werden,
- die speziellen Bewegungen (Spezial- oder Wettkampfübungen)

Tabelle 10. *Die Wirksamkeit unterschiedlicher Methoden auf die Entwicklung ausgewählter, trainierbarer Komponenten der Kraftfähigkeit*

		Methoden / Komponenten der Kraftfähigkeit	Muskelquerschnitt	innermuskuläre Koordinat.	zwischenmuskuläre Koordinat.	Dehnfähigkeit	Energievorräte	Kapillardichte	Mitochondriengröße u. -anzahl
		Methoden zur komplexen Entwicklung der Kraftfähigkeit	+++ FT-Fas. ST-Fas.	+++	++	++	Phosphate Glykogen	++	++
Entwicklung der Kraftfähigkeit	MK-Methoden	Methode der kurzzeitigen maximalen Anspannungen	++ FT-Fas. (ST-Fas. +)	++++	+	++	Phosphate	–	–
Entwicklung der Kraftfähigkeit	MK-Methoden	Methode der wiederholten submaximalen Anspannungen	++++ FT-Fas. ST-Fas.	++	++	++	Phosphate Glykogen	++	++
Entwicklung der Kraftfähigkeit	MK-Methoden	kombinierte Methode	+ + + FT-Fas. ST-Fas.	+++	++	++	Phosphate Glykogen	++	++
Entwicklung der Kraftfähigkeit		Methode der wiederholten leichten bis mittleren Anspannungen	++(+) FT-Fas. (ST-Fas. +)	+++	++++	++	Phosphate (Glykogen)	(+)	(+)

Methoden zur differenzierten SK-Methoden	Schlagmethode	++ FT-Fas. (ST-Fas. +)	+++	++++	++	Phosphate	(+)	–
	Kontrastmethode	++ FT-Fas. (ST-Fas. +)	+++	++++	++	Phosphate	(+)	–
AK-Methoden	extensive Intervallmethode	+ FT-Fas. ST-Fas.	+	++	++	Glykogen (Fette)	+++	+++
	intensive Intervallmethode	+ FT-Fas. ST-Fas.	+	++	++	Glykogen	++	++
Dehnungs-methoden	Methode der wiederholten Dehnung	–	–	++	+++	–	–	–
	Methode der Dauerdehnung	–	–	++	+++	–	–	–
	Vorspannungs-Dehnungs-Methode	–	–	++	++++	–	–	–

Legende:
Die Methode ist zur Entwicklung der betreffenden Komponente der Kraftfähigkeit
sehr gut geeignet = + + + +   gut geeignet = + + +   geeignet = + +   wenig geeignet = +   nicht geeignet = –

Anmerkungen zur Tabelle:

- Die Komponenten der Kraftfähigkeit – Faseranzahl und Fasertyp – sind nicht trainierbar. Die Kontraktionsgeschwindigkeit der motorischen Einheiten kann durch explosive Kraftentfaltungen – besonders gegen submaximale Widerstände (Maximalkraftmethoden) – wesentlich erhöht werden.
- Die Wirksamkeit des Trainings nach den aufgeführten Methoden auf ausgewählte Komponenten der Kraftfähigkeit hängt in entscheidendem Maße vom Leistungsstand des Sportlers (Anfänger, Fortgeschrittener, Könner) und von der Programmgestaltung ab. So können sich z. B. Übungen nach der intensiven Intervallmethode, die gegen Widerstände zwischen 50 und 65 % der max. Kraftfähigkeit durchgeführt werden, positiv auf die Erhöhung des Muskelquerschnitts des Anfängers auswirken. Für den hochtrainierten Kraftsportler hat dieses Training kaum Einfluß auf die Vergrößerung des Muskelquerschnitts. Die Angaben dieser Tabelle haben vorrangig für den Fortgeschrittenen Gültigkeit und sollten für den Anfänger und den Könner entsprechend den nachfolgenden Informationen zur Methoden- und Programmgestaltung differenziert beurteilt werden.
- Die Erhöhung des Muskelquerschnitts erfolgt überwiegend durch Verdickung der sich schnell- (bzw. langsam) kontrahierenden Fasern. Dabei ist zu beachten, daß bei der Bewältigung max. und submax. Widerstände neben dem Einsatz der FT-Fasern auch die Beteiligung der ST-Fasern erforderlich ist und durch diese Tätigkeit auch ihre Querschnittserhöhung gefördert wird (s. 2.2.1.).
- Krafttrainingsmethoden sind nur dann geeignet, die Entwicklung der Beweglichkeit zu fördern, wenn die mögliche Bewegungsamplitude in vollem Umfang genutzt werden kann.
- Soll das wettkampfspezifische Schnellkrafttraining auf die Vervollkommnung der zwischenmuskulären Koordination ausgerichtet werden, so wird die Höhe des Widerstandes und der Beschleunigung weitgehend von der Kraft-Zeit-Struktur der Wettkampfübung bestimmt. Die gewählte Größe des Widerstandes und der Beschleunigung beeinflußt dann wiederum die Entwicklung anderer Komponenten der Kraftfähigkeit (z. B. den Muskelquerschnitt und die innermuskuläre Koordination).
  Wird das Schnellkrafttraining nach der „Methode der wiederholten leichten bis mittleren Anspannungen“ (mit Widerständen von 50–70 % der max. Kraftfähigkeit) beispielsweise zur Entwicklung der Schnellkraftausdauer genutzt (Wiederholungen bis zur Ermüdung), so wird neben der Ausprägung der Schnellkraftausdauer auch ein positiver Effekt für die Erhöhung des Muskelquerschnitts (FT-Fasern) erzielt.

mit wettkampfmäßiger oder größerer Schnelligkeit absolviert werden und
– die Spezial- oder Wettkampfübungen gegen Widerstände vollzogen werden, die den Wettkampfwiderstand zwar unter-, aber nicht wesentlich überschreiten dürfen.

Eine Übersicht über die grundsätzlichen Trainingswirkungen der genannten Methoden auf die Entwicklung ausgewählter Komponenten der Kraftfähigkeit gibt Tabelle 10.

9.1. Methoden und Programme zur komplexen Entwicklung der Kraftfähigkeit

Auf dem Gebiet des Krafttrainings noch unerfahrene und leistungsschwache Sportler sollten nicht oder noch nicht das Ziel haben, in kürzester Zeit ein großes Kraftpotential zu erwerben oder eine Erscheinungsform der Kraft gesondert zu entwickeln. Eine zu schnelle Belastungserhöhung sowie die differenzierte Ausprägung der Maximal-, Schnell- oder Ausdauerkraft birgt für den Anfänger viele Gefahren. Große Widerstände, hohe Beschleunigungen, häufige Wiederholungen und komplizierte Bewegungsabläufe überfordern die Leistungs- und Anpassungsfähigkeit des unvorbereiteten Organismus und können unter ungünstigen Umständen sogar zu dessen Schädigung führen. Besonders gefährdet ist der Stütz- und Halteapparat. Durch ein Grundlagentraining mit gemäßigten Belastungsanforderungen muß zunächst ein tragfähiges Fundament für eine spätere forcierte und eventuell differenzierte Kraft-, aber auch Ausdauerentwicklung (Lauftraining) geschaffen werden. So wird der Körper durch ein Krafttraining, das durch niedrige Widerstände, kleine Wiederholungszahlen, geringe Geschwindigkeiten und lange Serienpausen gekennzeichnet ist, mit einem die Bänder und Gelenke stützenden und schützenden „Muskelkorsett“ ausgestattet. Damit wird die Gefahr einer späteren Überbelastung des Binde- und Stützgewebes weitgehend ausgeschlossen.

Das Krafttraining des Anfängers darf also nicht darauf gerichtet sein, um jeden Preis eine extreme Entwicklung vielseitiger Kraftfähigkeiten zu erzielen oder etwa die Maximalkraft weitgehend auszuprägen. Es kommt vielmehr darauf an, in einem sechs- bis neunmonatigen Grundlagentraining die notwendigen Voraussetzungen für höhere Belastungsanforderungen zu erwerben. Dazu zählen wir ein Grundpotential an Kraft und Ausdauer, eine hohe Funktionstüchtigkeit des Binde- und Stützsystems, eine dehnfähige Muskulatur, eine stabile Gleichgewichtsfähigkeit, eine zweckmäßige Technik zur Durchführung der Übungen sowie eine hohe Leistungsbereitschaft.

Bei der Erarbeitung der **Trainingsprogramme für Anfänger** sind die nachstehenden Hinweise zu beachten:

- Es sind Übungen mit unkomplizierten Bewegungsabläufen zu wählen, die geringe Anforderungen an die zwischenmuskuläre Koordination stellen.
- Der zu überwindende Widerstand ist relativ gering. Zahlreiche Experimente haben gezeigt, daß bei Anfängern die Wirksamkeit des Krafttrainings nur in geringem Maße von der Höhe des Widerstandes abhängig ist, vorausgesetzt, daß der Widerstand ein gewisses Minimum, nämlich 45 bis 50 % der maximalen Kraftfähigkeit, übersteigt.
- Die Anzahl der Wiederholungen innerhalb einer Serie bzw. innerhalb des Gesamtprogramms darf nicht zur Erschöpfung führen. Innerhalb einer Serie werden nicht mehr als 50 % der maximal möglichen Wiederholungen durchgeführt. Ist der Sportler beispielsweise in der Lage, maximal 24 Liegestütze auszuführen, so werden für eine Serie 9 bis 12 Wiederholungen gefordert. Innerhalb des Gesamtprogramms werden nicht weniger als 20 und nicht mehr als 100 Übungswiederholungen für eine Muskelgruppe verlangt.
- Das Tempo der Übungsdurchführung ist zügig, aber nicht maximal.
- Die Pausen zwischen den Serien, die in der Regel 60 bis 180 s betragen, führen zu einer weitgehenden, aber nicht völligen Erholung des Organismus.
- Es werden 6 bis 18 Übungen ausgewählt, die in ihrer Gesamtheit alle wesentlichen Muskeln oder Muskelgruppen belasten und kräftigen. Dabei ist zu beachten, daß die einzelne Übung um so höhere energetische und koordinative Ansprüche an den Organismus stellt, je mehr Muskeln oder Muskelgruppen an ihrer Ausführung beteiligt sind bzw. je größer die eingesetzte Muskelmasse ist. So ist z. B. das Kniebeugen mit Zusatzlast (Übg. 95) wesentlich energieaufwendiger als das Beugen der Hände mit Zusatzlast (Übg. 7).
- Zur Erhaltung der Dehnfähigkeit der Muskulatur werden sowohl Übungen zur Belastung der Agonisten (z. B. der Rumpfstreckmuskulatur) als auch ihrer Antagonisten (z. B. der Rumpfbeugemuskulatur) ausgewählt und alle Übungen über die volle Breite der möglichen Gelenkbewegung ausgeführt. Wird bei den Aktiven eine Muskelverkürzung festgestellt, so muß das Trainingsprogramm durch Beweglichkeitsübungen ergänzt werden.

- Wird die Organisationsform des Kreistrainings bevorzugt, so werden die 6 bis 18 ausgewählten Übungen gewöhnlich in einem Programm vereinigt; werden die Organisationsformen des Stations- oder des Satztrainings gewählt, so werden die Übungen in der Regel in zwei Programmen (mit je 3 bis 4 Übungen) zusammengefaßt.
  Im Rahmen der Organisationsform des Kreistrainings werden etwa 20 bis 80 Übungswiederholungen für eine Muskelgruppe in der Trainingseinheit durchgeführt; im Rahmen der Organisationsformen des Stations- und Satztrainings erfolgen 70 bis 100 Wiederholungen.

- In den ersten zwei Trainingswochen wird zweimal wöchentlich trainiert. Die Belastungsanforderungen werden nicht verändert. In den folgenden Wochen kann die Anzahl der Trainingseinheiten erhöht werden. Es sollte jedoch nicht öfter als viermal in der Woche trainiert werden. Die Programme, die innerhalb der Organisationsform des Stations- oder Satztrainings angewandt werden, kommen im Wechsel zum Einsatz.

- Nach ungefähr zwei bis drei Monaten werden die Übungen ausgetauscht. Die neuen Übungen sollten jedoch ähnliche Muskeln bzw. Muskelgruppen ansprechen. So könnte für das Bankdrücken (Übg. 26) der Beugestütz (Übg. 27) oder für das Beindrücken (Übg. 94) die Kniebeuge (Übg. 95) in das Programm aufgenommen werden. Einmal im Monat wird jedoch eine Woche lang wieder mit den ausgetauschten Übungen trainiert, um Erinnerungsreize zu setzen.

- Während das Muskelgewebe auf ein Krafttraining schon nach wenigen Tagen mit entsprechenden Anpassungserscheinungen reagiert, vollziehen sich diese am Binde- und Stützgewebe erst im Verlaufe von Wochen und Monaten. Die im Vergleich zur Muskulatur relativ langsame Anpassung der Sehnen, Bänder, Knorpel und Knochen an Kraftbeanspruchungen verlangt eine ganz allmähliche Belastungserhöhung. Auf diese Weise kann der Anfänger der Gefahr der Schädigung des Binde- und Stützgewebes am erfolgreichsten entgegentreten.

Im Verlaufe der ersten 6 bis 9 Trainingsmonate werden
- der Widerstand (im Verhältnis zur maximalen Kraftfähigkeit),
- die Anzahl der Wiederholungen (im Vergleich zur maximalen Wiederholungszahl, s. a. Tab. 2) und

– das Tempo der Bewegungsausführung behutsam gesteigert sowie
– die Pausen systematisch verkürzt.

Durch diese Maßnahmen werden in der ersten Trainingsperiode (6 bis 9 Monate) solche Anpassungsvorgänge im Organismus des Sportlers angestrebt, die eine tragfähige Grundlage für eine sprunghafte Belastungserhöhung bilden. Bei entsprechender Notwendigkeit kann der Sportler nun die Kraftfähigkeit in einem mehrjährigen Prozeß bis zu den individuellen Grenzen der Trainierbarkeit des Nerv-Muskel-Systems entwickeln.

Auch Fortgeschrittenen bieten diese grundlegenden Methoden und Programme die Möglichkeit zur komplexen Entwicklung der Leistungsfähigkeit. Bei zweckmäßiger Gestaltung stellen sie außerordentlich belastende und komplexe Anforderungen an die Maximal-, Schnell- und Ausdauerkraft sowie an die Beweglichkeit und fördern damit die Entwicklung dieser Fähigkeiten zu einem ausgewogen hohen Niveau. Eine extreme Ausprägung einer einzelnen Fähigkeit wird jedoch nicht erreicht (s. a. Kapitel 2.5. bis 2.8.).

Besonderen Wert besitzen die Methoden und Programme zur komplexen Entwicklung der Kraftfähigkeit auch für Sportler, deren Wettkampfziel es ist, eine relativ kurzzeitige Maximal- oder Schnellkraftleistung zu vollbringen. Kugelstoßer, Diskuswerfer, Gewichtheber u. a. können durch diese Methoden und Programme in der Vorbereitungsperiode nicht nur ein hohes Grundpotential der Kraft erwerben, sondern gleichzeitig die aerobe Leistungsfähigkeit verbessern. Da ein hohes Niveau der aeroben Leistungsfähigkeit die Grundvoraussetzung für die rasche Wiederherstellung des Organismus nach Belastungen darstellt, ermöglicht das in der Vorbereitungsperiode erarbeitete höhere aerobe Entwicklungsniveau in der Wettkampfperiode ein intensiveres spezielles Training (s. Kapitel 2.2.3.4.).

Fortgeschrittene und Könner sollten bei der Durchführung der Übungsprogramme folgende Verhaltensgrundsätze berücksichtigen:

- Alle Übungen werden technisch exakt, d. h. unter Beachtung grundlegender Anforderungen an die Präzision, absolviert. Dadurch wird u. a. die Perfektionierung der zwischenmuskulären Koordination unterstützt sowie Verletzungen und Verschleißerscheinungen vorgebeugt.
- Jede Serie wird bis zur Ermüdung des Nerv-Muskel-Systems durchgeführt. Die Pausen zwischen den Serien werden relativ kurzgehalten. Dieses Vorgehen unterstützt die Entwicklung der Ausdauerkraftfähigkeit und der aeroben Leistungsfähigkeit.
- Die Maximalkraft wird gefördert, wenn die durchschnittliche Zusatzlast wenigstens 80 % der maximalen Kraftfähigkeit beträgt.

Die Festlegung der Zusatzlast sollte stets in Abhängigkeit vom aktuellen Leistungsstand der maximalen Kraftfähigkeit erfolgen.

- Zur Entwicklung der Schnellkraft werden die ersten Wiederholungen jeder Serie so explosiv wie möglich durchgeführt.
- Die Beweglichkeit wird gefördert, wenn jede Wiederholung über die volle Breite der möglichen Bewegungsamplitude geführt wird. Sollte die Struktur der Übungen große Bewegungsamplituden nicht gestatten, so sind die beanspruchten Muskelpartien durch entsprechende Übungen zu dehnen (s. Kapitel 2.7.).

Beispielprogramm I

Teilnehmerkreis:	Anfänger
Trainingsmittel:	Übungen mit der eigenen Körpermasse
Organisationsform:	Kreistraining
Trainingsmethode:	Methode zur komplexen Entwicklung der Kraftfähigkeit
Serienpausen:	1 bis 2 min
Pause nach dem Kreis:	2 bis 3 min
Anzahl der Kreise:	1 bis maximal 3 (mit einem Kreis beginnen)

Programm für einen Kreis: s. Abb. 42

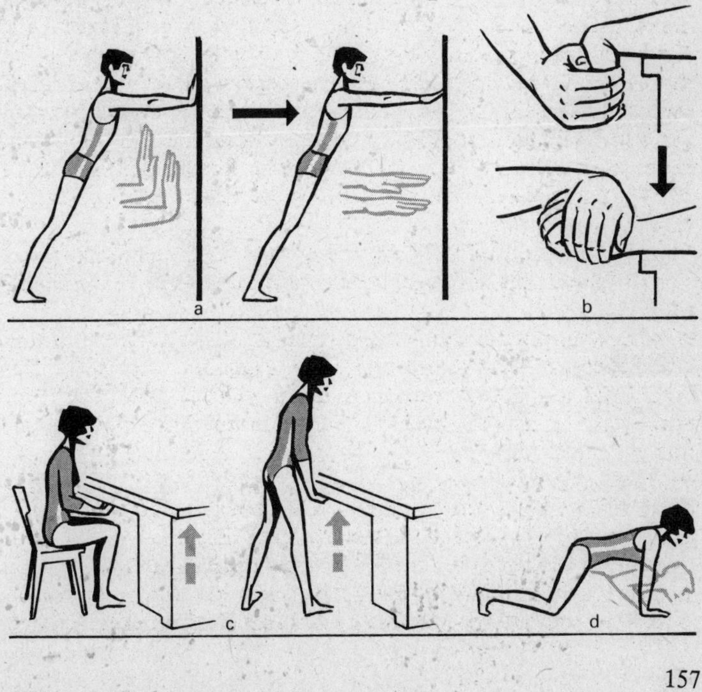

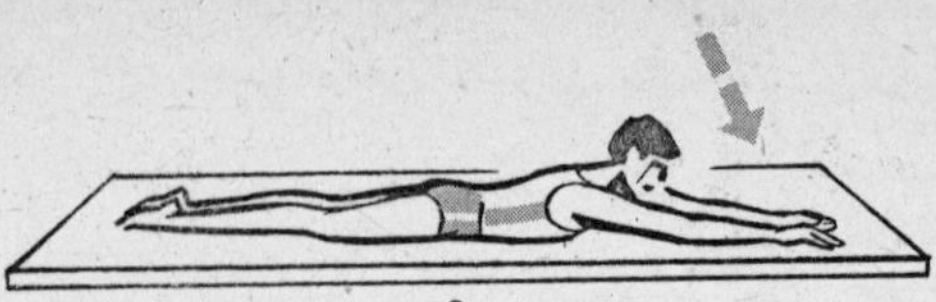

e

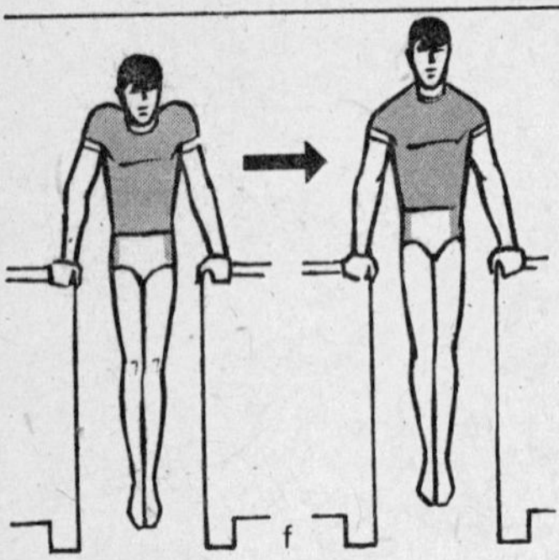

f

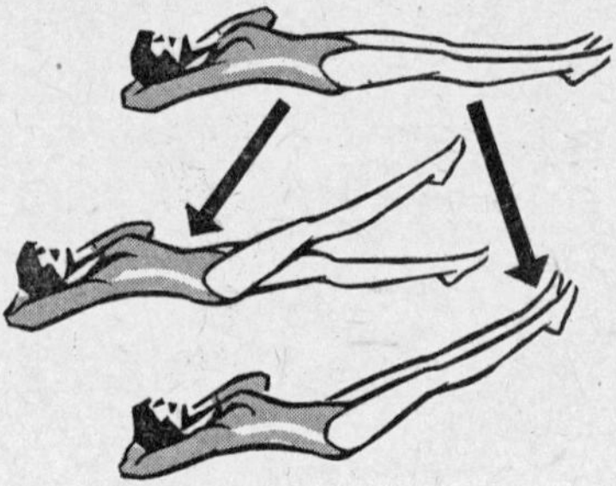

g

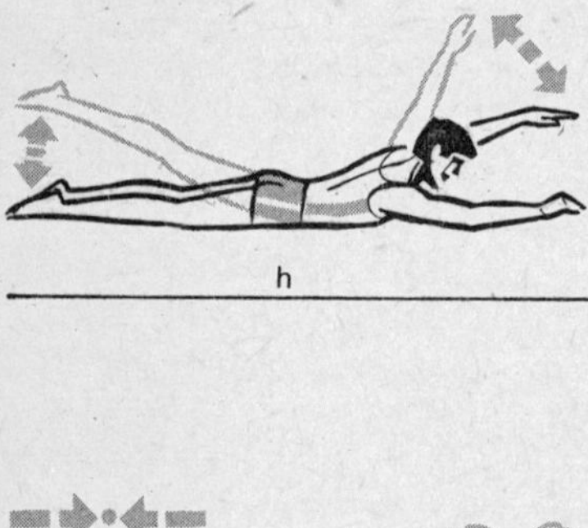

h

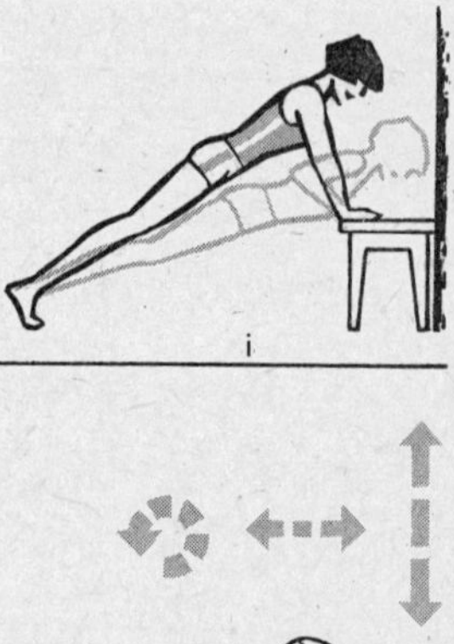

i

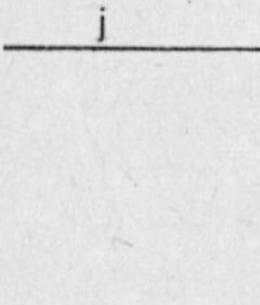

j

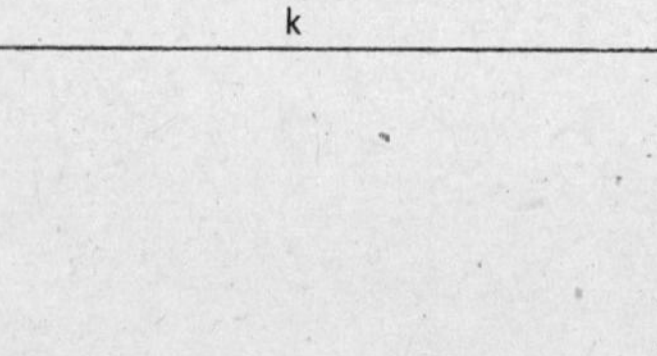

k

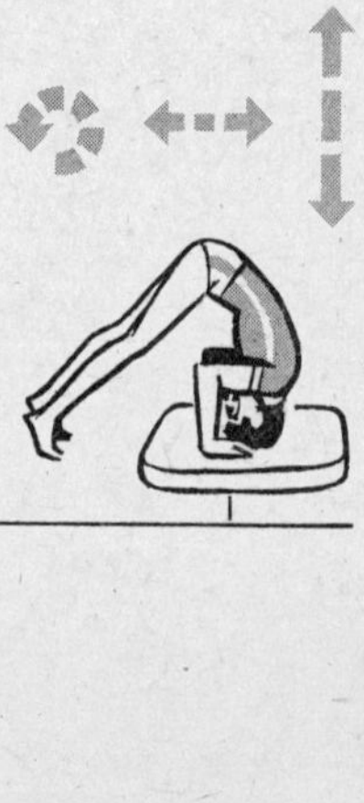

l

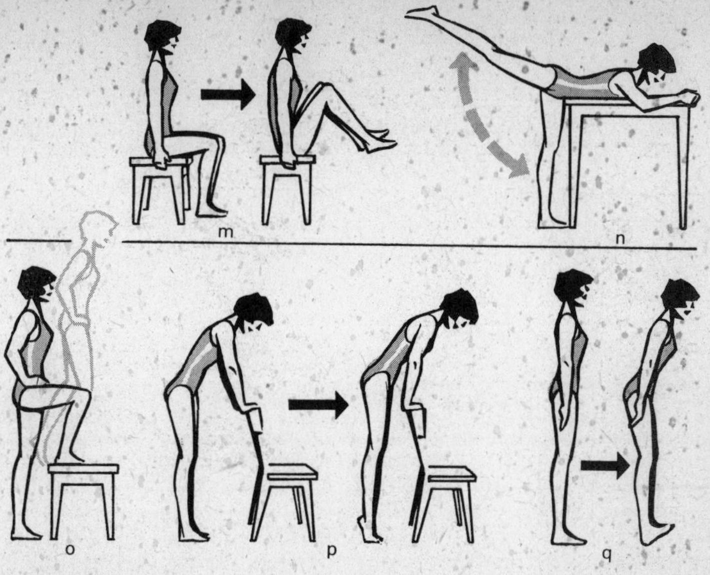

Abb. 42 a–q

Anmerkung:

- Übungsbeschreibungen: a = s. a. Übg. 4 b; b = Übg. 5; c = Übg. 11 (je Winkelstellung wird 3 × je 5 bis 8 s isometrisch kontrahiert); d = Übg. 18 b; e = Übg. 30 (es wird 3 × je 5 bis 8 s isometrisch kontrahiert); f = Übg. 43; g = Übg. 53; h = Übg. 68; i = Übg. 18 c; j = Übg. 30 (es wird 3 × je 5 bis 8 s isometrisch kontrahiert); k = Übg. 52; l = Übg. 70 b; m = Übg. 81; n = Beinrückheben (großer Gesäßmuskel); o = Übg. 85; p = Übg. 109 a; q = Übg. 110.
- Belastungsgestaltung: s. Kapitel 9.1.
- Die isometrischen Kontraktionen werden mit etwa 50 bis 75 % der maximalen Kraftfähigkeit ausgeführt. Eine Preßatmung sollte vermieden werden.

Beispielprogramm II

Teilnehmerkreis:	Anfänger
Trainingsmittel:	Übungen mit der Körpermasse
Organisationsform:	Kreistraining
Trainingsmethode:	Methode zur komplexen Entwicklung der Kraftfähigkeit
Serienpausen:	1 bis 2 min
Pause nach dem Kreis:	2 bis 3 min
Anzahl der Kreise:	1 bis maximal 3 (mit einem Kreis beginnen)

Programm für einen Kreis: s. Abb. 43

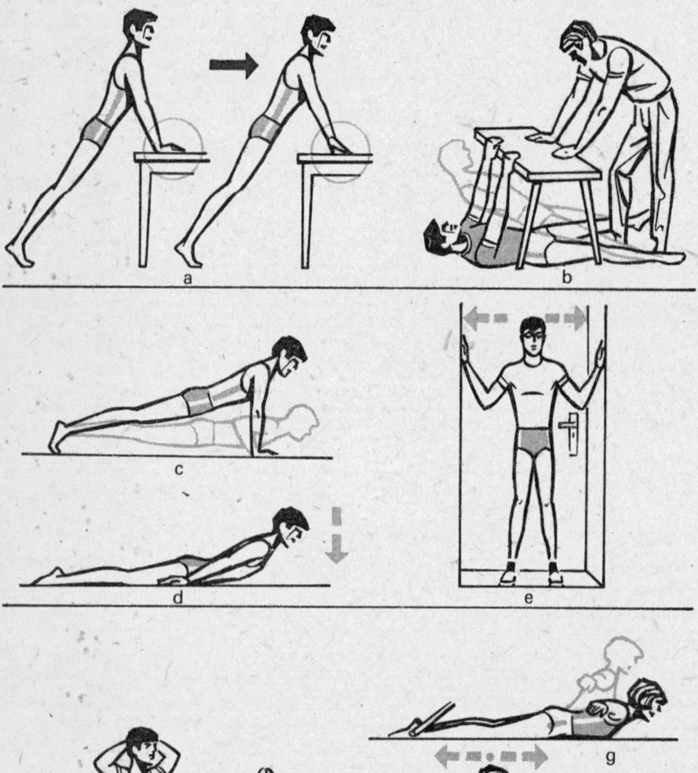

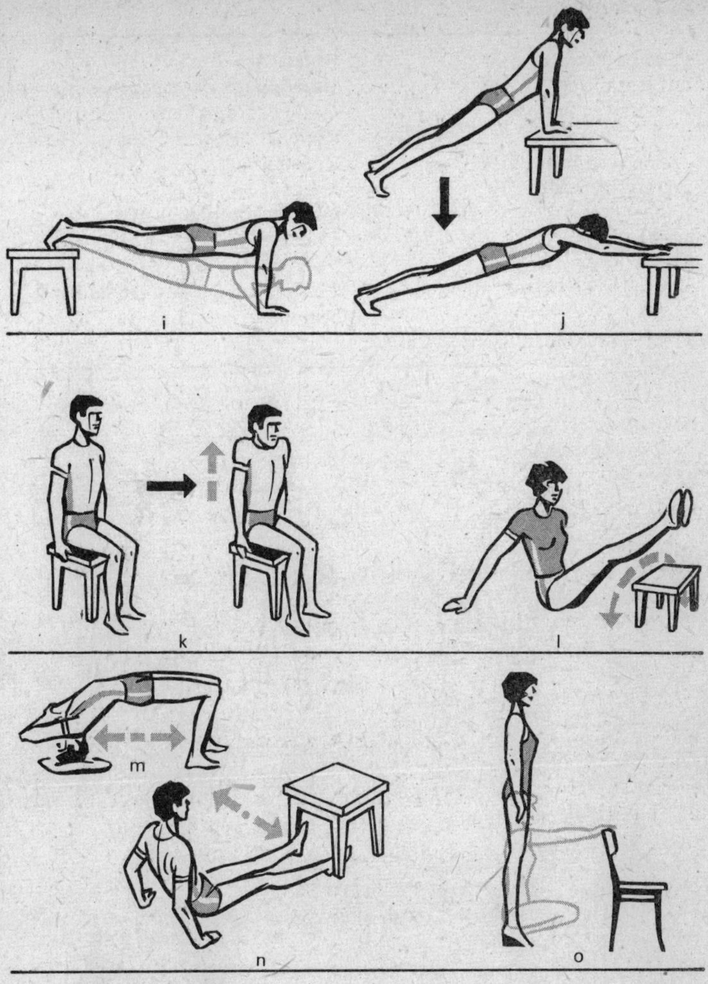

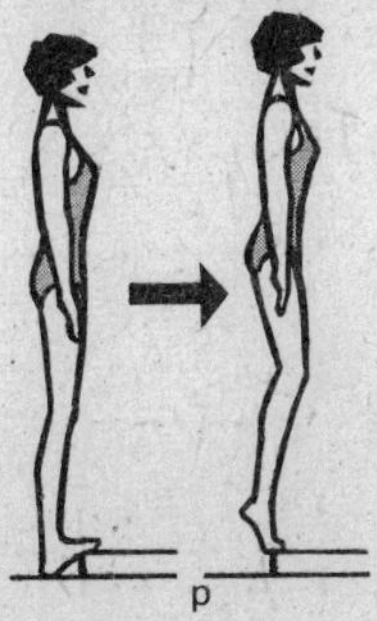

Abb. 43 a–p

Anmerkung:
– Übungsbeschreibungen: s. Übungssammlung bzw. Anm. zu Programm I

Beispielprogramm III

Teilnehmerkreis:	Anfänger
Trainingsmittel:	Übungen mit der eigenen Körpermasse bzw. mit Faust- oder Stützhanteln (s. Kapitel 14.2.)
Organisationsform:	Kreistraining
Trainingsmethode:	Methode zur komplexen Entwicklung der Kraftfähigkeit
Serienpausen:	1 bis 2 min
Pause nach dem Kreis:	2 bis 3 min
Anzahl der Kreise:	1 bis maximal 3 (mit einem Kreis beginnen)

Programm für einen Kreis: s. Abb. 44

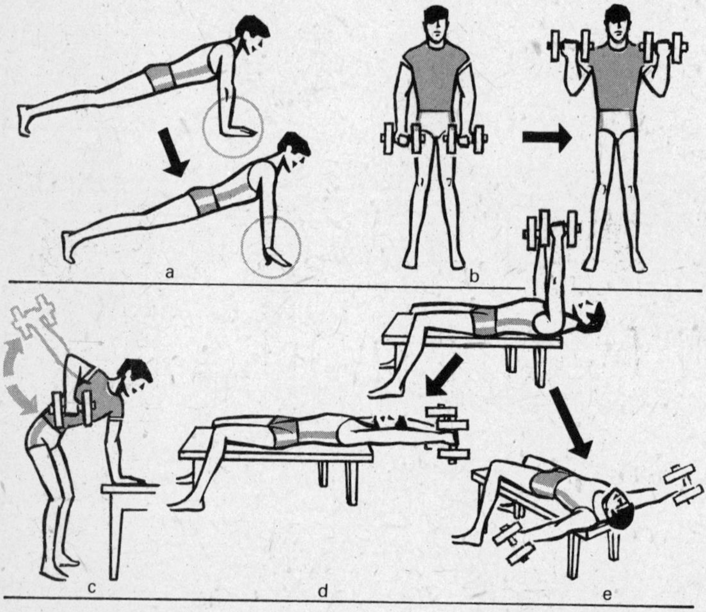

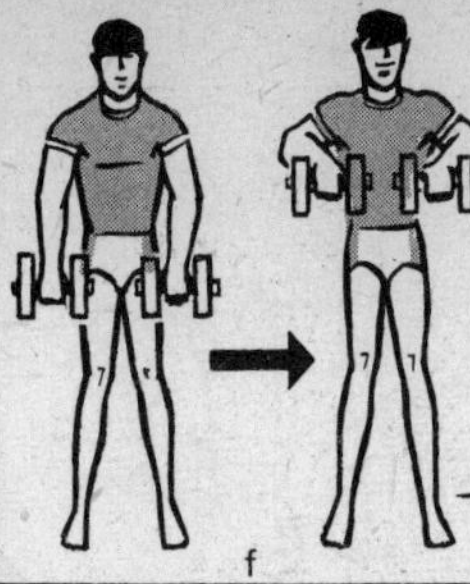

f

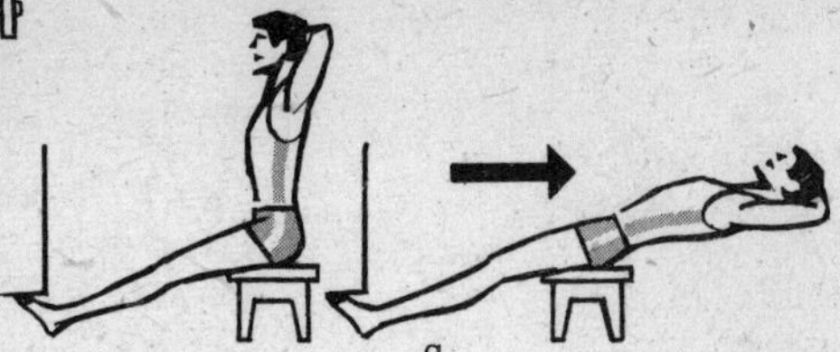

g

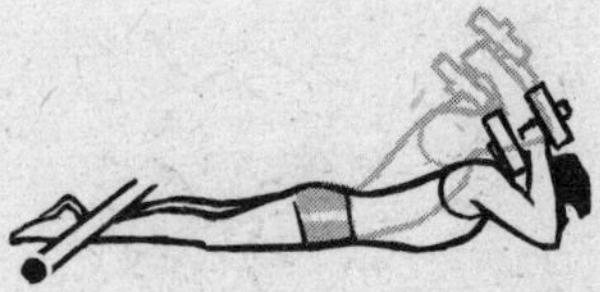

h

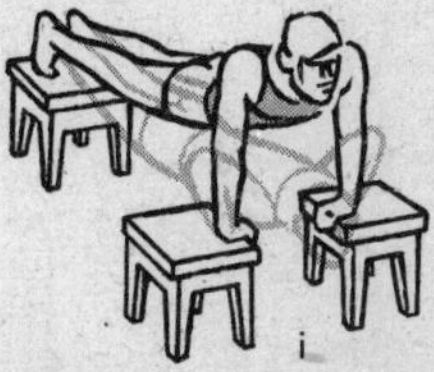

i

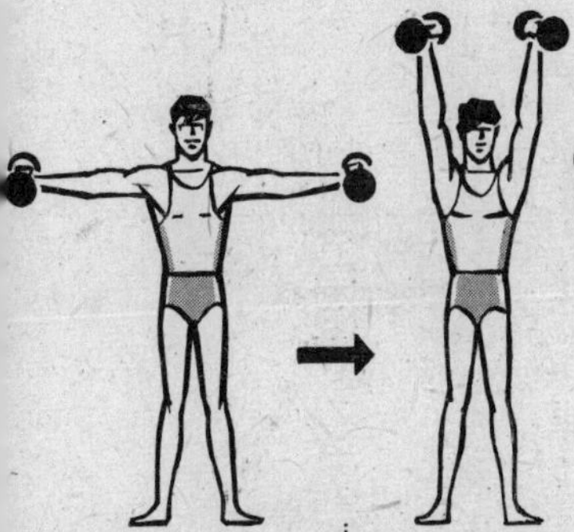

j

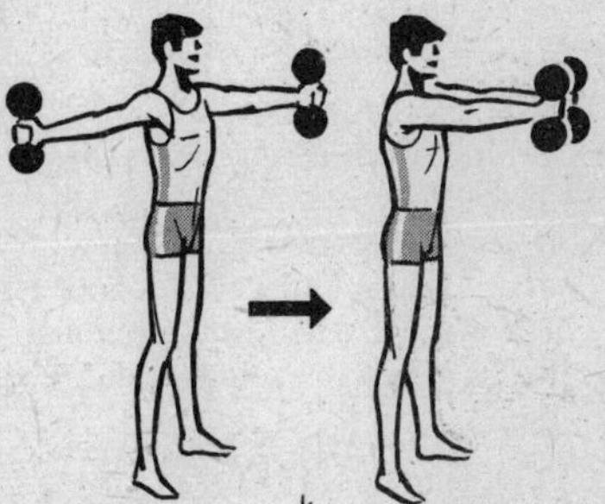

k

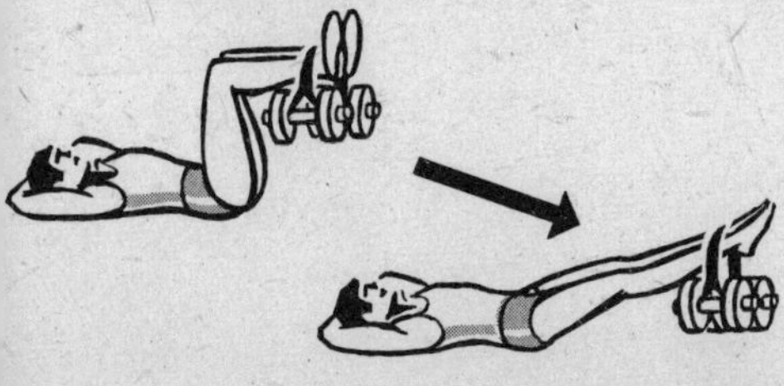

l

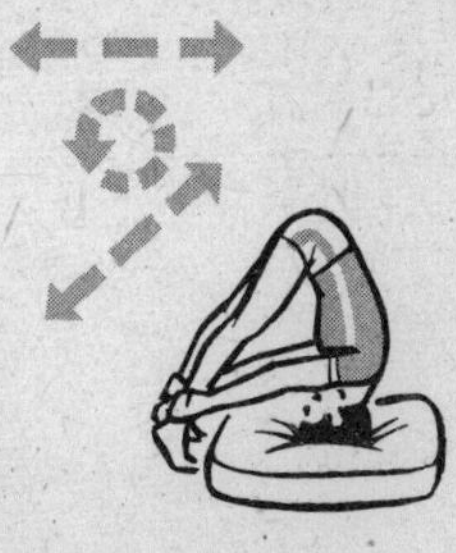

m

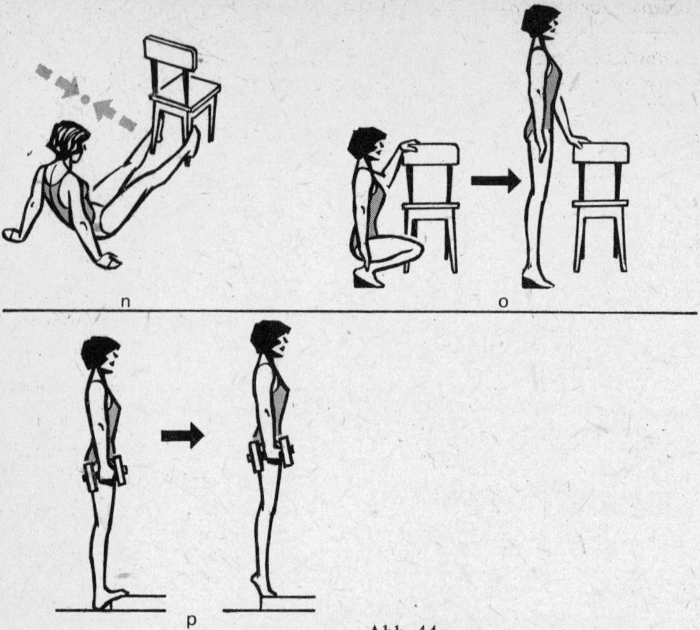

Abb. 44a–p

Anmerkung:
- Übungsbeschreibung: s. Übungssammlung; n – es wird 3 × je 5–8 s isometrisch kontrahiert.
- Belastungsgestaltung: s. Kapitel 9.1.; die Höhe der Zusatzlast wird von der Leistungsfähigkeit des Sportlers bestimmt.
- Die isometrischen Kontraktionen werden mit etwa 50 bis 75 % der maximalen Kraftfähigkeit ausgeführt. Eine Preßatmung sollte vermieden werden.

Beispielprogramm IV

Teilnehmerkreis:	Anfänger
Trainingsmittel:	Übungen mit Zusatzlast (Faust- bzw. Stützhanteln oder Rundgewichte) und mit der eigenen Körpermasse
Organisationsform:	Kreistraining
Trainingsmethode:	Methode zur komplexen Entwicklung der Kraftfähigkeit
Serienpausen:	1 bis 2 min
Pause nach dem Kreis:	2 bis 3 min
Anzahl der Kreise:	1 bis maximal 3 (mit einem Kreis beginnen)

Programm für einen Kreis: s. Abb. 45

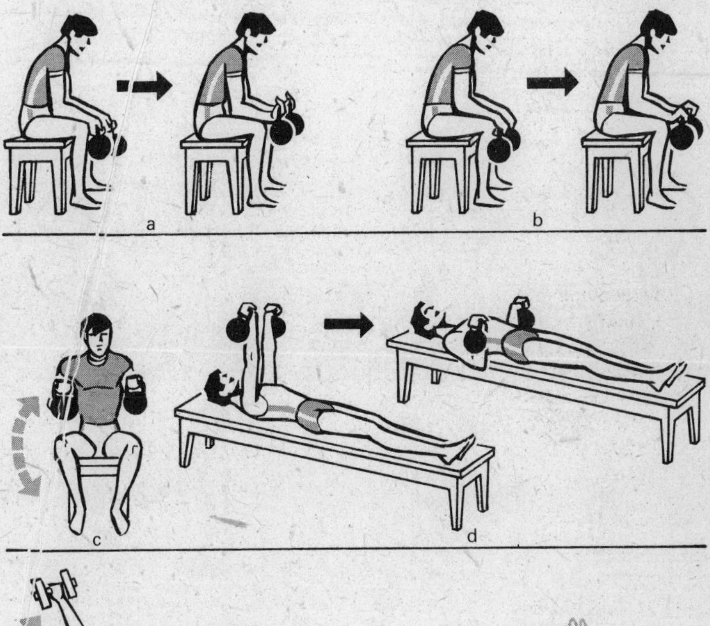

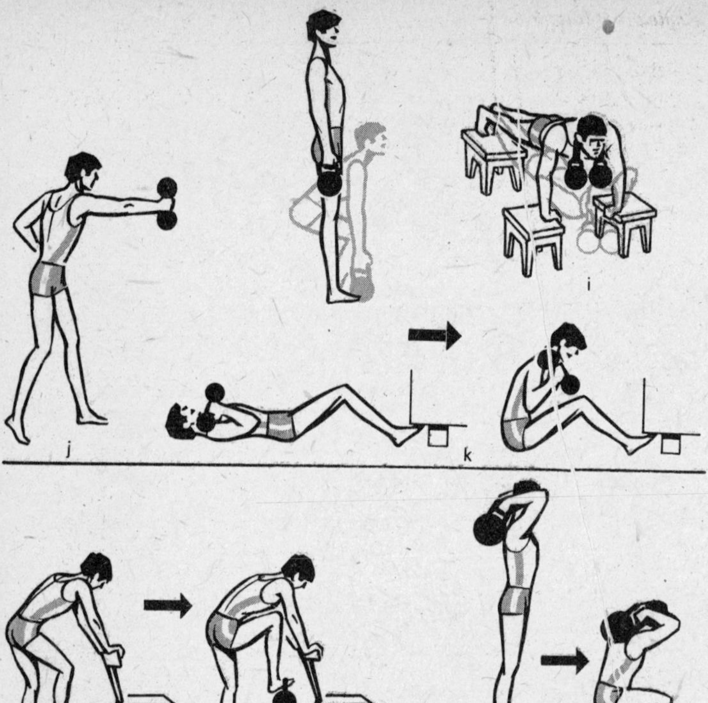

Abb. 45 a–o

Anmerkung:
- Übungsbeschreibung: s. Übungssammlung
- Belastungsgestaltung: s. Kapitel 9.1.; die Höhe der Zusatzlast wird von der Leistungsfähigkeit des Sportlers bestimmt.

Beispielprogramm V

Teilnehmerkreis: Anfänger, Fortgeschrittene

Trainingsmittel, Organisationsform, Trainingsmethode u. Pausengestaltung s. Beispielprogramm IV. Programm für einen Kreis: Abb. 46

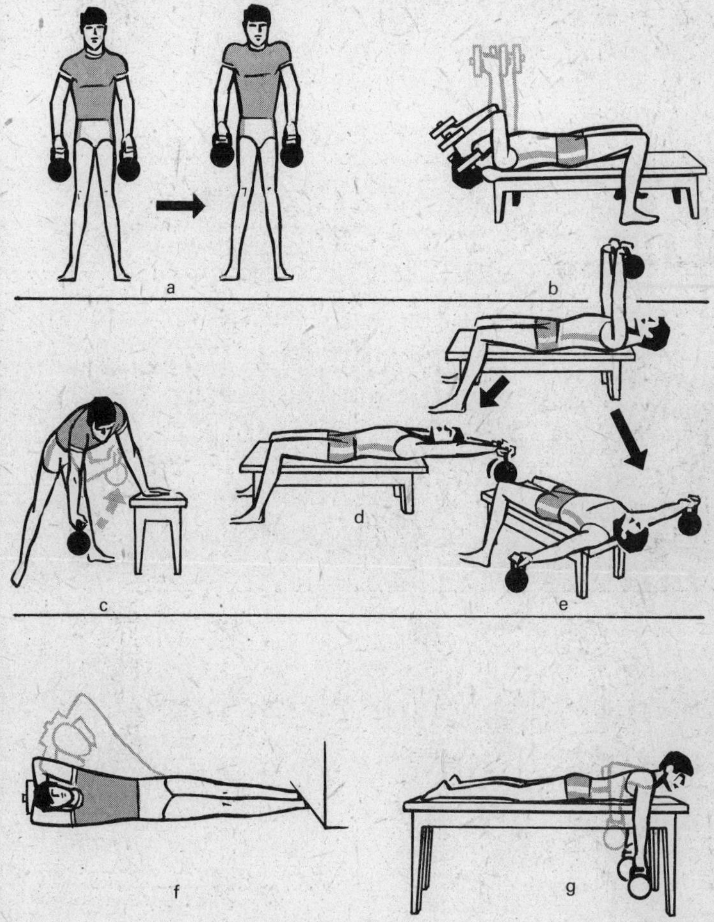

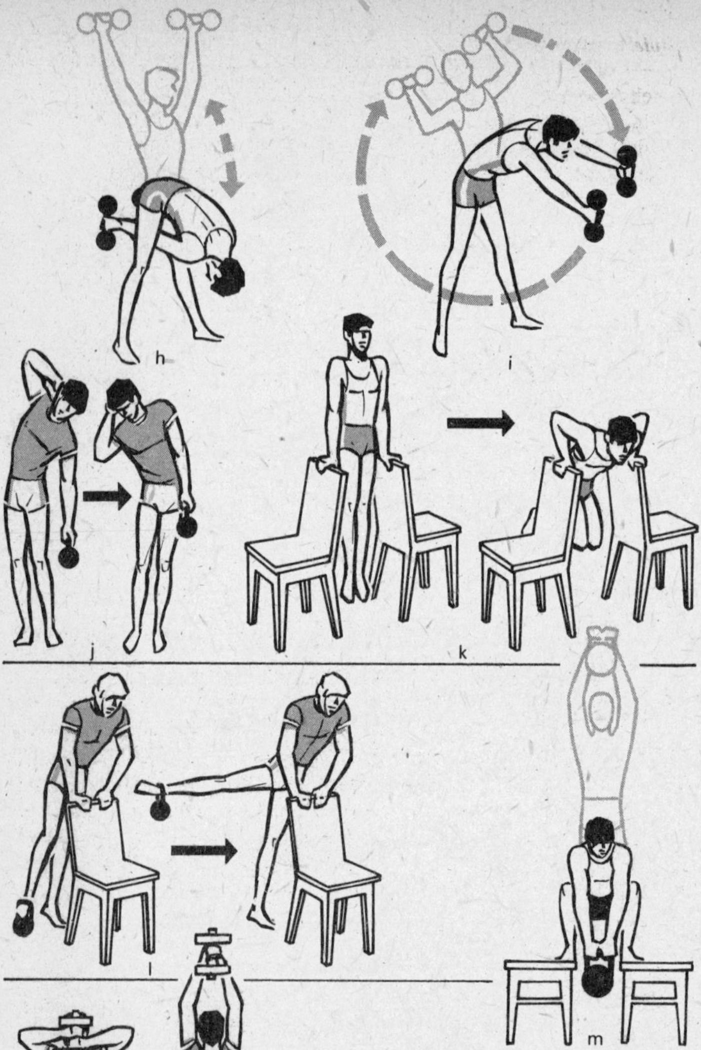

Abb. 46 a–n

Anmerkung: s. Beispielprogramm IV

Teilnehmerkreis:	Anfänger
Trainingsmittel:	Übungen mit dem Partner
Organisationsform:	Kreistraining
Trainingsmethode:	Methode zur komplexen Entwicklung der Kraftfähigkeit (stark belastend)
Serienpausen:	1 min; danach wird der Partner zum Ausführenden; 1 min; usw.
Pause nach dem Kreis:	1 bis 2 min
Anzahl der Kreise:	5

Programm (für einen Kreis):
10 × Beugen der Arme (Übg. 12)
10 × Widerstand gegen das Senken der Arme (Übg. 33)
10 × Abfangen der nach unten geschlagenen Beine (Übg. 60)
10 × Beinstrecken (Übg. 88)
8 × Doppelliegestütz (Übg. 24)
8 × Heben des Rumpfes aus der Bauchlage (Übg. 73)
10 × Anreißen (Übg. 45)
10 × Beugen der Unterschenkel (Übg. 103)

Anmerkung:
Können die Übungen aufgrund zu geringer Kraftfähigkeiten noch nicht bewältigt werden, so sind andere Übungen zu wählen, die zwar nahezu die gleichen Muskelgruppen beanspruchen, jedoch geringere Anforderungen an die Kraftfähigkeiten stellen. So könnte beispielsweise der Doppelliegestütz (Übg. 24) durch das Drücken des Partners in die Senkrechte (Übg. 21) oder durch das gleichzeitige Beugen und Strecken der Arme im Stand (Übg. 22) ersetzt werden.

Beispielprogramm VII

Teilnehmerkreis:	Anfänger, Fortgeschrittene, Könner
Trainingsmittel:	Übungen mit dem Gegner (Kampfübungen)
Organisationsform:	Kreistraining
Trainingsmethode:	Methode zur komplexen Entwicklung der Kraftfähigkeit
Kampfzeit:	ist nach 15 s noch keine Entscheidung gefallen, wird der Kampf abgebrochen
Serienpausen:	30 bis 60 s nach jedem Kampf
Pause nach dem Kreis:	2 bis 3 min
Anzahl der Kreise:	2 bis 3

Programm (für einen Kreis):
Hand zu Boden (Übg. 6)
Kampf um den Schwebesitz (Übg. 62)
Zug in den Kreis (Übg. 14)
Rückenkampf (Übg. 63)
Liegestützkampf (Übg. 25)
Kniedrücken (Übg. 91)
Faust vom Tisch (Übg. 35)
Bein zu Boden (Übg. 99)
Hände hoch (Übg. 47)
Zwingen des Gegners in die Bauchlage aus dem Reitsitz vorlings (Übg. 105)
Nackenziehkampf (Übg. 76)
Zwingen des Gegners in die Bauchlage aus dem Reitsitz rücklings (Übg. 106)

Teilnehmerkreis: Anfänger
Trainingsmittel: Übungen mit Zusatzlast

Organisationsform: Satztraining
Trainingsmethode: Methoden zur komplexen Entwicklung der Kraftfähigkeit

Satz	Widerstand	Programm/Übung					
		A) Armbeugen (Übg. 16)		A) Rumpfaufrichten aus der Rücklage (Übg. 65)		A) Beindrücken (Übg. 94)	
		B) Bankdrücken (Übg. 26)		B) Rumpfaufrichten aus der Bauchlage (Übg. 79)		B) Beugen der Unterschenkel (Übg. 107)	
1. Satz	45 %	15 ×	zwischen den Serien 60 bis 120 s Pause	15 ×	zwischen den Serien 60 bis 120 s Pause	15 ×	zwischen den Sätzen 2 bis 3 min Pause
2. Satz	45 %	15 ×		15 ×		15 ×	
3. Satz	55 %	12 ×		12 ×		12 ×	
4. Satz	55 %	12 ×		12 ×		12 ×	
5. Satz	65 %	7 ×		7 ×		7 ×	
6. Satz	65 %	7 ×		7 ×		7 ×	
7. Satz	55 %	10 ×		10 ×		10 ×	
8. Satz	55 %	10 ×		10 ×		10 ×	
Σ		88		88		88	

Anmerkung:
- Die Programme A und B werden im Wechsel durchgeführt (z. B. am Montag Programm A und am Donnerstag Programm B).
- Die erste und zweite Spalte von links enthalten die Nummer des Satzes bzw. die geforderte Kraftmobilisation in % zur Maximalkraft. Die entsprechenden Zusatzlasten sind Tabelle 9 zu entnehmen. Ist der Sportler beispielsweise in der Lage, bei maximaler Anspannung eine Hantel mit einer Masse von 50 kg einmal aus der Banklage zu drücken, so werden im 3. Satz 12 Wiederholungen mit einer Zusatzlast von 27,5 kg gefordert.
- Das Programm kann auf 6 Sätze reduziert werden.

Beispielprogramm IX

Teilnehmerkreis: Fortgeschrittene, Könner — Organisationsform: Satztraining
Trainingsmittel: Übungen mit Zusatzlast — Trainingsmethode: Methode zur komplexen Entwicklung der Kraftfähigkeit

Satz	Widerstand	Programm/Übung					
		A) Beugestütz (Übg. 27)		A) Kniebeuge (Übg. 95)		A) Rumpfseitheben (Übg. 66)	
		B) Klimmzug (Übg. 40)		B) Beugen der Unterschenkel (Übg. 107)		B) Rumpfaufrichten aus der Rückenlage (Übg. 65)	
1. Satz	70 %	8 ×	zwischen den Serien 20 bis 120 s Pause	8 ×	zwischen den Serien 20 bis 120 s Pause	8 ×	zwischen den Sätzen 1 bis 3 min Pause
2. Satz	85 %	7 ×		7 ×		7 ×	
3. Satz	90 %	5 ×		5 ×		5 ×	
4. Satz	100 %	1 ×		1 ×		1 ×	
5. Satz	95 %	2 ×		2 ×		2 ×	
6. Satz	85 %	6 ×		6 ×		6 ×	
7. Satz	85 %	6 ×		6 ×		6 ×	
8. Satz	80 %	10 ×		10 ×		10 ×	
Σ		45		45		45	

Anmerkung:
- Zur Entwicklung der Schnellkraft werden die ersten Wiederholungen jeder Serie so explosiv wie möglich ausgeführt.
- Zur Entwicklung der Kraftausdauer wird angestrebt, die Pausen auf die angegebene Minimalzeit zu verkürzen.

9.2. Methoden und Programme zur differenzierten Entwicklung der Kraftfähigkeit

9.2.1. Zur Maximalkraftentwicklung

Die Maximalkraft des Sportlers wird neben anderen Faktoren in entscheidendem Maße von den trainingsabhängigen Komponenten

- Muskelquerschnitt (Querschnitt der FT- und ST-Fasern),
- innermuskuläre Koordination und
- zwischenmuskuläre Koordination

bestimmt (s. Kapitel 2.2.).
Durch die Vergrößerung des Muskelquerschnitts und durch die Perfektionierung der innermuskulären Koordination werden Komponenten der Maximalkraft auf ein höheres Niveau gehoben, die die Grundlage für eine Verbesserung der Bewegungsleistung einer Vielzahl von Übungen darstellen. Der Muskelquerschnitt wird vor allem durch die Methode der wiederholten submaximalen Anspannungen erhöht; die innermuskuläre Koordination wird in erster Linie durch die Methode der kurzzeitigen maximalen Anspannung vervollkommnet.
Durch die Vervollkommnung der zwischenmuskulären Koordination wird das u. a. durch den Muskelquerschnitt und die innermuskuläre Koordination geprägte Grundpotential der Kraft effektiver in eine äußere Leistung umgesetzt. Die Perfektionierung der zwischenmuskulären Koordination verbessert jedoch immer nur die Kraft für die trainierte Bewegung; auf die kraftvolle Ausführung anderer Bewegungen hat sie kaum Einfluß. Eine wirksamere zwischenmuskuläre Koordination kann erreicht werden, wenn die im Kapitel 9 gegebenen allgemeinverbindlichen Trainingsempfehlungen Beachtung finden.
Nach bisherigen Erfahrungen kann die Maximalkraftfähigkeit des Anfängers durch ein mehrjähriges planvolles Training um ungefähr 300 bis 350 % gesteigert werden. Dieser Leistungszuwachs basiert zu etwa zwei Dritteln auf der Vergrößerung des Muskelquerschnitts und damit der aktiven Körpermasse. Das hat häufig dazu geführt, daß zur Erhöhung der Maximalkraft vorwiegend Methoden des Muskelquerschnittstrainings eingesetzt, die Methoden des inner- und zwischenmuskulären Koordinationstrainings aber vernachlässigt wurden.
Sportler, deren Gewicht durch die Wettkampfregeln nicht limitiert ist und deren Wettkampfziel darin besteht, dem Sportgerät oder Gegner eine möglichst hohe Beschleunigung zu verleihen, können ihr Leistungspotential nur dann ausschöpfen, wenn sowohl Muskel-

querschnitt als auch die koordinativen Komponenten der Maximalkraft zu einem hohen Niveau geführt werden.
Für Sportler, deren Körpergewicht durch Gewichtsklassen reglementiert ist oder die ihre eigene Körpermasse überwinden müssen, darf der Anteil der Muskulatur an der Gesamtkörpermasse eine bestimmte Größe nicht überschreiten. Eine Verbesserung der Kraftfähigkeit durch die Vergrößerung des Muskelquerschnitts und damit der Körpermasse ist für sie deshalb meist nicht möglich oder zweckmäßig. Ihre Maximalkraftfähigkeit muß im wesentlichen durch die inner- und zwischenmuskuläre Koordination und die Beweglichkeit auf ein höheres Niveau gehoben werden. Da aber die Verbesserung der Kraftfähigkeit durch koordinative Faktoren relativ eng begrenzt ist, können diese Sportler ihre Gesamtkraft auch nicht bis zu den individuellen Grenzen der Trainierbarkeit entwikkeln, wenn sie sich nicht mit „Gewichtsproblemen“ belasten oder die Gewichtsklasse wechseln wollen. Die Gewichtheber, Ringer, Boxer, Sprinter, Weitspringer, Turner u. a. trainieren deshalb im Hochleistungsbereich auf der Grundlage eines umfassenden allgemeinen Kraftpotentials auch vorwiegend die Muskelgruppen, die sie für die erfolgreiche Absolvierung ihrer Wettkampfdisziplin benötigen (s. a. Kapitel 2.4.).
Untersuchungen führender Sportwissenschaftler belegen, daß die erworbene Maximalkraft bei reduzierter bzw. fehlender Belastung länger erhalten bleibt, wenn ihre Erhöhung mit einer Zunahme der Muskelmasse verbunden ist, daß sie sich aber rascher verringert, wenn ihre Steigerung auf Prozesse zurückzuführen ist, die vorrangig vom Nervensystem abhängig sind (z. B. die Einbeziehung einer möglichst großen Anzahl motorischer Einheiten in die Bewegung).
Da die Kraftfähigkeit in den meisten Sportarten in der Vorbereitungsperiode entwickelt wird und in der Wettkampfperiode mit geringem Aufwand stabilisiert werden soll, ist diese Frage von großer praktischer Bedeutung und unterstreicht die Notwendigkeit des zielgerichtet-differenzierten Einsatzes der Methoden.
Für die drei Hauptmethoden zur Maximalkraftentwicklung (s. Abb. 41) existieren einige gemeinsame Belastungsmerkmale, die im folgenden in gestraffter Form aufgeführt werden:

- *Qualität der Ausführung:* Alle Übungen sind technisch exakt zu absolvieren, d. h., die grundlegenden Anforderungen an die Präzision der Bewegungsausführung sind zu wahren.
- *Widerstand:* Die Höhe des Widerstandes liegt zwischen 75 und 100 % der maximalen Kraftfähigkeit.
- *Geschwindigkeit der Übungsdurchführung:* Die Geschwindig-

keit der Übungsdurchführung ist langsam bis explosiv-zügig. Widerstand und Geschwindigkeit sind in starkem Maße von der gewählten Methode und damit von der differenzierten Zielstellung abhängig.

● *Anzahl der Wiederholungen:* Innerhalb einer Trainingseinheit sollten bei einem durchschnittlichen Widerstand zwischen
100 und 95 % der Maximalkraft 15 bis 25 Wiederholungen,
95 und 90 % der Maximalkraft 20 bis 40 Wiederholungen,
90 und 80 % der Maximalkraft 35 bis 85 Wiederholungen,
80 und 75 % der Maximalkraft 70 bis 110 Wiederholungen
einer Übung absolviert werden.

Wird durch das Training eine Stabilisierung des bereits erreichten Maximalkraftniveaus bezweckt, so verringert sich die Anzahl der Wiederholungen um etwa ein Drittel.

Die Gesamtzahl der Wiederholungen für jede Übung innerhalb der Trainingseinheit ist außer vom Trainingszustand des Sportlers auch davon abhängig, wieviel Übungen in der Trainingseinheit zur Anwendung kommen. Werden z.B. vier Übungen absolviert, so nähert sich die Anzahl der durchzuführenden Wiederholungen der unteren Grenze der oben genannten Kenngrößen, werden aber nur zwei Übungen (z. B. Kniebeugen und Bankdrücken) ausgeführt, so werden die angegebenen Höchstwerte angestrebt. Werden die aufgezeigten Kenngrößen der Übungswiederholungen unterschritten, so entwickelt sich die Maximalkraft unzureichend; werden sie wesentlich überschritten, so wird das Training uneffektiv, da einerseits keine höhere Reizwirksamkeit hinsichtlich der Maximalkraftentwicklung erzielt werden kann und andererseits ein unnötiger Energieverlust eintritt.

● *Belastungsdichte:* Die Länge der Pausen zwischen den Serien, Sätzen und Kreisen wird von der erwünschten Trainingswirkung und damit von der Trainingsmethode, vom Trainingszustand, von der Ausdauerkraft, aber auch von der Einstellung des Sportlers zu Maximalkraftbelastungen sowie von seinen Willenseigenschaften bestimmt. Da beim Maximalkrafttraining nach der Methode der wiederholten submaximalen Anspannungen – im Gegensatz zur Methode der kurzzeitigen maximalen Anspannungen – keine weitgehende Wiederherstellung der Leistungsfähigkeit angestrebt wird, können die Pausen hier relativ kurzgehalten werden.

- *Beweglichkeit:* Die Dehnfähigkeit der Muskulatur wird verbessert, wenn der Sportler jede Wiederholung über die volle Amplitude der möglichen Gelenkbewegung vollzieht. Im Anschluß an das Maximalkrafttraining sollte stets ein Dehnungs-, Lockerungs- und Entspannungsprogramm durchgeführt werden (s. Kapitel 2.7.).
- *Vorbelastung:* Die Vorbelastung sollte nicht zu umfangreich sein. Durch die Ergebnisse wissenschaftlicher Studien in vielen Sportarten konnte nachgewiesen werden, daß umfangreiche Vorbelastungen – selbst mittlerer Intensität – zu Ermüdungserscheinungen führen, die anschließend eine nur noch unzureichende Maximalkraftentwicklung zulassen. Deshalb sollte die Vorbelastung mit mittleren Widerständen begonnen werden und durch eine optimale Zunahme der Belastung möglichst schnell zu den für die Maximalkraftentwicklung günstigsten Kenngrößen führen.
- *Belastungsgestaltung:* Die Belastungsgestaltung, d. h. auch die differenzierte Gestaltung des Widerstandes, der Anzahl der Gesamtwiederholungen je Trainingseinheit, der Anzahl der Serien, der Pausen und des Übungstempos, ist im Rahmen der angegebenen Kenngrößen in erster Linie vom Ausbildungsstand des Sportlers und vom beabsichtigten Trainingseffekt abhängig.

9.2.1.1. Methode der wiederholten submaximalen Anspannungen (Muskelquerschnittstraining)

Ziel des Trainings nach der Methode der wiederholten submaximalen Anspannungen ist es, durch Erhöhung des Muskelquerschnitts die Maximalkraft zu steigern. (Abb. 47)Bisher konnte nicht eindeutig geklärt werden, welche Faktoren das Muskelwachstum (Hypertrophie) auslösen. Durch langjährige Trainingserfahrungen und erste wissenschaftliche Erkenntnisse gestützt, verdichtet sich jedoch immer mehr die Annahme, daß Muskelwachstum hauptsächlich durch die Störung des Gleichgewichts zwischen Verbrauch und Wiederherstellung des im Muskel nur in begrenztem Umfang vorhandenen, für die Zelle aber lebenswichtigen Adenosintriphosphat (ATP) stimuliert wird. ATP-Mangel im Muskel, der insbesondere durch intensive Maximal- und Schnellkraftleistungen hervorgerufen wird (s. Kapitel 2.2.3.), ist für den Organismus ein ernsthaftes Warnsignal. Er beeinträchtigt wahrscheinlich auch den Eiweißstoff-

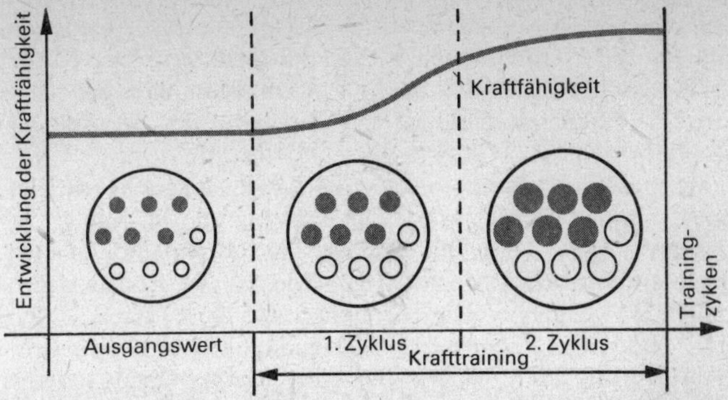

Abb. 47. Entwicklung der Maximalkraft durch Erhöhung des Muskelquerschnitts (Methode der wiederholten submaximalen Anspannungen)

wechsel, da der Aufbau körpereigener Eiweiße durch die Verknüpfung von Aminosäuren nur unter Mitwirkung des energiereichen ATP erfolgen kann.

Intensive Maximal- und Schnellkraftleistungen führen nicht nur zu ATP-Mangel, sondern auch zu einem hohen Verschleiß von Körpereiweißen. Dieser Verschleiß trifft sowohl Bestandteile der Myofibrillen (strukturelle Eiweiße) als auch Enzyme und Hormone (funktionelle Eiweiße), die allesamt für die Muskelkontraktion von Bedeutung sind. Die Abnutzungsquote der sich aus stickstoffhaltigen Verbindungen der Aminosäuren aufbauenden Eiweißsubstanz zeigt sich besonders deutlich in der außergewöhnlich großen Stickstoffmenge, die nach solchen Belastungen als Abbauprodukt körpereigener Eiweiße mit dem Schweiß und dem Urin (Harnstoff) ausgeschieden wird. Während und unmittelbar nach anstrengenden Kraftbelastungen übersteigt der Eiweißabbau – vor allem aufgrund des ATP-Mangels – den Wiederaufbau des Eiweißes beträchtlich. Der Eiweißgehalt in den arbeitenden Muskeln verringert sich. Das unter normalen Stoffwechselbedingungen vorhandene Gleichgewicht der ständig ablaufenden Abbau- und Aufbauvorgänge ist damit empfindlich gestört.

In den folgenden Phasen der Wiederherstellung vollzieht sich der Wiederaufbau der Eiweißstrukturen, unterstützt durch eine eiweißreiche Kost, derart intensiv, daß das Ausgangsniveau überschritten wird (Superkompensation, s. Kapitel 3.1.4.). Die Querschnittsfläche der Muskelfaser vergrößert sich folglich. Ein erneutes, ebenso intensives Maximalkrafttraining wirkt nun auf eine größere Querschnittsfläche, d.h., die Belastung wird auf eine höhere Anzahl von Myofibrillen verteilt. Das intensive Krafttraining ist für die Lebenskraft der Muskelzelle so weniger bedrohlich.

Weiterhin erfolgt eine meßbare Erhöhung der Vorräte an energiereichen Phosphatverbindungen in den Muskelfasern. Der Körper paßt sich also der Belastung an. Es wird angenommen, daß diese Vorgänge letztlich entscheidend zur Zunahme des Muskelquerschnitts beitragen.
Die beschriebene Theorie – auch als „ATP-Mangeltheorie“ bezeichnet – fordert für das praktische Training, die im Muskel gespeicherten Vorräte an energiereichen Phosphaten (Adenosintriphosphat und Kreatinphosphat) durch wiederholte Kraftbelastungen möglichst weitgehend auszuschöpfen. Aus der in Kapitel 2.2.3. und in Abbildung 11 gegebenenen Darstellung über die energetische Absicherung der Muskeltätigkeit läßt sich entnehmen, daß bei intensiven Belastungen das ATP – die eigentliche Energiequelle des Muskels – mit Hilfe des Kreatinphosphats recht unkompliziert und schnell wieder aufgebaut wird. Ein ATP-Mangel tritt also zunächst nicht auf. Da die Reserven an Kreatinphosphat im Muskel jedoch ebenfalls begrenzt sind, sind die Kreatinphosphatspeicher nach 20 bis 30 Sekunden intensiver Belastung weitgehend geleert. Erst jetzt kommt es zu akutem ATP-Mangel. Die Energiequelle des Muskels versiegt. Die intensive Tätigkeit muß wegen Erschöpfung eingestellt werden. Intensive und erschöpfende Kraftbelastungen von 20 bis 30 Sekunden, durch die die Phosphatreserven weitgehend aufgebraucht werden, werden durch Serien von 5 bis maximal 12 Wiederholungen gegen Widerstände zwischen 80 % und 90 % der maximalen Kraftfähigkeit realisiert (s. Tab. 2). Untersuchungen haben bestätigt, daß sich solche Belastungen für Fortgeschrittene und Könner als besonders effektiv hinsichtlich der Erhöhung der Muskelmasse und damit auch der Kraft erwiesen haben.
Höhere Widerstände lassen nur ein bis vier Wiederholungen zu. Die Zeitdauer der Serie ist dann so kurz, daß das ATP durch das noch vorhandene Kreatinphosphat rasch wiederhergestellt werden kann. Das Defizit an ATP und der Verschleiß an strukturellen Eiweißen ist zu gering, um eine das Muskelwachstum stimulierende Aktivierung des Eiweißstoffwechsels zu erreichen.
Niedrigere Widerstände (etwa 70 bis 75 % der maximalen Kraftfähigkeit) gestatten hohe Wiederholungszahlen (12 bis 20). Bei diesen länger andauernden, also weniger intensiven Belastungen ist der Organismus in der Lage, das ATP zum Teil über die nun einsetzenden glykolytischen Prozesse fortlaufend wieder aufzubauen (s. Kapitel 2.2.3.). Es tritt kein akuter ATP-Mangel ein. Die Prozesse des Eiweißzerfalls und -aufbaus werden nicht in ausreichendem Maße angesprochen. Der Muskelquerschnitt und damit die Maximalkraft entwickeln sich nicht optimal.
Neben der Beachtung der für die Entwicklung der Maximalkraft allgemein verbindlichen Hinweise sollten für das Muskelquer-

schnittstraining folgende spezielle trainingsmethodische Empfehlungen berücksichtigt werden:

- Der *Widerstand* (bzw. die Zusatzlast) beträgt 80 bis 90 % der maximalen Kraftfähigkeit. Als effektivster Widerstand werden jedoch 85 % angesehen. Durch die Festlegung des Widerstandes in Abhängigkeit von der maximalen Kraftfähigkeit des Sportlers wird eine individuelle Intensitätsgestaltung ermöglicht.
  Unter maximaler Kraftfähigkeit wird stets die Kraft verstanden, die der Sportler entsprechend seinem gegenwärtigen Trainingszustand und der jeweiligen Arbeitsweise des Nerv-Muskel-Systems unter Trainingsbedingungen mobilisieren kann.
  Wird innerhalb der Serie mit niedrigeren Widerständen, die 75 % der Maximalkraft nicht unterschreiten sollten, und entsprechend hohen Wiederholungszahlen bis zur Erschöpfung trainiert, so ist bei Fortgeschrittenen neben einer geringeren Entwicklung der Maximalkraft ein positiver Effekt für die Erhöhung der Ausdauerkraft zu erwarten.
- Die *Wiederholungen* werden innerhalb der Serie stets bis zur zeitweiligen Erschöpfung durchgeführt. Durch die ersten Wiederholungen der Serie wird noch nicht der für eine optimale Zunahme des Muskelquerschnitts erforderliche physiologische Reiz erzielt. Die Ergebnisse sportmethodischer Untersuchungen weisen eindringlich darauf hin, daß das Muskelwachstum und damit die Maximalkraft am erfolgreichsten gefördert werden, wenn die Belastung innerhalb der Serie zu einer zeitweiligen Erschöpfung des Nerv-Muskel-Systems führt, die das Maß der bei Kraftbelastungen üblichen Ermüdung weit übersteigt. Die Ausbelastung des Sportlers muß also immer ein solches Ausmaß erreichen, daß selbst bei höchster Willensanspannung die letzte Wiederholung nicht mehr bewältigt werden kann. Werden die einzelnen Serien nicht bis zur Erschöpfung absolviert, so kann bei hochtrainierten Sportlern, die durch ein Training gegen große Widerstände bereits ein gutes Niveau der Maximalkraftfähigkeit erreicht haben, schon bei Verwendung von Zusatzlasten zwischen 75 bis 85 % der Maximalkraft nach kurzer Zeit eine Stagnation oder sogar ein Abfall der Leistungsfähigkeit eintreten.
  Werden nach einem gewissen Trainingsabschnitt die vorgegebenen Mindestwerte der Wiederholungen regelmäßig überboten, so weist das auf eine Erhöhung der Kraftfähigkeit hin.

Die angegebenen Prozentzahlen entsprechen nun nicht mehr der Realität, d. h., durch sie wird nicht mehr das wahre Verhältnis zur maximalen Kraftfähigkeit widergespiegelt.
Dafür ein Beispiel: Ein Sportler ist zu Beginn eines Trainingsabschnittes in der Lage, eine Hantel von 100 kg einmal von der Bank zu drücken (Übg. 26). Da er Serien mit 85 % seiner Maximalkraft absolvieren soll, beträgt seine Hantelmasse 85 kg. Er kann damit 7 bis 8 Übungswiederholungen ausführen. Gegen Ende der Trainingsperiode ist er fähig, mit 85 kg 10 bis 12 Übungswiederholungen zu absolvieren. Daraus läßt sich folgern, daß 85 kg nur noch etwa 80 % seiner Maximalkraft entsprechen (s. Tab. 2). Die tatsächliche Maximalkraft muß neu ermittelt und der Widerstand dementsprechend erhöht werden.
Die in den Beispielprogrammen unter den Übungen aufgeführten bestimmten Zahlen stellen die Mindestanforderungen an den Sportler bezüglich der Wiederholungen dar. Die allgemeinen Zahlen, die durch den Buchstaben *„n“* symbolisiert werden, drücken die unbestimmte, individuell bedingte Anzahl der zusätzlichen Wiederholungen aus, die zur Erschöpfung führt.

- Die *Anzahl der Serien* für eine Übung liegt zwischen 5 bis 10. Sie ist insofern von Bedeutung, da nicht eine erschöpfende Serie allein, sondern erst die Summation der erschöpfenden Belastungen mehrerer Serien den Eiweißstoffwechsel so stimuliert, daß ein optimales Muskelwachstum in Aussicht gestellt wird.
- Die *Pausen* zwischen den Serien und Sätzen betragen 60 bis 240 Sekunden. Wird die Organisationsform des Satztrainings gewählt, so besteht die Möglichkeit, die Pausen relativ kurz zu halten.
- Die *Geschwindigkeit der Übungsdurchführung* ist gering bis explosiv-zügig. Bei explosiv-zügigen Bewegungen mobilisiert der Sportler bereits in der Anfangsphase der Anspannung (statische Phase) in einer minimalen Zeiteinheit große Kräfte und absolviert dann die Bewegung möglichst zügig. Durch eine bewußt explosiv-zügige Ausführung, zumindest der ersten Wiederholungen jeder Serie, kann – wie neuere Untersuchungen eindrucksvoll bestätigten – neben der Steigerung der Maximalkraft auch eine wirksame Zunahme der Schnellkraft erreicht werden.

Hat jedoch die Schnellkraft für den Sportler wenig Bedeutung und wird ausschließlich auf die Vergrößerung der Mus-

kelmasse orientiert, so sind alle Übungen in geringem bis mäßigem Tempo zu absolvieren.
Für Sportler der Schnellkraftdisziplinen ist eine langsame Übungsdurchführung nicht nur für den Bereich des sportartspezifischen, sondern auch für den Bereich des grundlegenden Krafttrainings generell abzulehnen. Das Nerv-Muskel-System paßt sich dieser Art der Belastung an. Die Fähigkeit der FT-Fasern zur schnellen Kontraktion verliert sich. Der Sportler wird langsam (s. Kapitel 2.5.1. u. 10).

- *Dauer der Wiederherstellungsphase* nach dem Training:

Werden die aufgeführten Trainingsempfehlungen berücksichtigt, so beträgt die Dauer der Wiederherstellungsprozesse etwa 24 bis 48 Stunden. Krafttrainierte Sportler können also fast täglich ihre Spezialübungen absolvieren.
Um Übertrainingserscheinungen vorzubeugen, sollten die beanspruchten Muskelgruppen jedoch von Trainingseinheit zu Trainingseinheit gewechselt werden. So könnte der Kugelstoßer z. B. in einer Trainingseinheit Bankdrücken (Übg. 26) und Rumpfseitheben (Übg. 66), in der folgenden Trainingseinheit Kniebeugen (Übg. 95) und Fersenheben (Übg. 115) als Schwerpunktübungen durchführen. Das Antagonistentraining darf aber nicht vernachlässigt werden.

- *Äußere Einflüsse* können den Aufbau kontraktiler Eiweißstrukturen erheblich unterstützen. Auf die Bedeutung einer allseitigen, aber eiweißreichen Ernährung wurde bereits im Kapitel 4 hingewiesen. Auch der positive Einfluß der ultravioletten Strahlung auf das Muskelwachstum sollte nicht unterschätzt werden. Wie in zahlreichen Untersuchungen nachgewiesen wurde, ist bei gleicher Belastungshöhe im Sommer ein wesentlich stärkerer Muskelzuwachs als im Winter zu erzielen. Erhält der Sportler allerdings im Winter künstliche UV-Bestrahlung (Höhensonne), so steht der Trainingseffekt dem des Sommers nicht nach. Es wird vermutet, daß durch die ultraviolette Bestrahlung die Bildung der männlichen Sexualhormone (Testosteron) mobilisiert wird, deren eiweißaufbauende Wirkung das Muskelwachstum unterstützt und beschleunigt.

Die Einnahme von eiweißaufbauenden anabolen Steroiden (Anabolika) ist keinesfalls zu empfehlen. Einmal wird durch eine sachkundig gestaltete Trainingsbelastung in Verbindung mit einer zweckmäßigen Ernährung langfristig der gleiche Trainingseffekt erzielt, zum anderen kann die unkontrollierte Einnahme dieser Präparate zu nachhaltigen organischen Schäden (z. B. an der Leber) führen.

Beispielprogramm X

Teilnehmerkreis: Fortgeschrittene, Könner
Trainingsmittel: Übungen mit Zusatzlast

Organisationsform: Satztraining
Trainingsmethode: Methode der wiederholten submaximalen Anspannungen

Satz	Widerstand	Programm/Übung					
		A) Armbeugen (Übg. 16a)		Aufrichten a. Rückenl. (Übg. 65b)		Kniebeugen (Übg. 95a)	
		B) Armstrecken über den Kopf (Übg. 29)		Rumpfaufrichten aus der Bauchlage (Übg. 79a)		Beugen der Unterschenkel (Übg. 107)	
1. Satz	70 %	A B 10 ×	zwischen den Serien 1 bis 2 min Pause	10 ×	zwischen den Serien 1 bis 2 min Pause	10 ×	zwischen den Sätzen 2 bis 4 min Pause
2. Satz	85 %	A B 7 × + n		7 × + n		7 × + n	
3. Satz	90 %	A B 5 × + n		5 × + n		5 × + n	
4. Satz	90 %	A B 5 × + n		5 × + n		5 × + n	
5. Satz	85 %	A B 6 × + n		6 × + n		6 × + n	
6. Satz	85 %	A B 6 × + n		6 × + n		6 × + n	
7. Satz	85 %	A B 6 × + n		6 × + n		6 × + n	

Anmerkung: Programme im Wechsel durchführen. Z. B. Montag Programm A und Donnerstag Programm B.

Beispielprogramm XI

Teilnehmerkreis: Fortgeschrittene
Trainingsmittel: Partnerübungen

Organisationsform: Satztraining
Trainingsmethode: Methode der wiederholten submaximalen Anspannungen

Satz		Programm/Übung				
	A)	Klimmziehen (Übg. 13)		Rumpfaufrichten aus der Rückenlage (Übg. 58d)		Beinstreckung (Übg. 88)
	B)	Drücken aus der Rükkenlage (Übg. 23)		Umsetzen aus der Bankstellung (Übg. 75)		Beugen der Beine (Übg. 103)
1. Satz	A	5 ×	30 s Auflockerung + Übungsserie des Partners	8 ×	30 s Auflockerung + Übungsserie des Partners	5 ×
	B	3 ×		3 ×		8 ×
2. Satz	A	7 × + n		10 × + n		7 × + n
	B	5 × + n		5 × + n		10 × + n
3. Satz	A	7 × + n		10 × + n		7 × + n
	B	5 × + n		5 × + n		10 × + n
4. Satz	A	7 × + n		10 × + n		7 × + n
	B	5 × + n		5 × + n		10 × + n
5. Satz	A	6 × + n		9 × + n		6 × + n
	B	4 × + n		4 × + n		9 × + n
6. Satz	A	6 × + n		9 × + n		6 × + n
	B	4 × + n		4 × + n		9 × + n
7. Satz	A	6 × + n		9 × + n		6 × + n
	B	4 × + n		4 × + n		9 × + n

nach jedem Satz 2 bis 3 min Pause

Anmerkung zu Beispielprogramm XI:

- Der Sportler ist in der Lage, die Übungen 23 und 75 maximal 5mal, die Übungen 13 und 88 maximal 8mal und die Übungen 58d und 103 maximal 12mal zu absolvieren. Das bedeutet, daß er für eine Wiederholung 90%, 85% bzw. 80% seiner Maximalkraft mobilisieren müßte (s. Tab. 2).
- Da während des Trainings in der Regel ständig mit dem gleichen Partner trainiert wird, kann der Widerstand, der bei den angebotenen Übungen im wesentlichen durch das Partnergewicht bestimmt wird, nicht verändert werden. Es wird also über alle Sätze mit annähernd gleichbleibenden Widerständen und Wiederholungszahlen trainiert.
- Der erste Satz dient der Vorbelastung. Die Übungen dieses Satzes werden mit mäßiger bis zügiger Bewegungsgeschwindigkeit absolviert.
- Die Teilprogramme (A und B) werden im Wechsel durchgeführt. Wird zweimal wöchentlich trainiert, dann könnte am Montag Programm A und am Donnerstag Programm B absolviert werden.

9.2.1.2. Besondere Aspekte der Methode der wiederholten submaximalen Anspannungen beim Muskelquerschnittstraining der Kraftsportler

Ziel des Kraftsporttrainings ist es, über eine ausgewogene Vergrößerung des Muskelquerschnitts sowohl eine wohlproportionierte Figur aufzubauen als auch die Kraftfähigkeit zu verbessern.

Gegen die Ausprägung harmonischer Körperformen und gegen die Erhöhung der Kraftfähigkeit ist generell nichts einzuwenden, vorausgesetzt, daß dieses Training nicht übertrieben und die Entwicklung anderer Fähigkeiten nicht vernachlässigt wird. Der für alle Sportarten verbindliche Grundsatz, daß eine bestimmte Fähigkeit nur dann erfolgreich zu einem ausnehmend hohen Niveau geführt werden kann, wenn durch eine vielseitige und gut abgestimmte Fähigkeits- und Fertigkeitsentwicklung tragfähige Leistungsvoraussetzungen geschaffen wurden, hat natürlich auch für das Kraftsporttraining Gültigkeit. So wie beispielsweise der Ausdauersportler die Muskulatur gezielt kräftigen muß, um durch ein entsprechendes Muskelkorsett den passiven Bewegungsapparat (Knochen, Gelenke, Bänder) zu entlasten, muß auch der Kraftsportler die Ausdauer bewußt fördern, um u. a. die aerobe Leistungsfähigkeit zu verbessern und die Wiederherstellungsprozesse zu ökonomisieren. Muskelschwäche kann demnach beim Ausdauersportler zur Überbelastung und zum Verschleiß des Binde- und Stützgewebes führen; fehlendes Ausdauertraining vermag beim Kraftsportler u. a. eine mangelhafte Versorgung der verdickten und unzureichend durchbluteten Muskulatur mit Sauerstoff und Nährstoffen, einen verzögerten Abtransport der Stoffwechselprodukte und somit eine Einschränkung der Erholungs- und der allgemeinen Leistungsfähigkeit zu bewir-

ken. Unvorbereitete und extrem einseitige Belastungen können also hier wie da vermeidbare Schäden nach sich ziehen.
Die meist unbewußte Mißachtung der engen Beziehungen der Maximalkraft zur Schnell- und Ausdauerkraft sowie zur Ausdauer und Beweglichkeit (s. Kapitel 2.2. u. 2.5. bis 2.8.) haben viele Vorbehalte gegenüber dem Kraftsporttraining ausgelöst. Die Einseitigkeit des Kraftsporttrainings äußerte sich hauptsächlich in folgenden Verhaltensweisen:

- Die Kraftsportler beschränkten das Maximalkrafttraining häufig auf die Vergrößerung des Muskelquerschnitts. Der innermuskulären Koordination – einer wesentlichen Komponente der Maximalkraft – wurde kaum Aufmerksamkeit geschenkt. Insbesondere durch dieses engbegrenzte Vorgehen blieb das Entwicklungsniveau der Maximalkraft hinter dem anderer Sportler mit vergleichbarem Muskelvolumen zurück.
- Die Kraftsportler vertraten lange Zeit die nicht zutreffende Auffassung, daß Muskelwachstum durch hohe Beweglichkeit reduziert wird. Ihre Kraftprogramme gaben deshalb wenig Impulse zur Ausprägung der Beweglichkeit. Dehnungs- und Lockerungsprogramme, die stets im Anschluß an das Krafttraining absolviert werden sollten, fehlten oft völlig. Die Folgen waren Muskelverkürzungen, die wiederum zur vorzeitigen Hemmung der Kontraktion der arbeitenden Muskeln durch ihre Gegenspieler, zur Einschränkung der Bewegungsamplituden, zu kürzeren Beschleunigungswegen und damit zu geringeren Leistungen führten (s. Kapitel 2.7.).
- Die Kraftsportler negierten häufig die Bedeutung der Ausdauerfähigkeit und der ihr zugrunde liegenden biologischen Faktoren für den Arbeits- und Erholungsprozeß (s. Kapitel 2.2.3.). Die allgemeine körperliche Verfassung der Kraftsportler nahm deshalb keinen optimalen Entwicklungsverlauf.

Diese und andere Fehler konnten durch den Einfluß moderner Trainingsauffassungen weitgehend überwunden werden. Die Kraftsportler von heute beachten progressive Belastungsprinzipien. Trainingsempfehlungen, wie sie hier im allgemeinen zur Maximalkraftentwicklung (s. Kapitel 9.2.1.) und im besonderen zur Methode der wiederholten submaximalen Anspannungen (s. Kapitel 9.2.1.1.) gegeben werden, finden in der Regel im Trainingsprozeß Berücksichtigung. Eine pauschale Voreingenommenheit gegenüber dem Kraftsporttraining ist also unangebracht und verhindert, daß die wertvollen Erfahrungen und die effektiven Methoden der Kraftsportler zur Muskelquerschnittserhöhung differenziert auf andere Sportarten übertragen werden.
Trotz vieler Gemeinsamkeiten mit dem in anderen Sportarten betriebenen Muskelquerschnittstraining, gilt es für die Kraftsportler,

einige besondere Belastungsaspekte zu beachten. Während die Wahl des Widerstandes, die Entscheidung über die Anzahl der Serien und die Gestaltung der Pausen nach den in Kapitel 9.2.1.1. beschriebenen Gesichtspunkten erfolgt, werden die Anzahl der Wiederholungen für eine Serie, die Geschwindigkeit der Übungsdurchführung, die Anzahl der Übungen für eine Muskelgruppe und die Dauer der Wiederherstellungsphase von kraftsportspezifischen Erfahrungen und daraus resultierenden sportartgebundenen Auslegungen der noch nicht völlig geklärten physiologischen Vorgänge bestimmt.

- *Anzahl der Wiederholungen:* Durch die Kraftsportler wurde eine Vielzahl von Verfahren geschaffen, die eine radikale Ausschöpfung der Phosphatreserven im Muskel und demzufolge auch eine extreme Erhöhung des Muskelquerschnitts zum Ziel haben (s. a. Kapitel 9.2.1.1.). Die Kraftsportler trainieren nach dem Prinzip: *„Jede Serie wird bis zur Erschöpfung des Nerv-Muskel-Systems durchgeführt und darauf werden noch 2 bis 3 Wiederholungen erzwungen!“*
Durch welche Verfahren wird dieses Prinzip im Trainingsprozeß umgesetzt?
  - *Gestützte Wiederholungen:* Der Trainierende führt die Serie bis zur zeitweiligen Erschöpfung des Nerv-Muskel-Systems durch, d.h., der letzte Versuch muß wegen Entkräftung abgebrochen werden. Jetzt greift der Trainingspartner unterstützend ein. Er hilft dem Trainierenden gerade soviel, daß dieser bei voller Kraftentfaltung noch 2 bis 3 Wiederholungen über die ganze Breite der Bewegungsamplitude absolvieren kann.
  - *Nachgebende Wiederholungen:* Der Trainierende führt die Serie bis zur Erschöpfung durch. Danach werden 2 bis 3 „gestützte Wiederholungen“ absolviert (dynamische Arbeit überwindenden Charakters). Im Vergleich zum Verfahren der „gestützten Wiederholungen“ erfolgt die Rückführung der zuvor mit Partnerhilfe gehobenen Lasten in die Ausgangslage (dynamische Arbeit nachgebenden Charakters) sehr langsam. Das bedeutet, daß das Senken der Last in die Ausgangslage etwa doppelt soviel Zeit in Anspruch nehmen sollte, wie das Heben der Last. Da ja das Heben wie auch das Senken der Last von denselben Muskelgruppen realisiert wird, und das langsame Senken der Last mit einem höheren Energieaufwand verbunden ist, wird die tätige Muskulatur maximal ausgelastet.

– *Ermogelte Wiederholungen:* Dieses Verfahren wird angewandt, wenn kein Partner zur Hilfeleistung zur Verfügung steht. Der Trainierende führt die Serie bis zur Erschöpfung durch. Ist keine Wiederholung mehr möglich, so versucht er, zusätzliche Muskelgruppen zur Bewältigung der Last einzusetzen. Der Sportler ergänzt dieses Vorgehen häufig durch eine hohe Beschleunigung der Last in den Bewegungsbereichen mit kleinen Drehmomenten und geringen Kraftanforderungen. Die dadurch entstehenden Massenträgheitskräfte helfen dann, die Last über die „kritischen Bereiche" mit großen Drehmomenten und hohen Kraftanforderungen zu führen (s. Kapitel 2.3.). Beispiele sind das Rückbeugen des Oberkörpers und die hohe Startbeschleunigung beim Armbeugen (s. a. Abb. 83 a), die „Kippbewegung" beim Klimmziehen und das Heben des Gesäßes beim Bankdrücken. Dieses Verfahren ist jedoch nicht für alle Übungen gleichermaßen geeignet. So liegen beim Rumpfaufrichten aus der Waagerechten die größten Drehmomente im Anfangsbereich der Bewegungsamplitude. Hohe Startbeschleunigungen sind deshalb nicht zu erzielen. Die Arme können jedoch als Schwungmasse genutzt werden. Beim Tiefkniebeugen ist es nicht ohne Risiko möglich, zusätzliche Muskelgruppen für die Durchführung weiterer Wiederholungen zu mobilisieren.
Wird dieses Verfahren genutzt, so ist jedoch äußerste Vorsicht geboten. Einmal muß man ganz sicher sein, daß ein „Fehlversuch" keine Verletzungsgefahr birgt (z. B. sind alle Übungen gefährlich, bei denen die Last über den Kopf oder Körper geführt wird); zum anderen müssen Verschleißerscheinungen bei häufig wiederkehrender Belastung ausgeschlossen werden (z. B. bewirkt das Heben des Gesäßes beim Bankdrücken eine übermäßig hohe Belastung der Bandscheiben im Bereich der Lendenwirbelsäule).
Das Verfahren der „ermogelten Wiederholungen" kann aber auch durch Veränderung der Winkelstellung der Gelenke und der damit verbundenen Reduzierung der Drehmomente, d. h. der Kraftanforderungen, in die Tat umgesetzt werden. Dafür ein Beispiel: Der Trainierende befindet sich im Streckhang. Aus dieser Position hebt und senkt er die gestreckten Beine bis zur Erschöpfung (s. Abb. 124). Danach werden noch 2 bis 3 Wiederholungen erzwungen, bei denen die Kraftanforderungen durch

das Beugen der Beine im Hüft- und Kniegelenk so weit reduziert werden, daß die Übungen gerade noch vollzogen werden können.

Durch dieses Vorgehen ist es darüber hinaus möglich, das Verfahren der „ermogelten Wiederholungen“ und das der „nachgebenden Wiederholungen“ sinnvoll miteinander zu verbinden. Auch dafür ein Beispiel: Der Trainierende führt das Armseitheben (s. Abb. 16 u. 108 a) mit leicht gebeugten Armen bis zur Erschöpfung durch. Danach werden noch 2 bis 3 Wiederholungen erzwungen, bei denen das Heben der Last mit relativ stark gebeugten Armen (Reduzierung der Drehmomente und damit der Kraftanforderungen), das Senken der Last jedoch – aufgrund der größeren Möglichkeit zur Kraftentfaltung bei nachgebender Arbeit – mit annähernd gestreckten Armen vollzogen wird.

Geteilte bzw. statische Wiederholungen: Der Trainierende führt die Serie so lange durch, bis keine Wiederholung mehr über die volle Breite der möglichen Gelenksbewegung erzwingbar ist. Trotz der nachlassenden Leistungsfähigkeit besteht – aufgrund kleiner Drehmomente in der Ausgangsposition – oft noch die Chance, 2 bis 3 zusätzliche Wiederholungen über einen Teilbereich der Bewegungsamplitude zu absolvieren. Diese Wiederholungen werden als geteilte Wiederholungen oder Teilwiederholungen bezeichnet. Ist die Durchführung der Übung über einen Teilbereich der Bewegungsamplitude aufgrund großer Drehmomente und damit verbundener hoher Kraftanforderungen in der Ausgangsposition (z. B. Rumpfaufrichten aus der Waagerechten/Abb. 61 a) nicht realisierbar, so werden die zusätzlichen Wiederholungen in statischer Arbeitsweise des Nerv-Muskel-Systems absolviert. Diese maximalen statischen Kontraktionen betragen jeweils 6 bis 10 Sekunden.

- *Doppel- oder Superserien:* Unter den gleichbedeutenden Bezeichnungen „Doppelserie“ oder „Superserie“ versteht man zwei Serien, die annähernd die gleichen Muskelgruppen belasten und unmittelbar hintereinander durchgeführt werden. So könnte man zur Entwicklung des Muskelquerschnitts des Trizeps eine Serie „Bankdrücken“ (Übg. 26) bis zur Erschöpfung absolvieren und sofort darauf eine erschöpfende „Beugestützserie“ (Übg. 27) oder „Armstreckserie“ (Übg. 29) anschließen.

Eine weitere Variante der Doppelserie wird folgendermaßen realisiert: Der Trainierende führt eine Serie bis zur Erschöpfung durch, erholt sich 20 bis 30 Sekunden und wiederholt dann die gleiche Übungsserie – natürlich infolge der Vorermüdung mit weniger Wiederholungen – nochmals bis zur Erschöpfung.
Doppelserien, in denen die erste Teilserie den Agonisten (z. B. den Trizeps) und die zweite Teilserie den Antagonisten (z. B. den Bizeps) belastet, haben sich unter der Zielstellung der vorrangigen Erhöhung des Muskelquerschnitts als weniger effektiv erwiesen.

- *Geschwindigkeit der Übungsdurchführung:* Kraftsportler führen die einzelnen Wiederholungen mit kontinuierlichem Krafteinsatz und mäßiger bis mittlerer Geschwindigkeit durch. Dafür geben sie im wesentlichen zwei eng miteinander verbundene Gründe an:

– Je langsamer die Übungen durchgeführt werden, desto länger ist die Anspannungszeit der tätigen Muskelfasern und desto höher ist der Energieverlust. Wird die Kniebeuge mit submaximaler Zusatzlast beispielsweise langsam absolviert (Anspannungszeit des Muskels = 6 bis 8 s), so wird 20 bis 40 % mehr Energie verbraucht als bei ihrer Durchführung im Normaltempo (Anspannungszeit des Muskels = 2 bis 4 s). Die Kraftsportler nehmen an, daß durch die Übungsdurchführung mit mäßigem bis mittlerem Tempo und der damit verbundenen längeren Anspannungszeit der Stoffwechsel des Gesamtmuskels stärker aktiviert und das Muskelwachstum besser stimuliert werden.
– Während des Übungsablaufs werden in den verschiedenen Winkelstellungen der Gelenke nicht nur unterschiedliche Kraftanforderungen an die tätige Muskulatur infolge der zu- bzw. abnehmenden Drehmomente gestellt, sondern diese unterschiedlichen und winkelabhängigen Kraftanforderungen werden auch durch verschiedene Teilbereiche eines Muskels oder sogar durch verschiedene Muskeln realisiert. Schon aus diesen Gründen wird der Gesamtmuskel durch eine feststehende Übung, die ohne räumliche Variationen durchgeführt wird, nicht gleichmäßig beansprucht und entwickelt (s. Kapitel 12.2. u. Abb. 61). Wird nun die Übung mit hoher Geschwindigkeit absolviert, dann vergrößert sich der Unterschied bezüglich der Kraftanforderungen zwischen den verschiedenen Gelenkwinkeln bzw. den

einzelnen Teilbereichen des Muskels weiter. So ermöglichen beispielsweise die durch eine hohe Startbeschleunigung entstehenden Massenträgheitskräfte, die Last mit relativ geringer Muskelanspannung und großer Geschwindigkeit über die Mittel- und Endbereiche der Bewegungsamplitude zu führen (s. Kapitel 2.3.). Der Teilbereich des Muskels, der die Startbewegung realisiert, wird also hinsichtlich der Anspannungshöhe und -dauer stark belastet; die Teilbereiche des Muskels, die für die Mittel- und Endphase der Bewegung zuständig sind, werden jedoch kaum angesprochen. Da aber ein hoher Trainingseffekt zur Vergrößerung des Muskelquerschnitts und zur Verbesserung der Maximalkraft vor allem für die Gelenkwinkel bzw. für die Teilbereiche des Muskels erzielt wird, in denen submaximal bis maximal belastet wird, ist in unserem Beispiel auch lediglich eine Querschnittsvergrößerung der „Startmuskulatur" zu erwarten. Aus diesen Gründen ist ein mäßiges Bewegungstempo für ein ausgesprochenes, auf die ebenmäßige Ausformung des Gesamtmuskels gerichtetes Querschnittstraining sicherlich zweckdienlich. Nicht angebracht ist dieses Vorgehen jedoch, wenn gleichzeitig die Schnellkraft erhalten bzw. entwickelt werden soll (s. Kapitel 2.5.1.).

- *Anzahl der Übungen bzw. Übungsvarianten für eine Muskelgruppe:*

Der Sportler führt für eine Übung 5 bis 7 Serien durch. Eine Muskelgruppe wird jedoch durch 2 bis maximal 4 Übungen bzw. Übungsvarianten belastet. Die hohe Anzahl der Übungen bzw. Übungsvarianten ist einmal erforderlich, um eine das Muskelwachstum fördernde Mobilisation des Stoffwechsels zu erzielen, zum anderen ist sie notwendig, um den Muskel in all seinen Teilbereichen gleichmäßig zu beanspruchen. Zur Entwicklung der Armstreckmuskulatur könnten beispielsweise das Bankdrücken (Übg. 26), das Armstrecken über den Kopf (Übg. 29) und das Beugestützen (Übg. 27) ausgewählt werden; zur Ausprägung der Bauchmuskulatur könnten das Rumpfaufrichten aus der Waagerechten, das Rumpfaufrichten vom Schrägbrett und das Heben der gestreckten Beine aus dem Hang dienen (s. a. Kapitel 12.2.). Das Vorgehen verdeutlicht, daß der Kraftsportler bestrebt ist, die entsprechende Muskelgruppe während einer Trainingseinheit in all ihren Bereichen völlig „durchzutrainieren".

- *Dauer der Wiederherstellungsphase:* Der Kraftsportler absolviert zur Belastung einer Muskelgruppe etwa 80 bis maximal 150 Wiederholungen je Trainingseinheit (2 bis 4 Übungen mit je 5 bis 7 Serien, die jeweils zur zeitweiligen Erschöpfung führen). Der durchschnittliche Widerstand beträgt 80 bis 85 % der maximalen Kraftfähigkeit. Diese enorme Beanspruchung des Muskels, die eine weitestgehende Auslastung seiner Arbeitsfähigkeit bewirkt, fordert natürlich auch eine lange Phase der Wiederherstellung. Bisherige Trainingserfahrungen zeigen, daß auch für Fortgeschrittene und Könner nach solch belastenden Trainingseinheiten eine Erholungszeit von mindestens 48 Stunden einzuhalten ist, um die erwünschten Anpassungsvorgänge (Superkompensation) zu gewährleisten. Ist die Erholungsphase zu kurz, d. h., ist die Leistungsfähigkeit der beanspruchten Muskeln noch nicht wiederhergestellt bzw. noch nicht auf ein höheres Niveau gehoben, so führt das zu Übertrainingserscheinungen. Das bedeutet u. a., daß der durch die intensive Muskelarbeit verschuldete Verschleiß kontraktiler Eiweißstrukturen weder ausgeglichen noch überkompensiert werden kann. Größe und Anzahl der Myofibrillen nehmen also nicht zu (s. Kapitel 2.2.1.2.). Wird wiederholt ein Training nach unzureichender Wiederherstellung absolviert, so übertrifft der fortlaufende Verschleiß kontraktiler Eiweiße ihren Wiederaufbau in der Erholungsphase beträchtlich. Das hat zwangsläufig zur Folge, daß der Querschnitt der überbelasteten Muskulatur sich nicht mehr erhöht oder sich sogar sichtbar reduziert.
  In der Erholungsphase können jedoch solche Übungen durchgeführt werden, die die tags zuvor trainierten Muskelgruppen nicht oder nur wenig belasten. So wäre es beispielsweise möglich, an einem Tag die Muskeln der Arme, des Schultergürtels und des Schultergelenks zu beanspruchen und tags darauf die Muskeln des Bauches, der Hüfte und der Beine erschöpfend auszulasten.

Das **Kraftsporttraining der Frauen** wird mit dem Ziel betrieben, die Körperhaltung und Körperform zu verbessern sowie die allgemeine Leistungsfähigkeit zu erhöhen.
Die Angst, sich eine zu große Muskelmasse anzutrainieren, ist dann unbegründet, wenn das Krafttraining nicht übertrieben wird und zweckentsprechende Trainingsmethoden ausgewählt werden. Selbst Männer, die ja bekanntlich wesentlich bessere biologische Voraussetzungen für das Muskelwachstum besitzen (s. Kapitel 6),

müssen monatelang oder gar jahrelang trainieren, um das gewünschte Muskelrelief zu prägen.

Auch bei der Frau wird nur ein langfristiges Training zum angestrebten Ziel führen. In wenigen Wochen lassen sich die Folgen oft jahrelanger falscher Ernährung und mangelnder sportlicher Betätigung kaum beseitigen.
Die Belastungsgestaltung wird im wesentlichen vom Körpertyp und von der physischen Verfassung der Frau bestimmt.
Untergewichtige Frauen, die keine Probleme mit überflüssigen Fettpölsterchen haben und aktive Körpermasse aufbauen wollen, sollten nach der Methode der wiederholten submaximalen Anspannungen trainieren:
- *Widerstand:* etwa 80 % der maximalen Kraftfähigkeit
- *Wiederholungszahl:* bis zur zeitweiligen Erschöpfung (etwa 9 bis 12 Wiederholungen)
- *Anzahl der Serien:* 3 bis 6 (mit 3 Serien beginnen)
- *Anzahl der Übungen* für eine Muskelgruppe: 2 (im Ausnahmefall 3)
- *Trainingshäufigkeit:* 2- bis 4mal pro Woche.

Übergewichtige Frauen, die überflüssiges Fett abbauen und gleichzeitig die Figur straffen wollen, gestalten ihr Training nach den Methoden der Ausdauerkraftentwicklung:

- *Widerstand:* zwischen 30 und 55 % der maximalen Kraftfähigkeit
- *Wiederholungszahl:* 15 bis maximal 35. Je mehr Wiederholungen durchgeführt werden, desto intensiver wird das Körperfett reduziert und die trainierte Muskulatur gestrafft. Dabei sollte immer bedacht werden, daß das Fett stets in allen Körperteilen gleichzeitig, also nicht nur im Bereich der belasteten Muskeln, abgebaut wird.
- *Anzahl der Serien:* 3 bis 6 (mit 3 Serien beginnen)
- *Anzahl der Übungen* für eine Muskelgruppe: 2 (im Ausnahmefall 3)
- *Trainingshäufigkeit:* 2- bis 6mal pro Woche (mit 2 bis 3 Trainingseinheiten pro Woche beginnen).

Die Frau mit Normalfigur, die die Muskulatur straffen und die Körperproportionen harmonisch entwickeln will, nutzt und variiert die angebotenen Verfahren entsprechend dem erstrebten Trainingsziel. Sollen beispielsweise die Schultern voller, die Brust fester und die Beine schlanker und straffer werden, so könnte

- das Bankdrücken (Übg. 26a) und das Armheben (Übg. 41a) nach der Methode der wiederholten submaximalen Anspannungen und
- das Treppensteigen (Übg. 85) und das Beindrücken (Übg. 94) nach der extensiven Intervallmethode (s. Kapitel 9.2.3.1.)

durchgeführt werden.

Anmerkung zu Beispielprogramm XII:

- Die unter den Übungen aufgeführte
  erste bestimmte Zahl stellt die Mindestanforderung bezüglich der Wiederholungen dar,
  zweite allgemeine Zahl „n“ drückt die unbestimmte individuell bedingte Anzahl der zusätzlichen Wiederholungen aus, die zur Erschöpfung führen,
  dritte bestimmte Zahl gibt die angestrebten gestützten, nachgebenden, ermogelten oder geteilten Wiederholungen an.
- Alle Übungen eines Programms sprechen im wesentlichen die gleiche Muskelgruppe an. Die Muskelgruppe wird also während der Trainingseinheit völlig „durchtrainiert“.
- Die Übungen werden mit mäßigem Tempo und kontinuierlichem Krafteinsatz durchgeführt.
- Beide Programme (A und B) können auch innerhalb einer Trainingseinheit absolviert werden.
- Nach dem Training ist eine Erholungsphase von mindestens 48 Std. einzuhalten, um die erwünschten Anpassungsvorgänge zu gewährleisten. In der Erholungsphase können jedoch solche Übungen durchgeführt werden, die die tags zuvor trainierten Muskelgruppen nur wenig ansprechen.

Beispielprogramm XII

Teilnehmerkreis: Fortgeschrittene, Könner
Trainingsmittel: Übungen mit Zusatzlast
Organisationsform: Satztraining
Trainingsmethode: Methode der wiederholten submaximalen Anspannungen mit dem Ziel, das Volumen einzelner Muskelgruppen extrem zu erhöhen (Beispiel: Arm- und Beinstrecker)

Satz	Widerstand		Programm/Übung				
		A)	Bankdrücken (Übg. 26)		Armstrecken über den Kopf (Übg. 29)		Beugestütz (Übg. 27)	
		B)	Beindrücken (Übg. 94)		Kniebeuge (Übg. 95)		Strecken der Unterschenkel (Übg. 108)	
1. Satz	80 %	A B	10 ×	etwa 2–3 min Pause	10 ×	etwa 2–3 min Pause	10 ×	3–5 min Pause
2. Satz	85 %	A B	7 × + n + 3 ×		7 × + n + 3 ×		7 × + n + 3 ×	
3. Satz	90 %	A B	5 × + n + 2 ×		5 × + n + 2 ×		5 × + n + 2 ×	
4. Satz	85 %	A B	6 × + n + 2 ×		6 × + n + 2 ×		6 × + n + 2 ×	
5. Satz	85 %	A B	5 × + n + 2 ×		5 × + n + 2 ×		5 × + n + 2 ×	

9.2.1.3. Methode der kurzzeitigen maximalen Anspannungen (innermuskuläres Koordinationstraining)

Ziel des Trainings nach der Methode der kurzzeitigen maximalen Anspannungen ist es, durch Verbesserung der innermuskulären Koordination die Maximalkraft zu erhöhen. Wie in Kapitel 2.2.2.2. beschrieben, kann der Anfänger nur etwa 60 % seiner motorischen Einheiten gleichzeitig aktivieren. Der krafttrainierte Leistungssportler hat dagegen durch zielgerichtete Trainingsbelastungen die innermuskuläre Koordination so weit perfektioniert, daß er in der Lage ist, bis zu 85 % der motorischen Einheiten synchron in die Arbeit einzubeziehen. (Abb. 48)

Kurzzeitige maximale Anspannungen erfordern – im Vergleich zu wiederholten submaximalen Anspannungen bis zur Erschöpfung – eine wesentlich niedrigere Arbeitsleistung. Sie führen deshalb auch nur zu einem relativ geringen Energieverbrauch je Zeiteinheit. Der Stoffwechsel wird nicht in dem Maße aktiviert, daß Prozesse in Gang gesetzt werden, die das Muskelwachstum wesentlich stimulieren (s. Kapitel 9.2.1.1. u. 9.2.1.2.). Da die Übungen nicht unter ausgesprochenen Ermüdungs- oder gar Erschöpfungszuständen absolviert werden bzw. diese nicht zur Folge haben, sind günstige Voraussetzungen vorhanden, die Verbindungen im Nervensystem zu perfektionieren, die eine Vervollkommnung der innermuskulären Koordination bewirken (s. Kapitel 2.2.2.2.).

Das Trainieren nach der Methode der kurzzeitigen maximalen Anspannungen befähigt also den Sportler, die Maximalkraft durch das Einbeziehen einer größeren Anzahl motorischer Einheiten in die Bewegung zu steigern. Der Querschnitt und damit die Kraft der

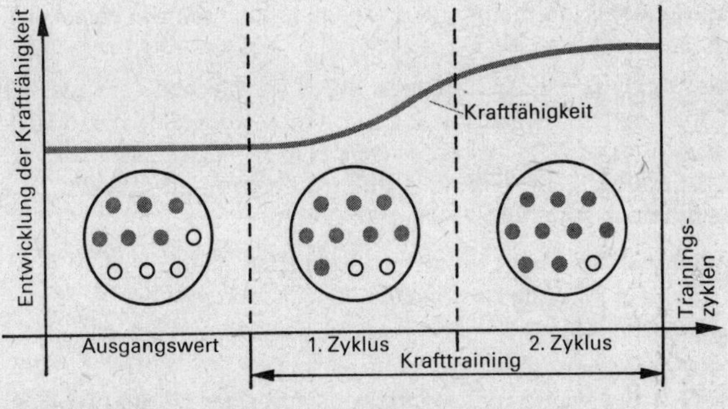

Abb. 48. Entwicklung der Maximalkraft durch Verbesserung der innermuskulären Koordination (Methode der kurzzeitigen maximalen Anspannungen)

einzelnen Muskelfasern werden kaum vergrößert. Das heißt, die Maximalkraft wird ohne nennenswerten Zuwachs der Muskelmasse und damit des Körpergewichts erhöht. Aus diesem Grund ist die Erhöhung der Maximalkraft durch die Vervollkommnung der innermuskulären Koordination auch für die Sportler von entscheidender Bedeutung, deren Körpergewicht bestimmte Grenzen nicht überschreiten darf.

Hochtrainierte Sportler sind in der Lage, etwa 85 % der motorischen Einheiten gleichzeitig zu aktivieren. Die restlichen 15 % verbleiben als autonom geschützte Reserve, die dem Willen nicht ohne weiteres zugänglich ist. Hat der Sportler nun ein solch hohes Niveau der innermuskulären Koordination erlangt, so ist die weitere Steigerung der Maximalkraft durch aktive Beteiligung zusätzlicher motorischer Einheiten an der Bewegung äußerst problematisch. Die Methode der kurzzeitigen maximalen Anspannungen ist kaum noch wirksam. Der Trainingsaufwand steht dann in keinem Verhältnis zur Entwicklung der Kraft. Die Maximalkraft muß durch andere Faktoren und Methoden ausgeprägt werden. Die Vergrößerung der Muskelmasse durch die Methode der wiederholten submaximalen Anspannungen oder die Vervollkommnung der zwischenmuskulären Koordination wären empfehlenswerte Alternativen.

Da Trainingsbelastungen hinsichtlich der durch sie hervorgerufenen Anpassungserscheinungen immer zielgerichtet wirken, ist es verständlich, daß

- die Methode der kurzzeitigen maximalen Anspannungen vorwiegend das Vermögen zur einmaligen Bewältigung maximaler Widerstände fördert, während
- die Methode der wiederholten submaximalen Anspannungen insbesondere zur mehrfachen Überwindung submaximaler Widerstände befähigt.

Zur Entwicklung der Maximalkraft durch die Methode der kurzzeitigen maximalen Anspannungen werden sowohl die dynamische als auch die statische Arbeitsweise des Nerv-Muskel-Systems genutzt (s. Kapitel 2.3.). Experimentell wurde ermittelt, daß die Trainingseinheiten am effektivsten sind, die etwa

75 % dynamische Arbeit überwindenden Charakters,
15 % dynamische Arbeit nachgebenden Charakters und
10 % statische Arbeit

zum Inhalt haben.

Für jede Arbeitsweise und Kontraktionsform des Nerv-Muskel-Systems (s. Kapitel 2.3.) gilt es, spezielle Belastungsaspekte zu beachten, die im folgenden aufgeführt werden.

Dynamisch-auxotonische Arbeit überwindenden Charakters:

- *Widerstand:* Der Widerstand beträgt 90 bis 100 % der maximalen Kraftfähigkeit. Um eine hohe Reizwirksamkeit zu erzielen, sollte der durchschnittliche Widerstand aller durchgeführten Wiederholungen einer Übung – auch mittlerer Widerstand, mittlere Zusatzlast bzw. mittlere Hantelmasse genannt – 90 % der Maximalkraft keinesfalls unterschreiten.
- *Wiederholungen:* Es werden je nach Widerstand ein bis drei Wiederholungen absolviert.
- *Anzahl der Serien:* Für eine Übung werden 8 bis 15 Serien durchgeführt.
- *Pausen:* Die Pausenlänge zwischen den Serien, die in der Regel 180 bis 300 Sekunden beträgt, hängt vom Trainingszustand des Sportlers, von der Anzahl der Wiederholungen und von der Größe des zu überwindenden Widerstandes ab. Sie wird gewöhnlich so lange ausgedehnt, daß eine weitgehende Erholung des Nerv-Muskel-Systems gewährleistet wird. Wird die Organisationsform des Satztrainings bevorzugt, so können die Pausen bis auf 120 Sekunden verkürzt werden.
- *Geschwindigkeit der Übungsdurchführung:* Die Geschwindigkeit der Übungsdurchführung ist explosiv-zügig. Das bedeutet, daß der Sportler in der Anfangsphase der Anspannung (statische Phase) in minimaler Zeit große Kräfte abgibt und die Bewegung dann möglichst schnell absolviert. Durch dieses Vorgehen können auch wirksame Reize zur Entwicklung der Schnellkraft gesetzt werden.

Dynamisch-auxotonische Arbeit nachgebenden Charakters:

Für das Maximalkrafttraining mit dynamisch-auxotonischer Arbeitsweise nachgebenden Charakters (s. Kapitel 2.3.) sind folgende physiologische Faktoren zu beachten:
- Der Sportler kann gewöhnlich 10 bis 35 % mehr Kraft abgeben als bei der Arbeit mit überwindendem Charakter (s. Kapitel 2.3.).
- Die Fähigkeit des Sportlers zur Kraftentfaltung nimmt mit wachsender Bewegungsgeschwindigkeit zu, während sie bei überwindender Tätigkeit mit dem Ansteigen der Geschwindigkeit abnimmt (s. Abb. 9).
- Der Muskel gibt eine bestimmte Leistung mit einem wesentlich geringeren Energieaufwand ab als bei konzentrischer Tätigkeit.

– Extreme Muskelschmerzen (Muskelkater) können eine unliebsame Nachfolgeerscheinung dieser Belastungsform sein.

Wenn das Training nicht an speziellen, meist elektrisch oder elektrohydraulisch betriebenen Geräten absolviert werden kann, ist Hilfestellung bzw. Hilfeleistung von zwei Trainingspartnern erforderlich. Sie sollen zum einen die zweifellos vorhandene Verletzungsgefahr einschränken; zum anderen müssen sie das Rückführen der Zusatzlast in die Ausgangsposition unterstützen. Aus diesen Ausführungen ergeben sich folgende Belastungsempfehlungen:

- *Widerstand:* Als günstigster Widerstand haben sich 140 % (± 20 %) bezogen auf die maximale Kraftfähigkeit unter konzentrischen (überwindenden) Bedingungen erwiesen.
- *Die Wiederholungen, die Serien und die Pausen* werden im wesentlichen wie bei dynamischer Arbeit überwindenden Charakters gestaltet. Anfänger und – nach längerem Trainingsausfall – auch Fortgeschrittene und Könner sollten allerdings nur wenige Übungswiederholungen mit nachgebender Arbeitsanforderung in ihr Programm aufnehmen, um den möglichen Muskelkater auf ein Mindestmaß zu reduzieren. Mit Zunahme der durchgeführten Trainingseinheiten verringern sich diese schmerzhaften Begleiterscheinungen der nachgebenden Arbeitsweise mehr und mehr, bis sie schließlich nicht mehr auftreten.
- *Geschwindigkeit der Übungsdurchführung:* Der Muskel ist bei dynamischer Arbeit exzentrischen Charakters fähig, mit einem relativ geringen Energieaufwand seine größte Spannung zu entwickeln. Insbesonders ist das der Fall, wenn die Muskeldehnung mit verhältnismäßig hoher Geschwindigkeit erfolgt. Diese Tatsache weist darauf hin, daß durch auxotonische Arbeit nachgebenden Charakters, die mit hoher Geschwindigkeit absolviert wird, mit einem geringen Energieaufwand die Schnellkraft entwickelt werden kann. Dabei gilt es zu beachten, daß nur eine voll aktivierte Muskulatur (maximale isometrische Kontraktion) zur schnellen Dehnung geführt werden sollte.

Dynamisch-isokinetische Arbeitsweise: In der Regel führt der Sportler ein Training, das dynamisch-isokinetische Arbeitsweise zum Inhalt hat (s. Kapitel 2.3.), an speziell dafür entwickelten und meist recht kostspieligen Geräten durch. Dabei wird oft vergessen, daß auch zahlreiche Partnerübungen eine dynamisch-isokinetische Arbeitsweise erlauben. Das gilt sowohl für die isokinetische Arbeit

mit konzentrischem (übernehmendem) als auch mit exzentrischem (nachgebendem) Charakter (s. a. Beispielprogramm XIV).
Der Hauptvorteil des isokinetischen Krafttrainings besteht in der Möglichkeit, einzelne Muskeln bzw. Muskelgruppen in all ihren Teilbereichen gleichmäßig zu kräftigen. Im gleichförmigen Geschwindigkeitsverlauf, der der Dynamik der meisten Sportarten widerspricht, wird der Hauptnachteil dieser Kontraktionsform gesehen (s. Kapitel 2.3.).
Für das Krafttraining mit dynamisch-isokinetischer Arbeitsweise sind folgende spezielle Hinweise zur Belastungsgestaltung erforderlich:

- *Widerstand:* Die Kraftmobilisation sollte stets annähernd maximal oder maximal sein.
- *Wiederholungen, Serien und Pausen* werden gewöhnlich wie bei dynamisch-auxotonischer Arbeitsweise gestaltet.
- *Geschwindigkeit der Übungsdurchführung:*
Bisher wurden Übungen mit isokinetischer Muskelkontraktion hauptsächlich in mäßigem Bewegungstempo absolviert. Das führte bei einer hohen Wiederholungszahl (5 bis 8) zum Muskelwachstum, so daß das isokinetische Krafttraining auch der Methode der wiederholten submaximalen Anspannungen zugeordnet werden konnte. Neuere Untersuchungen haben jedoch ergeben, daß hohe Geschwindigkeiten bei dynamisch-isokinetischer Arbeitsweise exzentrischen Charakters (erzwungene Muskeldehnung) sowohl einen großen Maximal- als auch einen beträchtlichen Schnellkraftzuwachs ermöglichen.

Statische Arbeitsweise: Ein Unterschied zur dynamischen Arbeitsweise des Nerv-Muskel-Systems (s. Kapitel 2.3.) hinsichtlich der Effektivität der Entwicklung der Maximalkraft konnte bisher nicht überzeugend nachgewiesen werden. Jedoch zeigt sich bei statischer Arbeitsweise die Kraftzunahme vor allem in der Körperhaltung, in der trainiert wurde. Wenn z. B. das statische Armbeugen bei einem Winkel von 90° des Oberarms zum Unterarm ausgeführt wird, so ist für Winkel, die über den Bereich 90 ± 20° hinausgehen, der Kraftzuwachs sehr gering. Soll also die Kraftfähigkeit für die gesamte Bewegungsamplitude durch statische Übungen erhöht werden, so muß die Anspannung in unterschiedlichen Winkelstellungen der Gelenke erfolgen. Kann die Bewegung beispielsweise über einen Winkel von etwa 180° geführt werden, so sind statische Anspannungen bei Winkeln von 45°, 90° und 135° erforderlich (Abb. 49a bis c).
Abbildung 49d veranschaulicht am Beispiel des Kniestreckens, daß

die durch statische Trainingsmittel erworbene Kraft weitgehend für die Gelenkwinkel spezifisch ist, in denen trainiert wird. Die Abbildung zeigt darüber hinaus, daß sich der durch statische Übungen erlangte Kraftgewinn nicht ohne weiteres auf die dynamische Arbeitsweise übertragen läßt.
Die statische Arbeitsweise hat – im Vergleich zur dynamischen Arbeitsweise – neben einigen Vorteilen auch etliche Nachteile.

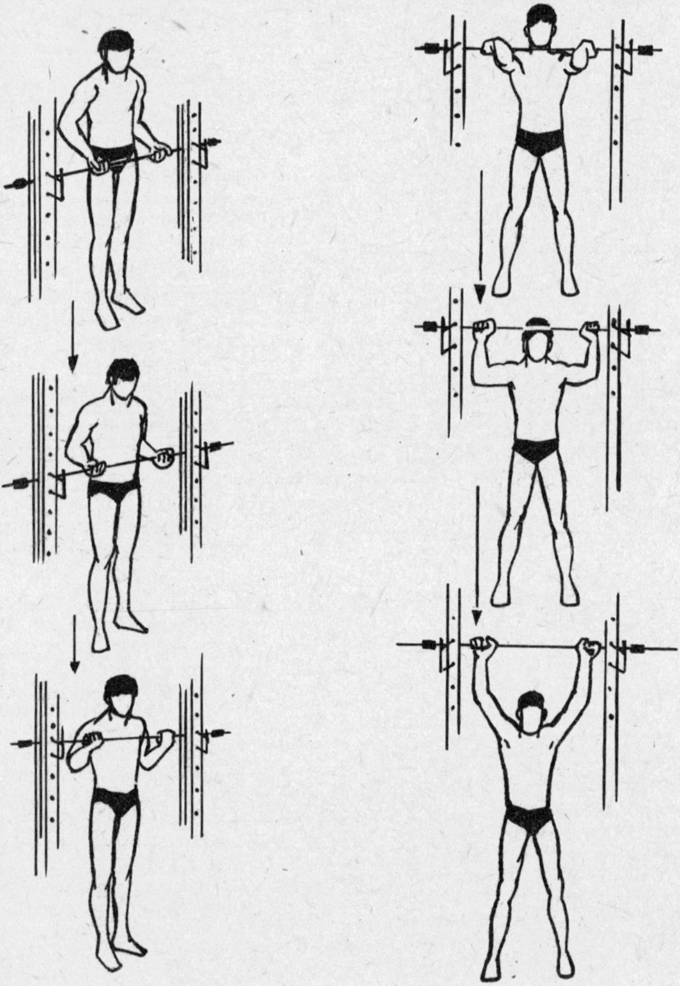

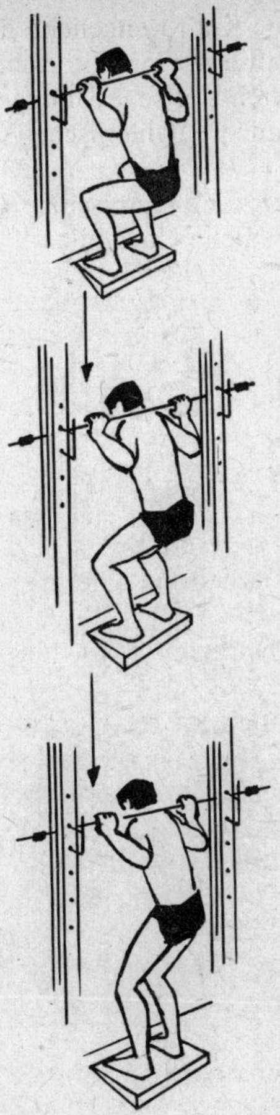

Abb. 49a–c

Abb. 49d. Trainingswirkungen des statischen Kniestreckens in Winkelstellungen von 15° bzw. 60° (nach Lindh)

Der obere Teil der Abbildung zeigt den Kraftgewinn, der durch isometrische Muskelkontraktionen bei einem Kniewinkel von 15° erzielt wird,

- für die statische Arbeitsweise bei Kniewinkeln von 15° und 60° sowie
- für dynamisch-isokinetische Bewegungen konzentrischen Charakters mit Geschwindigkeiten von 30 °/s und 180 °/s.

Der untere Teil der Abbildung veranschaulicht den Kraftgewinn, der durch isometrische Muskelkontraktionen bei einem Kniewinkel von 60° für die genannten Arbeitsweisen des Nerv-Muskel-Systems erreicht wird.

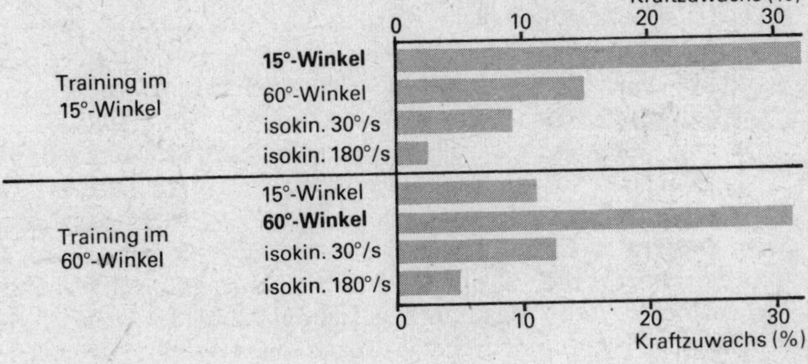

Vorteile:
- Statische Übungen bedürfen nur einer einfachen Ausrüstung. Sie können praktisch überall, ohne spezielle Geräte und ohne Partner durchgeführt werden. Ein Stuhl (Übg. 42), ein Tisch (Übg. 11), ein Schrank (Übg. 101) oder ein Türrahmen (Übg. 83), der die Möglichkeit bietet, unüberwindbare Widerstände zu schaffen, findet sich in jeder Wohnung.
- Einzelne Muskeln bzw. Muskelgruppen können bei bestimmten Gelenkwinkeln zielgerichtet trainiert werden. Da bei statischen Übungen keine Gelenkbewegungen stattfinden, erlauben sie unter Umständen auch ein Training bei Gelenk- oder Knochenverletzungen. Die Gefahr des Muskelschwundes aufgrund mangelnder Belastung kann dadurch eingeschränkt werden.
- Wie alle Übungen, die im Rahmen der Methode der kurzzeitigen maximalen Anspannungen absolviert werden, bewirken auch statische Übungen nur einen unwesentlichen Zuwachs an Muskelmasse. Dies kann bei entsprechender Zielstellung allerdings auch ein Nachteil sein.
- Der Zeitaufwand für eine Trainingseinheit beträgt nicht mehr als 20 Minuten.
- Die Maximalkraft kann besonders bei Anfängern relativ rasch gesteigert werden.
- Durch statisches Training kann – wie auch durch dynamisches Training – die Explosivkraft, d. h. die Fähigkeit zur Realisierung eines steilen Kraftanstiegs, erfolgreich entwickelt werden. Voraussetzung ist jedoch, daß der Sportler stets versucht, in einer minimalen Zeiteinheit eine maximale Kraft zu mobilisieren (s. Kapitel 9.2.2. u. Abb. 51).

Nachteile:
- Die Kraftentwicklung erfolgt nur für einen begrenzten Bereich der Bewegungsamplitude.
- Der erlangte Kraftgewinn läßt sich nicht ohne weiteres für die dynamische Arbeit nutzen.
- Da keine Bewegung stattfindet, kann die zwischenmuskuläre Koordination nicht gefördert werden. Bei zu häufiger statischer Arbeit verschlechtert sich die Koordinationsfähigkeit sogar beträchtlich.
- Da keine Bewegungen vollzogen werden, ist auch keine Reizwirksamkeit zur Entwicklung der Beweglichkeit zu erzielen. Zu oft wiederholtes statisches Training kann zu einem Rückgang der elastischen Eigenschaften des Muskels führen.
- Submaximale und maximale statische Anspannungen verursachen nicht selten Preßatmung (s. Kapitel 2.2.3.6.).
- Schon bei leichter statischer Anspannung (etwa 50 % der maxi-

malen Kraftfähigkeit) schnürt der Muskel seine eigenen Kapillaren (Blutgefäße) so weit ab, daß er nicht mehr durchblutet werden kann. Dieser Vorgang hemmt u.a. die Erweiterung bestehender und die Bildung neuer Kapillaren erheblich. Wird das statische Krafttraining übertrieben, so können die Durchblutung und damit die Ausdauer der Muskulatur nicht verbessert werden. Da Herzfrequenz und Blutdruck bei solchen Belastungen stark ansteigen können, sollten Personen mit Herz- und Kreislauf-Schäden statische Anspannungen unbedingt meiden (s.a. Kapitel 2.2.3.6.).
- Die relativ rasch erworbene Maximalkraft bildet sich ebenso schnell zurück.

Für das statische Krafttraining sollten folgende Belastungshinweise beachtet werden:

- *Größe der Anspannung:* 95 bis 100 % der maximalen Kraftfähigkeit. Für einige Sportarten – wie Schießsport und alpiner Abfahrtslauf – auch unter 50 %.
- *Dauer der Anspannung:* 6 bis 8 Sekunden. Für einige Sportarten bis zu 6 Minuten (z.B. Beibehalten der „Eiform" durch Abfahrtsläufer).
- *Wiederholungen:* Es werden insgesamt 6 bis 9 Wiederholungen je Übung mit unterschiedlichen Winkelstellungen der Gelenke durchgeführt. Beim Armbeugen könnte die Last beispielsweise je 3mal etwa 7 Sekunden in Winkelstellungen von 45°, 90° und 135° gehalten werden (s. Abb. 49a).
- *Steigerung der Anspannung:* Soll ausschließlich Maximalkraft entwickelt werden, so sollte die Anspannung allmählich auf 95 bis 100 % gesteigert werden. Diese bewußte und verletzungsvorbeugende Vorbereitung des Nerv-Muskel-Systems auf eine maximale statische Anspannung ist auch durch einleitende dynamische Arbeit zu erzielen. So könnte man die Hantel beim Armbeugen zunächst mit mäßiger Geschwindigkeit so weit heben, bis Unter- und Oberarm einen rechten Winkel bilden, und sie dann in dieser Position 6 bis 8 s halten.

  Sollen jedoch Maximal- und Schnellkraft gleichzeitig erhöht werden, so ist die allmähliche Steigerung der Anspannung nicht zweckdienlich. Unter dieser Zielstellung muß die maximale Anspannung in minimaler Zeit erfolgen. Solch ein Vorgehen erfordert selbstverständlich eine sorgfältige vorbereitende Erwärmung der beanspruchten Muskulatur.
- *Pausen:* Die Pausenlänge zwischen den Anspannungen sollte 30 bis 90 Sekunden betragen.

Beispielprogramm XIII

Teilnehmerkreis:	Fortgeschrittene, Könner
Trainingsmittel:	Übungen mit Zusatzlast
Organisationsform:	Stationstraining
Trainingsmethode:	Methode der kurzzeitigen maximalen Anspannungen
Programm:	Die Übungen A) Bankdrücken (Übg. 26), Kniebeuge (Übg. 95) und Rumpfaufrichten aus der Rückenlage (Übg. 65) sowie B) Armbeugen (Übg. 16), Beugen der Unterschenkel (Übg. 107) und Kreuzheben (Übg. 80) werden in Teilprogrammen zusammengefaßt.

Die Übungen werden nacheinander in folgenden Serien absolviert:

$$\frac{\text{Zusatzlast im Verhältnis zur maximalen Kraftfähigkeit}}{\text{Anzahl der Serien und Wiederholungen}} =$$

$$\frac{90\,\%}{3+3} + \frac{95\,\%}{2+2} + \frac{100\,\%}{1+1} + \frac{90\,\%}{3+3} + \frac{95\,\%}{2} + \frac{90\,\%}{2+2}$$

Anmerkung:
- Nach Absolvieren der geforderten Anzahl der Wiederholungen einer Serie wird eine Pause von 3 bis 5 min eingeschoben, bevor mit der nächsten Serie begonnen wird.
- Sind alle Serien einer Übung nach der beschriebenen Form durchgeführt, wird mit den Serien für die nächste Übung begonnen.
- Die Teilprogramme A und B werden im Wechsel durchgeführt (z. B. am Montag Programm A und am Mittwoch Programm B).
- Die Teilprogramme können auf zwei Übungen reduziert werden.

Beispielprogramm XIV

Teilnehmerkreis:	Fortgeschrittene, Könner
Trainingsmittel:	Partnerübungen
Organisationsform:	Stationstraining
Trainingsmethode:	Methode der kurzzeitigen maximalen Anspannungen
Arbeitsweise des Nerv-Muskel-Systems:	dynamisch-isokinetische Arbeitsweise konzentrischen oder exzentrischen Charakters
Programm:	Die Übungen A) Beugen der Arme aus der Bauchlage (Übg. 12), Rudern

	(Übg. 97) und Rumpfaufrichten aus der Rückenlage (s. a. Übg. 52) sowie B) Beugen der Unterschenkel (Übg. 103), Widerstand gegen das Senken der Arme (Übg. 33) und Rumpfaufrichten aus der Bauchlage (s. a. Übg. 67) werden in Teilprogrammen (A und B) zusammengefaßt.

Anmerkung:
- Der Partner erzeugt solchen Gegendruck, daß der Ausführende die Bewegung durch maximale Kraftentfaltung mit der vorgesehenen Geschwindigkeit aufrechterhalten kann (bei isokinetischer Arbeitsweise konzentrischen Charakters).
- Der Partner entfaltet so viel Kraft, daß der Ausführende trotz maximaler Kraftmobilisation zur nachgebenden Bewegung mit der vorgesehenen Geschwindigkeit gezwungen wird (bei isokinetischer Arbeitsweise exzentrischen Charakters).
- Jede Serie besteht aus drei Wiederholungen. Nach einer Pause von ein bis zwei Minuten folgt die Übungsserie des Partners.
- Für jede Übung werden 4 bis 7 Serien absolviert, bevor mit den Serien für die nächste Übung begonnen wird.
- Die Teilprogramme können auf zwei Übungen reduziert werden.
- Während der Übungen 52 und 67 kniet der Partner hinter dem Ausführenden, faßt ihn an den Schultern und ermöglicht durch eine entsprechende Kraftentfaltung die dynamisch-isokinetische Arbeit konzentrischen oder exzentrischen Charakters.

Beispielprogramm XV

Teilnehmerkreis:	Anfänger, Fortgeschrittene, Könner
Trainingsmittel:	Übungen ohne Zusatzlast
Organisationsform:	Stationstraining
Trainingsmethode:	Methode der kurzzeitigen maximalen Anspannungen
Arbeitsweise des Nerv-Muskel-Systems:	statische Arbeitsweise
Programm:	Die Übungen A) Armbeugen (Übg. 11), Heben der gestreckten Beine aus der Rückenlage (s. a. Übg. 53) und Beugen der Unterschenkel (Übg. 101) sowie B) Schulterziehen (Übg. 42), Handpressen (Übg. 30) und Strecken der Unterschenkel (Übg. 102) werden in Teilprogrammen (A und B) zusammengefaßt.

Anmerkung zu Beispielprogramm XV:
- Nach 8 s Haltearbeit wird die maximale Muskelanspannung gelöst.
- Zwischen den statischen Anspannungen erfolgt eine Pause von 20 bis 60 s.
- Jede Übung wird mit unterschiedlichen Winkelstellungen der Gelenke 5- bis 6mal durchgeführt, bevor mit den Wiederholungen für die nächste Übung begonnen wird.
- Übung 53 kann mit maximaler statischer Anspannung absolviert werden, wenn die Füße der gestreckten Beine unter einem unbeweglichen Gegenstand fixiert werden.
- Die Teilprogramme A und B werden im Wechsel absolviert (z. B. am Montag Programm A und am Mittwoch Programm B).

9.2.1.4. Kombinierte Methode

Ziel des Trainings nach der kombinierten Methode ist es, die Maximalkraft sowohl durch die Erhöhung des Muskelquerschnitts als auch durch die Vervollkommnung der innermuskulären Koordination zu steigern. (Abb. 50)

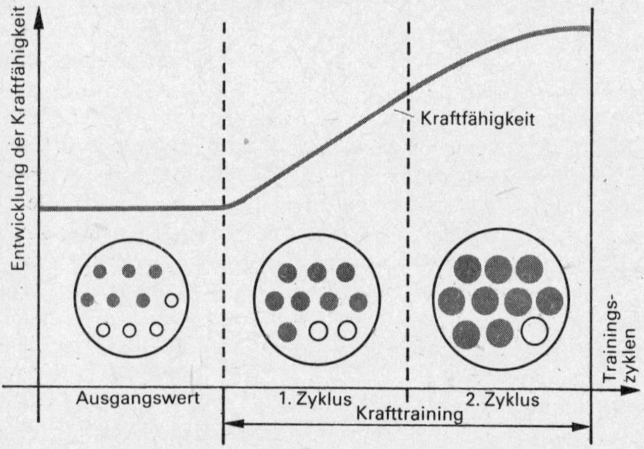

Abb. 50. Entwicklung der Maximalkraft durch Erhöhung des Muskelquerschnitts und durch Verbesserung der innermuskulären Koordination (Kombination der Methode der wiederholten submaximalen Anspannungen und der Methode der kurzzeitigen maximalen Anspannungen)

Das Training nach der Methode der wiederholten submaximalen Anspannungen fördert nicht nur die Vergrößerung des Muskelquerschnitts, sondern stimuliert in geringem Maße auch die Vervollkommnung der innermuskulären Koordination. Der Einsatz der Methode der kurzzeitigen maximalen Anspannungen unterstützt

zwar in erster Linie die Perfektionierung der innermuskulären Koordination, ein Muskelwachstum – wenn auch in relativ geringem Umfang – ist aber nicht ausgeschlossen. Die Nutzung jeder der beiden Methoden stellt eine Erhöhung der Maximalkraft in Aussicht. Die Wertigkeit der Methoden für die Entwicklung der einzelnen, die Maximalkraft beeinflussenden Faktoren ist jedoch recht unterschiedlich (s. Tab. 10).
In der Trainingspraxis ist es oft erforderlich, mehrere die Maximalkraft beeinflussende Faktoren gleichzeitig zu einem hohen Niveau zu führen. Es wird dann nach Programmen trainiert, die beide Methoden und verschiedene Arbeitsweisen des Nerv-Muskel-Systems beinhalten (s. Beispielprogramm XVI).
Ein häufig genutztes Verfahren zur gleichzeitigen Entwicklung mehrerer Faktoren der Maximalkraftfähigkeit stellt auch das sogenannte **Pyramidentraining** dar. Es ist der Organisationsform des Stationstrainings zuzuordnen und enthält sowohl Komponenten der Methode der wiederholten submaximalen Anspannungen als auch der Methode der kurzzeitigen maximalen Anspannungen. Das Programm wird pyramidenförmig gestaltet. Das bedeutet, daß bei fortlaufender Zunahme des Widerstandes eine Abnahme der Anzahl der Serien und Wiederholungen erfolgt (s. Beispielprogramme XVII und XVIII).
Nur Sportler mit einer gut entwickelten Fähigkeit zur wiederholten Bewältigung submaximaler Widerstände (bzw. Lasten) sind in der Lage, nach Absolvieren der Serien mit submaximaler Belastung (z. B. Programm XVII a/1.–9. Serie) noch eine maximale Kraftleistung (10. Serie) zu erzielen. Um den notwendigen Belastungsumfang mit der erforderlichen Intensität zu meistern, verwenden die Sportler im wesentlichen folgende Verfahren:

- **Doppelpyramide:** Die Pyramide wird praktisch in zwei kleinere Pyramiden geteilt, die jeweils nur etwa die Hälfte der Serien der Gesamtpyramide beinhalten. Zunächst wird die erste Teilpyramide von unten nach oben (progressiv) und dann die zweite Teilpyramide von oben nach unten (regressiv) durchlaufen (s. Beispielprogramm XVII b).
- **„Besteigen“** und **„Abräumen“ der Pyramide**: Die Pyramide wird zunächst, um möglichst schnell zu den hohen Widerständen zu gelangen, von einer Seite „bestiegen“ (progressiv) und erst dann von oben „abgeräumt“ (regressiv). Das würde im Hinblick auf das Beispielprogramm XVII a bedeuten, daß zuerst je eine Serie mit 85 %, 90 %, 95 % und 100 % durchgeführt wird und dann eine Serie mit 95 %, zwei Serien mit 90 % und drei mit 85 % zu absolvieren sind.

Die kombinierte Methode verfügt nicht über eigenständige **Belastungskriterien.** Wird die entsprechende Serie oder der entspre-

chende Satz einer der beschriebenen Methoden zur Maximalkraftentwicklung zugeordnet, dann treten auch die speziellen Belastungsgesetze dieser Methode in Kraft. So müßten im Beispielprogramm XVI der 2., 6. und 7. Satz nach den Kriterien der Methode der wiederholten submaximalen Anspannungen und der 3., 4. und 5. Satz nach den Kriterien der Methode der kurzzeitigen maximalen Anspannungen gestaltet werden.
Obwohl das Training nach der kombinierten Methode stets Reize zur Erhöhung des Muskelquerschnitts und zur Perfektionierung der innermuskulären Koordination setzt, kann die Reizsetzung für die genannten Komponenten der Kraftfähigkeit mit unterschiedlicher Wertigkeit erfolgen. Soll die Komponente der Muskelquerschnittserhöhung besonders gefördert werden, könnte z. B. die Pyramide so gestaltet werden, daß scherwpunktmäßig Serien mit submaximaler Intensität (80 bis 90 %) und relativ langer Reizdauer (5 bis 12 Wiederholungen) absolviert werden. Wird hingegen beabsichtigt, die Komponente der innermuskulären Koordination vorzugsweise zu entwickeln, dann stehen Serien mit maximaler Intensität (90 bis 100 %) und verhältnismäßig kurzer Reizdauer (1 bis 3 Wiederholungen) im Mittelpunkt des Pyramidentrainings.

Anmerkung zu Beispielprogramm XVI:
- Der 1. Satz dient der Vorbelastung. Der 2., 6. und 7. Satz wird nach der Methode der wiederholten submaximalen Anspannungen und der 3., 4. und 5. Satz nach der Methode der kurzzeitigen maximalen Anspannungen durchgeführt.
- Im 4. und 5. Satz wird die Zusatzlast 6 Sekunden fixiert, wenn der bei Ausnutzung der vollen Bewegungsamplitude zurückzulegende Weg zur Hälfte bewältigt wurde.
- Die Teilprogramme werden im Wechsel durchgeführt (z. B. am Montag Programm A und am Dienstag Programm B).

Beispielprogramm XVI

Teilnehmerkreis: Fortgeschrittene u. Könner — Organisationsform: Satztraining
Trainingsmittel: Übungen mit Zusatzlast — Trainingsmethode: kombinierte Methode

Satz	Widerstand	Programm/Übung					
			A) Klimmziehen (Übg. 40)		Rumpfaufrichten aus der Rückenlage (Übg. 65)	Kniebeuge (Übg. 95)	
			B) Bankdrücken (Übg. 26)		Rumpfaufrichten aus der Bauchlage (Übg. 79)	Beugen der Unterschenkel (Übg. 107)	
1. Satz	70 %	A B	8 ×	120 s Pause	8 ×	120 s Pause	8 ×	nach jedem Satz 180–240 s Pause
2. Satz	85 %	A B	7 × + n		7 × + n		7 × + n	
3. Satz	95 %	A B	2 ×	180–240 s Pause	2 ×	180–240 s Pause	2 ×	
4. Satz	90 % isometrisch	A B	6 s		6 s		6 s	
5. Satz	90 % isometrisch	A B	6 s		6 s		6 s	
6. Satz	85 %	A B	6 × + n	120 s Pause	6 × + n	120 s Pause	6 × + n	
7. Satz	85 %	A B	6 × + n		6 × + n		6 × + n	

Beispielprogramm XVIIa und XVIIb

Teilnehmerkreis:	Fortgeschrittene, Könner
Trainingsmittel:	Übungen mit Zusatzlast
Organisationsform:	Stationstraining (Pyramidentraining)
Trainingsmethode:	kombinierte Methode
Programm:	Rumpfaufrichten aus der Rückenlage (Übg. 65), Bankdrücken (Übg. 26) und Kniebeuge (Übg. 95) werden folgendermaßen absolviert:

Programm a:

Widerstand in % zur Max.-kraft — Serien und Wiederholungen

10. Serie
100 %

8.–9. Serie
95 %

5.–7. Serie
90 %

1.–4. Serie
85 %

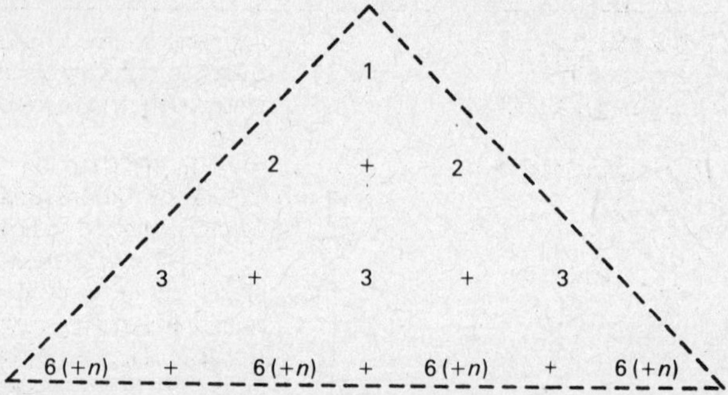

Programm b:

Widerstand in % zur Max.-kraft — Serien und Wiederholungen

11. + 12. Serie
85 %
9. + 10. Serie
90 %
8. Serie
95 %
7. Serie
100 %
6. Serie
100 %
5. Serie
95 %
3. + 4. Serie
90 %
1. + 2. Serie
85 %

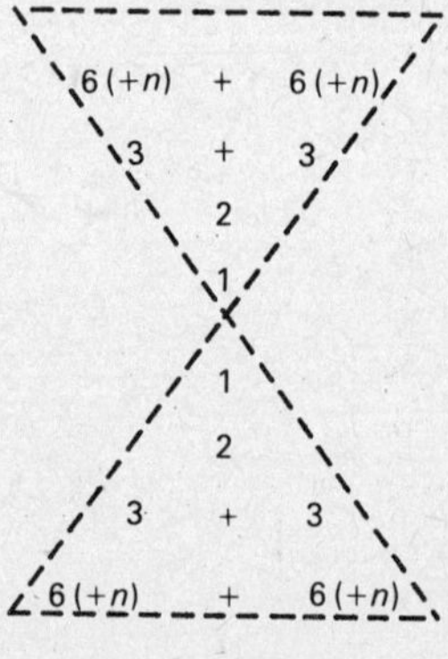

Anmerkung:
- Alle Serien einer Übung werden abgeschlossen, bevor mit den Serien für die nächste Übung begonnen wird.
- Die Pausen zwischen den Serien betragen 2 bis 4 min.
- Die 1.–4. Serie (Progr. a) bzw. die 1. u. 2. Serie und die 11. u. 12. Serie (Progr. b) können bis zur Erschöpfung durchgeführt werden.
- Bei Absolvierung des Programms b wird die erste Teilpyramide von der Basis zur Spitze (progressiv) und die zweite Teilpyramide von der Spitze zur Basis (regressiv) durchlaufen.

Beispielprogramm XVIII

Teilnehmerkreis:	Fortgeschrittene, Könner
Trainingsmittel:	Übungen mit Zusatzlast
Organisationsform:	Stationstraining (Pyramidentraining)
Trainingsmethode:	kombinierte Methode
Programm:	U. U. kann die Zusatzlast auch durch entsprechend fixierte Kiloraten bis zur maximalen Leistungsfähigkeit gesteigert werden. Im folgenden Programm wird von einer Höchstleistung des Sportlers von jeweils 120–125 kp ausgegangen. Bankdrücken (Übg. 26), Kreuzheben (Übg. 80) und Kniebeuge (Übg. 95) werden folgendermaßen absolviert:

Nr. der Serie und Zusatzlast (Höchstleistung 120 kp)	Serien und Wiederholungen
15. Serie (120 kg)	1
13. + 14. Serie (115 kg)	2 + 2
10.–12. Serie (110 kg)	3 + 3 + 3
6.–9. Serie (105 kg)	4 + 4 + 4 + 4
1.–5. Serie (100 kg)	5 + 5 + 5 + 5 + 5

Anmerkung zu Beispielprogramm XVIII:
- Alle Serien einer Übung (z. B. des Bankdrückens) werden abgeschlossen, bevor mit den Serien für die nächste Übung (z. B. für das Kreuzheben) begonnen wird.
- Die Pausen zwischen den Serien betragen 2 bis 5 min.
- Als 16. Serie kann der Versuch unternommen werden, die Zusatzlast von 125 kg zu bewältigen.
- Das Programm kann auf zwei Übungen reduziert werden.

9.2.2. Zur Schnellkraftentwicklung

Die der Schnellkraftleistung zugrunde liegenden physiologischen Vorgänge sowie die Beziehungen zwischen Maximalkraft und Schnellkraft wurden bereits in den Kapiteln 2.2. und 2.5.1. ausführlich erläutert. Im folgenden werden die die Schnellkraft bestimmenden Faktoren zusammenfassend dargelegt und trainingsmethodische Konsequenzen und Empfehlungen abgeleitet:
- Schnellkraftleistungen werden im Gegensatz zu Maximalkraftleistungen vermutlich weitgehend – jedoch nicht ausschließlich – durch die schnellen FTG- und FTO-Fasern realisiert, die sich durch hohe Kontraktionskraft und -geschwindigkeit auszeichnen (s. Tab. 1). Je größer der Querschnitt und damit die Kraft jeder einzelnen Faser ist, je schneller sich die Faser kontrahiert und je mehr Fasern zu Beginn der Anspannung gleichzeitig aktiv in die Arbeit einbezogen werden, desto höher wird die Schnellkraftleistung sein. So können das Muskelquerschnittstraining, das u. a. die Anzahl sowie die Stärke der kontraktilen Elemente (Myofibrillen) der schnellen Fasern erhöht, und das innermuskuläre Koordinationstraining, das die Fähigkeit zur gleichzeitigen Mobilisation einer großen Anzahl schneller Fasern vervollkommnet, die Steigerung der Schnellkraftleistung wesentlich unterstützen. Wird gegen die submaximalen und maximalen Widerstände des Maximalkrafttrainings stets explosivkräftig gearbeitet, dann wird auch die Kontraktionsgeschwindigkeit der schnellen (und langsamen) Fasern erhöht.

  Für die verschiedenen Ausprägungsformen der Schnellkraft sind folgende Faktoren von ausschlaggebender Bedeutung:

  Die Explosivkraft, die durch einen steilen und hohen Kraftanstieg gekennzeichnet ist (s. Abb. 51 a), wird entscheidend von der Kontraktionskraft, der Kontraktionsgeschwindigkeit sowie von der Anzahl der zu Kontraktionsbeginn gleichzeitig aktivierten motorischen Einheiten geprägt.

  Die Startkraft, die durch einen steilen Kraftanstieg im Anfangsmoment der muskulären Anspannung charakterisiert ist (s. Abb. 51 a), wird maßgeblich von der Fähigkeit beeinflußt,

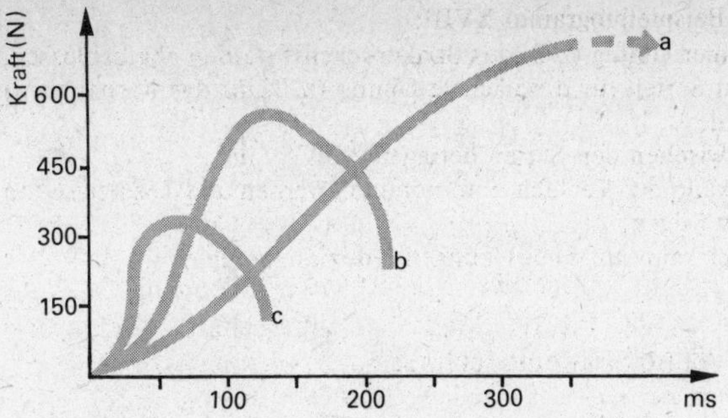

Abb. 51 a. Ausprägungsformen der Schnellkraft
a) Schnellkraftleistung mit kontinuierlichem Kraftanstieg
b) Schnellkraftleistung mit gut ausgeprägter Explosivkraft
c) Schnellkraftleistung mit gut ausgeprägter Startkraft

schon zu Kontraktionsbeginn möglichst viele motorische Einheiten aktiv in die Bewegung einzubeziehen.
Bei Schnellkraftleistungen mit relativ kontinuierlichem und sehr hohem Kraftanstieg (s. Abb. 51 a) ist – ohne die Bedeutung der Kontraktionsgeschwindigkeit und der innermuskulären Koordination zu verkennen – der Querschnitt insbesondere der schnellen Fasern dominierend.
Für die hohe Qualität aller Ausprägungsformen der Schnellkraft ist also auch die weitgehende Perfektionierung der innermuskulären Koordination erforderlich. Das bedeutet u. a., daß möglichst viele schnelle motorische Einheiten mit einer kurzen Impulsserie gleichzeitig aktiviert werden können. (s. Kap. 2.2.2.2)
Muskelquerschnitt, Kontraktionsgeschwindigkeit und innermuskuläre Koordination sind allgemein nutzbar. Das bedeutet, daß sich ihr durch eine bestimmte Übung verbesserter Zustand auch positiv auf die Bewegungsleistung anderer Übungen auswirkt; vorausgesetzt, es werden dieselben Muskelgruppen angesprochen.

– Die Schnellkraftfähigkeit ist aber sportartspezifisch angelegt. Sie ist stets auf den räumlich-zeitlichen und dynamisch-zeitlichen Verlauf einer speziellen Bewegung ausgerichtet. Je zweckmäßiger das Zusammenspiel der Muskeln im Rahmen der speziellen Technik erfolgt, d. h. je vollkommener die zwischenmuskuläre Koordination entwickelt wurde, desto flüssiger, präziser, rationeller und damit auch schneller kann die jeweilige Bewegung vollzogen werden. Eine allumfassende, für unterschiedliche Bewegungsabläufe zuständige Schnellkraftfähigkeit existiert daher nicht. Dieser Aussage widerspricht auch die Tatsache nicht, daß einige Sportler aufgrund ihrer biologischen Eignung (z. B. angeborener hoher Anteil schneller Fasern an der Gesamtmuskulatur) und/oder entsprechender Trainingseinflüsse und -wirkungen (z. B. großer Faserquerschnitt, gute innermuskuläre Koordination) hervorragende allgemeine Grundlagen für die schnellkräftige Durchführung strukturell unterschiedlicher Bewegungsabläufe besitzen.

In diesem Zusammenhang darf auch die Bedeutung der speziellen Beweglichkeit für die zwischenmuskuläre Koordination und damit für die Schnellkraftleistung nicht unterschätzt werden. Bei verkürzter Muskulatur sind die Ausholbewegungen und damit gleichermaßen die für explosive Kraftentfaltungen erforderlichen Vorspannungen eingeschränkt. Außerdem bremsen die Antagonisten die Kontraktion der tätigen Muskeln sehr früh ab. Dadurch verkürzen sich die Beschleunigungswege. Die schnellkräftige Bewegungsdurchführung wird deshalb bei „unbeweglichen" Sportlern erschwert.

Aus den bisherigen Ausführungen geht hervor:

Durch die Methoden zur Maximalkraftentwicklung werden hauptsächlich Muskelquerschnitt, Kontraktionsgeschwindigkeit und innermuskuläre Koordination, also entscheidende Voraussetzungen für erstklassige Schnellkraftleistungen, zu einem hohen Niveau geführt.

Durch die Methoden zur Schnellkraftentwicklung wird vorzugsweise die zwischenmuskuläre Koordination vervollkommnet. Die Schnellkraftmethoden werden somit vor allem mit dem Ziel angewandt, das mittels der Maximalkraftmethoden entwickelte Grundpotential der Kraft durch eine zweckmäßige Koordination der beteiligten Muskeln optimal für die schnellkräftige Lösung der speziellen Bewegungsaufgabe zu nutzen.

Es steht folglich nicht die Frage, ob Maximalkraft- oder Schnellkraftmethoden für die rationelle und erfolgreiche Entwicklung der Schnellkraftfähigkeit geeigneter sind. Das Problem liegt vielmehr in der Entscheidung, mit welcher Anteiligkeit die Verfahren zu nutzen und wie sie am sinnvollsten in den Trainingsprozeß einzuordnen sind.

Die Frage nach der Anteiligkeit der Verfahren wird in der Regel unter weitgehender Berücksichtigung sportartspezifischer Gesichtspunkte (z. B. Widerstand und Wiederholungszahl der Wettkampfbelastung) beantwortet. Hinsichtlich ihrer Einordnung in den Trainingsprozeß lassen sich – trotz aller Besonderheiten – auch einige Gemeinsamkeiten erkennen. So werden Muskelquerschnitt, innermuskuläre und zwischenmuskuläre Koordination gewöhnlich nebeneinander trainiert. Dem grundlegenden, aber dennoch zielgerichteten Maximalkrafttraining, bei dem von Sportlern der Schnellkraftdisziplinen stets ein explosiver Krafteinsatz und eine höchst-

mögliche Bewegungsgeschwindigkeit gefordert wird, wird innerhalb des Jahresverlaufes in der Vorbereitungsperiode die größere Aufmerksamkeit geschenkt. In der Wettkampfperiode verringert sich der Umfang des Maximalkrafttrainings zugunsten des sportartspezifischen Schnellkrafttrainings ständig. Das Maximalkrafttraining sollte jedoch auch in der Wettkampfperiode nicht völlig eingestellt werden.
Im Prozeß der Schnellkraftentwicklung schließen sich Maximal- und Schnellkraftmethoden also weder aus noch können sie sich gegenseitig ersetzen. Vielmehr ist der zielgerichtete Einsatz beider, sich einander ergänzender Verfahren erforderlich. Für die **drei Hauptmethoden zur Schnellkraftentwicklung** (s. Abb. 41) existieren gemeinsame Belastungsmerkmale, die nachstehend aufgeführt werden:

- *Widerstand:* Der Widerstand beträgt 30 bis 85 % der maximalen Kraftfähigkeit. Er wird im wesentlichen bestimmt vom Widerstand, der in der Wettkampfbewegung bewältigt werden muß und von der aktuellen Zielvorstellung, die entweder die vorrangige Entwicklung des Kraft- oder des Koordinationsaspektes beinhalten kann.
  Hohe Widerstände werden im allgemeinen von Sportlern bevorzugt, deren Wettkampfübung das schnellkräftige Beschleunigen
  – der eigenen Körpermasse (z. B. Weitspringer, Sprinter),
  – der eigenen Körpermasse und eines Sportgerätes (Kugelstoßer, Bobsportler, Gewichtheber) oder
  – der eigenen Körpermasse und der des Gegners (Ringer, Judoka) fordert.
  Mittlere bis geringe Widerstände werden u. a. von Sportlern verwendet, deren Wettkampfbewegung das mehrmalige schnellkräftige Überwinden
  – der eigenen Körpermasse (800-m-Läufer, Schwimmer u. a.) oder
  – der Masse des eigenen Armes oder Beines und eines leichten Sportgeräts (z. B. Boxer und Fechter zur Entwicklung der Startkraft für Schlag- bzw. Stoßbewegungen)
  verlangt.
  Soll dem Aspekt des grundlegenden Kraftpotentials, (Muskelquerschnitt, innermuskuläre Koordination) besondere Aufmerksamkeit gewidmet werden, so werden relativ hohe Widerstände gewählt; soll hingegen die zwischenmuskuläre Koordination vorzugsweise gefördert werden, so werden verhältnismäßig niedrige Widerstände bezwungen, die die Wi-

derstände der Wettkampfbewegung unterschreiten sollten. Zu beachten ist also, daß auch in diesem Fall der Widerstand der Wettkampfbewegung für die Wahl des zweckmäßigen Widerstandes der Trainingsübung ausschlaggebend ist (s. Kapitel 2.5.1.).
Aus physiologischer Sicht ist zu fordern, daß der Widerstand immer nur so groß sein darf, daß die Stoßinnervation mit anschließender Beschleunigung in freier Kontraktion gewährleistet ist (s. a. Kapitel 2.2.2.2.).
Grundlegende Komponenten der Schnellkraftfähigkeit, wie die innermuskuläre Koordination und die Kontraktionsgeschwindigkeit der motorischen Einheiten, lassen sich auch durch statische Übungen mit explosiver submaximaler bis maximaler isometrischer Anspannung (90 bis 100 %) vervollkommnen. Diese wenig bekannte und deshalb kaum genutzte Möglichkeit zur Schnellkraftentwicklung wird insbesondere durch die Tatsache belegt, daß sich die Schnellkraftfähigkeit bei dynamisch überwindender Tätigkeit in mittleren bis hohen Belastungsbereichen und bei maximaler statischer Arbeit in gleicher Weise äußert. Das wird u. a. im gleichen Kraftanstiegsverhalten sichtbar (s. Abb. 51b). Die Wirksamkeit dieser statischen Übungen hängt in entscheidendem Maße von der Explosivität des Krafteinsatzes, d. h. vom möglichst steilen Anstieg und von der erreichten Höhe der Kraft-Zeit-Kurve, ab. Eine koordinative Komponente der Schnellkraftfähigkeit, nämlich die zwischenmuskuläre Koordination, kann durch isometrische Anspannungen allerdings nicht verbessert werden (s. a. Kapitel 9.2.1.3.).

- *Wiederholungen:* Die Anzahl der Wiederholungen ist hauptsächlich von der Größe des Widerstandes, vom Trainingszustand des Sportlers, d. h. von seiner Ermüdungswiderstandsfähigkeit gegen wiederholte schnellkräftige Anspannungen, sowie von seinen Willenseigenschaften abhängig. Bei dynamischen Übungen werden in der Regel bei einem Widerstand von

85 %	der Maximalkraft	1 bis 3 Wiederholungen
80 % bis 85 %	der Maximalkraft	3 bis 5 Wiederholungen
70 % bis 80 %	der Maximalkraft	5 bis 8 Wiederholungen
und < 70 %	der Maximalkraft	8 bis 15 Wiederholungen

durchgeführt.
Bei statischen Übungen beträgt die Dauer der submaximalen bis maximalen isometrischen Kontraktion 0,3 bis 0,8 Sekunden.

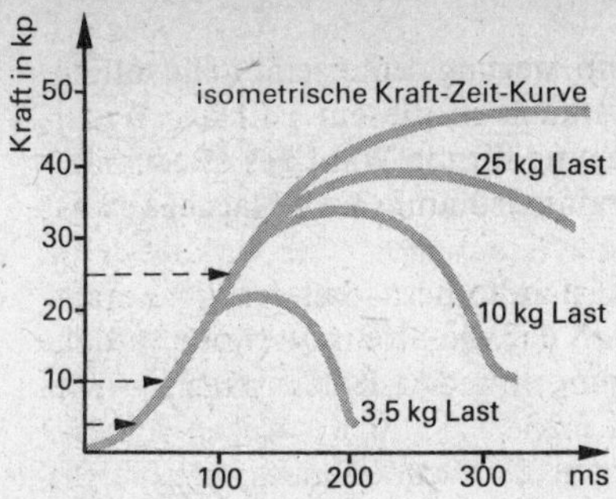

Abb. 51b. Kraft-Zeit-Kurven einer Versuchsperson bei verschiedenen dynamischen Belastungsstufen sowie bei isometrischer Anspannung. Die Pfeile markieren den Bewegungsbeginn (nach Bührle/Schmidtbleicher).

Sobald eine Verringerung der Bewegungsgeschwindigkeit vom Sportler subjektiv empfunden oder durch ein Gerät objektiv angezeigt wird, wird die Serie abgebrochen.
Die Stoßinnervation und damit die Schnellkraftleistung ist nur gewährleistet, wenn eine dem Widerstand entsprechende Anzahl motorischer Einheiten gleichzeitig in die Bewegung einbezogen werden kann. Durch intensive Arbeit über eine relativ lange Zeiteinheit, d. h. durch häufige Übungswiederholungen, werden die muskeleigenen Vorräte an verfügbaren Energieträgern (ATP, Kreatinphosphat) erschöpft (s. Kapitel 2.2.2. u. 2.2.3.). Die schnell ermüdenden FT-Fasern, insbesondere die FTG-Fasern, werden kaum noch aktiviert. Es kommen nicht mehr genügend motorische Einheiten zum Einsatz. Das Kraftpotential wird kleiner. Die Stoßinnervation und die anschließende Signalsperre verschwinden. Der Widerstand wird – wie bei maximalen Lasten – durch eine Impulsfolge sehr hoher Frequenz kontinuierlich überwunden. Die Bewegung verliert den Schnellkraftcharakter.
Durch eine kontinuierliche Erhöhung der Wiederholungen innerhalb der Serien kann die Ermüdungswiderstandsfähigkeit der schnellen Fasern langfristig verbessert werden. Das Training hat jetzt das Ziel, die Andauerkomponente der Schnellkraft zu entwickeln. Das setzt u. a. die Einbeziehung pädagogisch-psychologischer Faktoren in den Trainingsprozeß (z. B. Kenntnis des Sportlers über die ablaufenden physiologischen Vorgänge) voraus. Nur so kann auch bei subjektiven Ermüdungserscheinungen durch maximale Willensan-

spannung bewußt der Schnellkraftcharakter jeder Wiederholung beibehalten werden.
Durch zahlreiche Experimente konnte nachgewiesen werden, daß der Muskel als Anpassung an Schnellkraftbelastungen gegen realtiv große Widerstände und Wiederholungszahlen seinen Querschnitt und damit auch seine Maximalkraft erheblich erhöht. Insbesondere wird der Querschnitt der schnellen FT-Fasern vergrößert und ihre Ausstattung mit energiereichen Phosphaten sowie z. T. mit Glykogen verbessert. Die Trainingswirkungen, die unter diesen Umständen erzielt werden, sind demnach mit denen des Muskelquerschnittstrainings (Methode der wiederholten submaximalen Anspannungen) vergleichbar (s. a. Tab. 10).

- *Geschwindigkeit der Übungsdurchführung:* Beim Schnellkrafttraining mit allgemeinen Mitteln sollte in der Regel jede Übungswiederholung mit hoher Explosivität begonnen und mit höchstmöglicher Geschwindigkeit durchgeführt werden. Beim wettkampfspezifischen Schnellkrafttraining richtet sich der Charakter des Kraftanstiegs nach den Anforderungen der Wettkampfbewegung. In den Kampfsportarten, in denen zumeist eine hohe Startgeschwindigkeit erforderlich ist, um dem Gegner keine Abwehrbewegung zu ermöglichen, wird auch start- bzw. explosivkräftig trainiert. In Sportarten, in denen es insbesondere auf eine hohe Finalgeschwindigkeit ankommt (Aufschlag im Tennis oder Volleyball, leichtathletische Wurfdisziplinen) ist eine explosive Kraftentfaltung nicht unbedingt leistungsentscheidend. Die notwendige hohe Finalgeschwindigkeit läßt sich oft auch durch einen kontinuierlichen Kraftanstieg erzielen.

- *Anzahl der Serien:* Die Anzahl der Serien richtet sich im wesentlichen nach der Ermüdungswiderstandsfähigkeit des Sportlers gegen wiederholte schnellkräftige Anspannungen. Gewöhnlich werden für eine Übung 3 bis 7 Serien absolviert.

- *Pausen:* Die Pausen zwischen den Serien werden so lange fortgeführt, bis die Leistungsfähigkeit des Sportlers weitgehend wiederhergestellt ist. Die Pausenlänge beträgt in der Regel 2 bis 8 Minuten.

- *Dauer der Wiederherstellungsphase:* Die relativ geringe Belastung des Schnellkrafttrainings erlaubt eine vergleichsweise kurze Aufeinanderfolge der Trainingseinheiten. Im Prinzip können Fortgeschrittene und Könner täglich an der Erhöhung der Schnellkraft arbeiten.

Aus der Beschreibung der Methoden und Wirkungsweisen des Maximalkrafttrainings wird ersichtlich, daß sowohl durch die Methode der wiederholten submaximalen Anspannungen als auch durch die Methode der kurzzeitigen maximalen Anspannungen die grundlegenden Komponenten der Schnellkraft (Muskelquerschnitt sowie Kontraktionsgeschwindigkeit und innermuskuläre Koordination) auf ein hohes Niveau gehoben werden können. Voraussetzung ist jedoch, daß die submaximalen und maximalen Krafteinsätze so explosiv wie möglich erfolgen. Das bedeutet, daß der Sportler bereits in der Anfangsphase der Anspannung in einer minimalen Zeiteinheit den größten Teil des zur Verfügung stehenden Kraftpotentials mobilisieren muß.
Zur vorzugsweisen Entwicklung der für die Schnellkraftleistung äußerst bedeutsamen zwischenmuskulären Koordination haben sich bewährt:
- die Methode der wiederholten leichten bis mittleren Anspannungen,
- die Schlagmethode und
- die Kontrastmethode.

Die allgemeinen Übungen, mit deren Hilfe im folgenden die Schnellkraftmethoden erläutert werden, sollten im sportartspezifischen Training durch Spezialübungen ersetzt werden.

9.2.2.1. Methode der wiederholten leichten bis mittleren Anspannungen

Im Gegensatz zur Methode der wiederholten submaximalen Anspannungen zur Maximalkraftentwicklung führen die Serienbelastungen dieser Methode nicht zur zeitweiligen Erschöpfung des Nerv-Muskel-Systems. Innerhalb der Serie absolviert der Sportler nur so viele Wiederholungen mit höchstmöglicher Geschwindigkeit, daß die Stoßinnervation gewährleistet wird. Die Erholungspausen zwischen den Serien werden bis zur weitgehenden Wiederherstellung der Leistungsfähigkeit ausgedehnt. Grundsätzlich sollte sich nach den im Kapitel 9.2.2. aufgeführten, allgemein verbindlichen Belastungsmerkmalen zur Schnellkraftentwicklung orientiert werden.

Beispielprogramm XIX

Teilnehmerkreis: Fortgeschrittene, Könner
Trainingsmittel: Übungen mit Zusatzlast
Organisationsform: Satztraining
Trainingsmethode: Methode der wiederholten leichten bis mittleren Anspannungen

Satz	Widerstand	Übung					
		Bankdrücken (Übg. 26)		Beindrücken (Übg. 94)		Anreißen (Übg. 50d)	
1. Satz	60 %	8 ×	zwischen den Serien 2 bis 3 min Pause	8 ×	zwischen den Serien 2 bis 3 min Pause	8 ×	zwischen den Sätzen 3 bis 4 min Pause
2. Satz	70 %	6 ×		6 ×		6 ×	
3. Satz	80 %	5 ×		5 ×		5 ×	
4. Satz	80 %	4 ×		4 ×		4 ×	
5. Satz	70 %	5 ×		5 ×		5 ×	
6. Satz	70 %	5 ×		5 ×		5 ×	

9.2.2.2. Schlagmethode (reaktives Krafttraining)

Ein Känguruh läuft auf allen vier Füßen. Es steigert seine Geschwindigkeit kontinuierlich von 0 bis 6 km/h. Mit zunehmendem Tempo erhöht sich – wie erwartet – auch der Energieverbrauch. Nun überschreitet das Tier die Geschwindigkeit von 6 km/h. Wie gewöhnlich erhebt es sich jetzt auf seine Hinterläufe und beginnt zu springen. Die Geschwindigkeit wird größer und größer. Der Energieverbrauch erhöht sich jedoch kaum. Erst wenn das Tempo 25 km/h übersteigt, wird im Verhältnis zur Leistung wieder fortlaufend mehr Energie benötigt. Wie läßt sich diese erstaunliche Tatsache erklären?
Ein vorgedehnter Muskel ist in der Lage, größere Kraft zu entfalten als ein entspannter oder gar verkürzter Muskel (s. Kapitel 2.2.1.2. u. 2.7.). Dafür gibt es mehrere Gründe:

- Dehnt man den Muskel durch äußere Einwirkung oder durch die Kraft seiner Antagonisten (Ausholbewegung), so spannen ihn

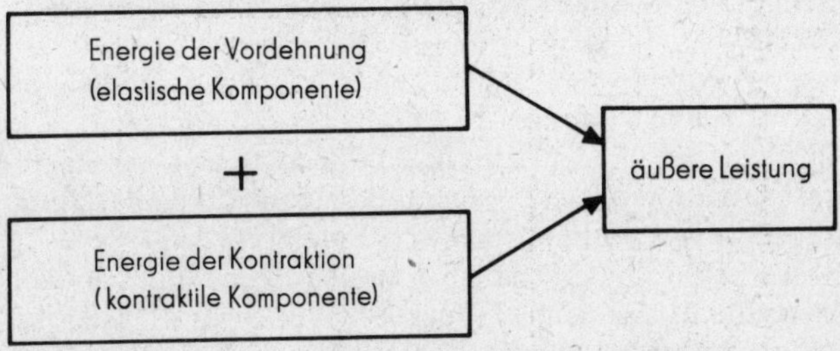

Abb. 52

  seine elastischen Elemente wie eine Feder (s. a. Abb. 3). Er speichert so potentielle Energie, die ihm dann während der aktiven Verkürzungsphase als zusätzliche kinetische Energie zur Verfügung steht, vorausgesetzt, daß die aktive Verkürzungsphase (Beschleunigungsstoß) unmittelbar auf die Vordehnung (Bremsstoß) erfolgt (biomechanisches Prinzip der Anfangskraft). Auf diese Weise kann der Muskel mehr Kraft abgeben, ohne daß die chemische Energiemenge gesteigert werden muß. (Abb. 52) Demzufolge ist die elastische Komponente (s. Abb. 3) von wesentlicher Bedeutung für die Verrichtung äußerer Arbeit. Je gründlicher, zweckmäßiger und umfassender die Bindegewebsstrukturen des Muskels und damit seine Dehnfähigkeit ausgebildet wurden, desto größer kann die Energie der Vordehnung, ihr Anteil an der Gesamtspannung des Muskels und schließlich die Schnellkraftleistung sein (s. Kapitel 2.2.1.2. und 2.7.).

  Das Känguruh, dessen Beinmuskulatur naturgemäß mit starkem

und elastischem Bindegewebe ausgestattet ist und das darüber hinaus ausgezeichnete Hebelverhältnisse für Sprungbewegungen besitzt, nutzt das biomechanische Prinzip der Anfangskraft mit großem Erfolg. Es speichert während des federnden exzentrischen Bremsstoßes ein Optimum an Energie, die es beim umgehend folgenden konzentrischen Beschleunigungsstoß einsparen oder für höhere und weitere Sprünge, d. h. für größere Beschleunigungen und Bewegungsgeschwindigkeiten verwerten kann. Die „Sprungfederwirkung" seiner Hinterläufe befähigt das Känguruh, etwa 40 % der Bewegungsenergie ohne Inanspruchnahme chemischer Energie zu erzeugen.

- Durch das Dehnen der Muskeln – wie es vornehmlich bei Ausholbewegungen erfolgt – verlängert sich der Beschleunigungsweg. Der lange Beschleunigungsweg begünstigt die Endgeschwindigkeit und damit die äußere Leistung. Selbstverständlich sind auch wirkungsvolle Ausholbewegungen – wie sie z. B. von erfolgreichen Speerwerfern praktiziert werden – im entscheidenden Maße von der Dehnfähigkeit der tätigen Muskeln abhängig (s. Kapitel 2.7.).
- Durch den Dehnungsreiz werden unabhängig vom Willen (reflektorisch) weitere motorische Einheiten zugeschaltet. Die Wirksamkeit dieses Dehnungsreflexes äußert sich in der stärkeren Kraftentfaltung der kontraktilen Komponente und letztlich in einer großen äußeren Leistung (s. a. Kapitel 2.2.2., 2.3. u. 2.7.).

Diese Eigenschaften der Muskulatur werden beim Training nach der Schlagmethode, das auch als reaktiv-ballistisches Training bezeichnet wird, zur unmittelbaren Entwicklung der Schnellkraft genutzt. Die Schlagmethode beinhaltet eine Vordehnung der Muskulatur durch eine der Hauptbewegung vorausgehende Gegenbewegung. Effektive Gegenbewegungen, die meist in Form simulierter sportartspezifischer Auftakt- oder Ausholbewegungen (Spezialübungen) vollzogen werden, werden in der Regel durch folgende Verfahren erzielt:

- Die Kraft ihrer Gegenspieler (Antagonisten) führt die die Hauptbewegung realisierenden Muskeln (Agonisten) in eine Dehnungslage. Ein Teil der Energie, die die Antagonisten zur Dehnung einsetzen mußten, wird in den elastischen Elementen (REK/Abb. 3) der Agonisten gespeichert. Diese Energie der Vordehnung verbindet sich dann – besonders zu Beginn des Beschleunigungsstoßes – mit der Energie der Kontraktion und ermöglicht so einen äußerst explosiven Bewegungsablauf. Voraussetzung ist jedoch, daß der Übergang von der Gegenbewegung (Ausholbewegung) zur Hauptbewegung ohne wesentliche Verzögerung oder gar Unterbrechung erfolgt. Ist ein federndes Abbremsen der Gegenbewegung und eine fließende Umkehr zur

Hauptbewegung, also eine hohe Bewegungselastizität, nicht gewährleistet, so geht die Energie der Vordehnung verloren. Zur Verdeutlichung dieses Verfahrens sollen einige Wettkampfübungen als Beispiel dienen:
Als typisches Beispiel gilt die Wettkampfbewegung des Speerwerfers. Die Antagonisten führen den Körper des Sportlers in eine frontale Bogenspannung. Das bedeutet, daß sich die gesamte Muskulatur der Vorderseite des Rumpfes unmittelbar vor dem Abwurf im Zustand der Dehnung und Vorspannung befindet. Bein und Wurfarm sind in den Bogen einbezogen. Aus diesem Spannungszustand kontrahiert sich die „Wurfmuskulatur" überaus explosiv. Der Speer verläßt – wie von der Sehne geschnellt – die Hand. (Abb. 53a) Die Fähigkeit zur kraftvollen Durchführung der Speerwurftechnik wird durch zahlreiche, oft sehr unkomplizierte Spezialübungen unterstützt (s. Abb. 53b u. c). Der Einwurf des Fußballspielers, der Schmetterschlag des Volleyballspielers und der Aufschlag des Tennisspielers sind weitere praktische Beispiele, die zeigen, wie durch die frontale Bogenspannung ein explosiver Beschleunigungsstoß erzielt wird. Der Kugelstoßer hingegen bevorzugt eine seitliche Bogenspannung. Er dehnt durch seitliches Abbeugen lediglich die Muskulatur einer Rumpfseite und schafft damit günstige Voraussetzungen für den schnellkräftigen Beschleunigungsstoß.

- Die Last (eigene Körpermasse und/oder Zusatzlast) wird zunächst in eine erhöhte Ausgangsstellung gebracht. Aus dieser Position wird die Last gesenkt und gegen Ende der aktiven nachgebenden Arbeit stark abgebremst. Dadurch wird die beteiligte Muskulatur gedehnt und speichert wie eine gespannte Feder Energie. Die gespeicherte Energie steht dann beim nachfolgenden, nahezu übergangslosen Heben der Last (überwindende Arbeit) als zusätzliches Kraftpotential zur Verfügung.

Auch das letztgenannte Verfahren soll mit einigen Beispielen belegt werden:
In vielen Sportarten bzw. -disziplinen sind hohe Leistungen nur zu erzielen, wenn der Sportler die Fähigkeit zur schnellkräftigen Streckung der Beine besitzt. Das ist beispielsweise in den Sprung- und Sprintdisziplinen der Leichtathletik, beim Skispringen, Volleyball, Basketball, Eiskunstlauf, Turnen sowie bei Würfen im Ringen und Judo der Fall. Ganz besonders trifft das jedoch für die Sportarten zu, bei denen die Wettkampfbewegung die nahezu nahtlose Aufeinanderfolge dynamisch-nachgebender und dynamisch-überwindender Arbeit fordert. So bremst der Weitspringer die horizontale Anlaufgeschwindigkeit mit dem Sprungbein ab (Bremsstoß). Durch diese dynamisch-nachgebende Arbeit wird die Sprungmuskulatur gedehnt und vorge-

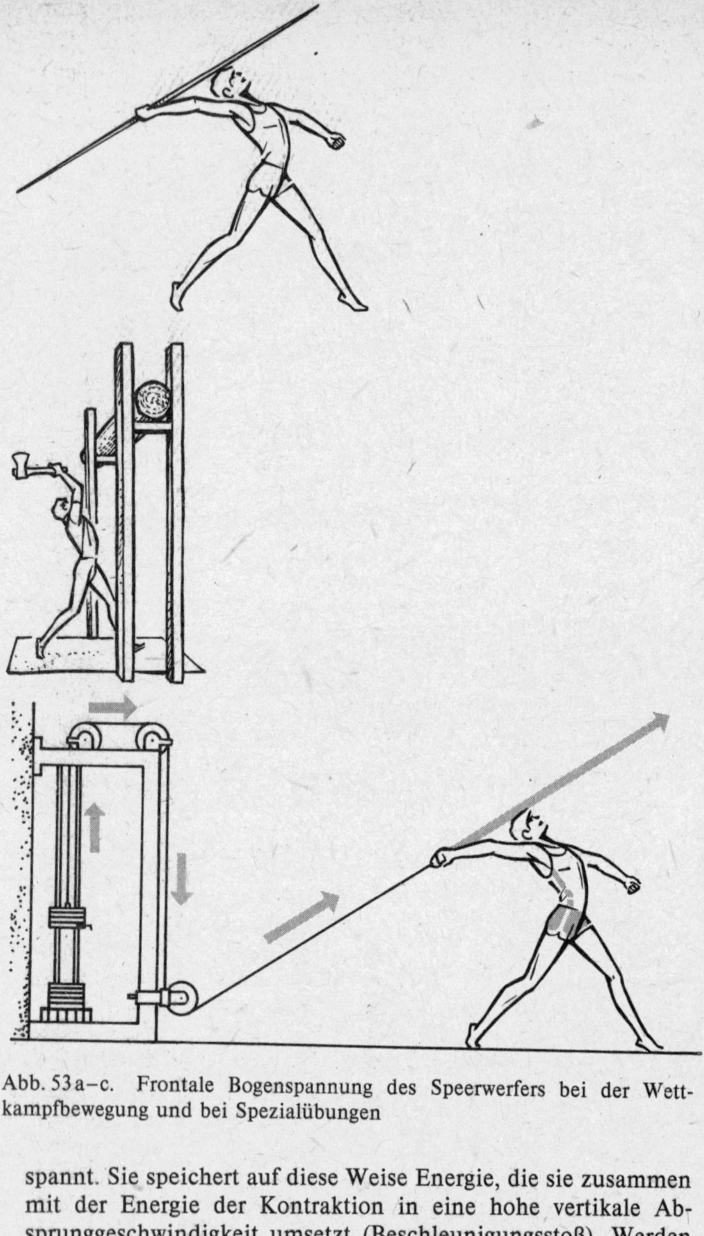

Abb. 53a–c. Frontale Bogenspannung des Speerwerfers bei der Wettkampfbewegung und bei Spezialübungen

spannt. Sie speichert auf diese Weise Energie, die sie zusammen mit der Energie der Kontraktion in eine hohe vertikale Absprunggeschwindigkeit umsetzt (Beschleunigungsstoß). Werden Brems- und Beschleunigungsstoß optimal koordiniert, dann

nimmt diese Phase des Sprunges nicht länger als 0,10 bis 0,12 Sekunden in Anspruch.
Hauptsächlich zur Verbesserung der Koordination der genannten Teilbewegungen des Absprungs, aber auch zur Vervollkommnung der Streckkraft der Beine (insbesondere der innermuskulären Koordination) wurde neben anderen Hüpf- und Sprungübungen der Fallsprung entwickelt, der gleichfalls als Tief- oder Niedersprung bekannt ist. Zur Ausführung des Fallsprungs steigt der Sportler auf eine erhöhte Unterlage (Stuhl, Tisch, Kasten u. ä.). Von dort springt er aus der Hockstellung auf den Boden herab. Während der Landung wird der Fall durch das Beugen der Beine elastisch abgefangen. Die Fersen berühren dabei nicht den Boden. Schon während des Fallens wird die Sprungmuskulatur durch Nervenreize, die u. a. die Spannung und damit auch die Elastizität dieser Muskelgruppen erhöhen, in einen Zustand höchster Arbeitsbereitschaft versetzt.
Das Abbremsen der Energie der fallenden Masse durch die zu trainierenden Muskeln bewirkt einmal, daß durch die Dehnung Energie in den elastischen Elementen der Muskulatur gespeichert wird, die dann für den folgenden Absprung als zusätzliche Energie zur Verfügung steht; es löst zum anderen einen Dehnungsreflex aus, durch den mehr motorische Einheiten als gewöhnlich aktiv an der Bewegung beteiligt werden. Diese Vorgänge – Vorinnervation, Energiespeicherung, Dehnungsreflex – befähigen den Sportler, nach dem Abbremsen einen explosiven Strecksprung durchzuführen.
Aus den Ausführungen ergeben sich für die Gestaltung der Fallsprünge folgende Trainingshinweise (s. a. Abb. 54):

- *Fallhöhe:* Die günstigste Fallhöhe ist die, die nach dem Abbremsen den höchsten Strecksprung erlaubt. Sie beträgt 40 bis 100 cm und wird im wesentlichen von der Leistungsfähigkeit des Sportlers und von der Größe der fallenden Masse bestimmt. Das Erhöhen der fallenden Masse durch Zusatzlasten hat sich nach bisherigen Erfahrungen nicht bewährt, da es Verletzungen und Verschleißerscheinungen provoziert. Soll die Schlagbelastung erhöht werden, so ist stets der größeren Fallhöhe gegenüber der größeren Last der Vorzug zu geben. Läßt sich ein Bodenkontakt der Fersen nicht vermeiden, so wurde wahrscheinlich eine zu große Fallhöhe gewählt.
- *Bremsweg:* Der Bremsweg sollte möglichst kurz gehalten werden, aber lang genug sein, um die fallende Masse federnd abbremsen und eine schlagartige Anspannung der tätigen

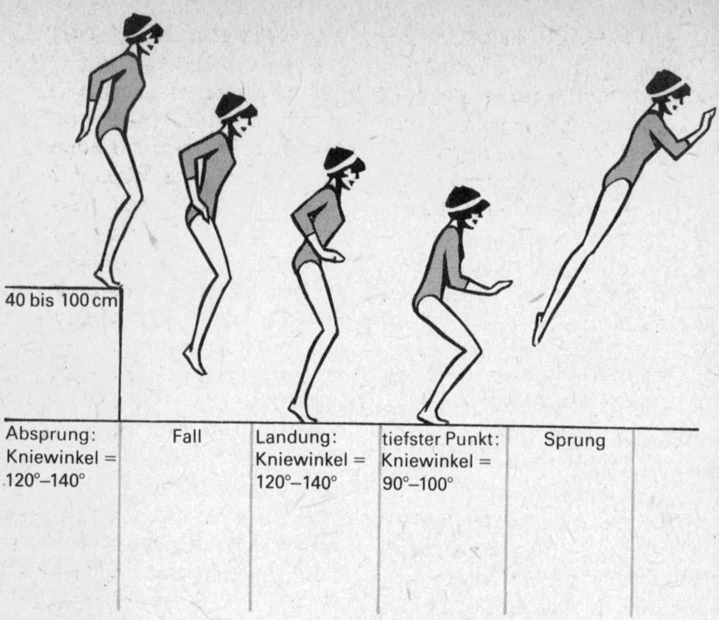

Abb. 54. Fallsprung, eine Übung für das Training nach der Schlagmethode

Muskeln erzielen zu können. Es gilt der Grundsatz: Je größer die Kraft gegen Ende des Bremsstoßes ist, desto mehr Kraft steht für den folgenden Beschleunigungsstoß zur Verfügung! Aus diesem Grund erfolgen Absprung und Landung bereits mit einem Kniewinkel von 120° bis 140°. Im tiefsten Punkt der Bremsphase sollte der Kniewinkel dann 90° bis 100° betragen. Der günstigste Bremsweg liegt also zwischen 30° und 50°. Weich-nachgebende Landungsflächen (Sandböden, Schaumgummimatten usw.) schränken den Trainingseffekt weitgehend ein.

- *Wiederholungen:* Es werden in Abhängigkeit vom Trainingszustand 6 bis 10 Wiederholungen pro Serie absolviert.
- *Anzahl der Serien:* Es werden in der Regel 3 bis 6 Serien durchgeführt.
- *Pausen:* Die Pausen zwischen den Serien betragen 5 bis 8, in Ausnahmefällen sogar 10 bis 12 Minuten.
- *Dauer der Wiederherstellungsphase:* Bei Fallsprüngen aus 80

bis 100 cm Höhe übersteigen die Belastungen, die auf jedes Sprunggelenk wirken, oft das 10fache des Körpergewichts. Wie alle Übungen, die solch hohe dynamisch-nachgebende Anspannungen beinhalten, können auch Fallsprünge – besonders bei Anfängern – starke Muskelschmerzen zur Folge haben. Sie treten vorwiegend an den Verbindungsstellen zwischen Sehnen und Muskelbauch auf. Die bisherigen Trainingserfahrungen zeigen, daß sich die Muskelschmerzen bei zu intensiver und zu häufiger Belastung unter ungünstigen Umständen zu Schäden ausweiten können. Eine erneute Belastung darf deshalb immer erst dann erfolgen, wenn eventuell aufgetretene Schmerzen vollständig abgeklungen sind. Untrainierten ist ein Training, das Fallsprünge einbezieht, aufgrund der hohen schlagartigen Anspannungen und der damit verbundenen Verletzungsgefahr nicht zu empfehlen.

Die bisher behandelten Prinzipien zur Entwicklung einer schnellkräftigen Beinstreckmuskulatur besitzen im wesentlichen auch Gültigkeit für die Ausprägung der Schnellkraft anderer Muskelgruppen. So müssen beispielsweise Kugelstoßer, Bobsportler (in der Startphase), Turner und Boxer die Arme explosiv strecken können, um im Wettkampf erfolgreich zu sein. Ein Training nach der Schlagmethode, das spezielle Übungen zur Belastung der Streckmuskulatur der Arme beinhaltet, schafft in diesen Sportarten günstige Voraussetzungen für höhere Wettkampfleistungen. Als Spezialübungen werden Übungen mit der eigenen Körpermasse, Partnerübungen und Übungen mit Zusatzlast genutzt.
Geeignete Übungen mit der eigenen Körpermasse stellen neben dem Liege- und dem Beugestütz (s. Abb. 84 u. 95) vor allem die verschiedenen Variationen des Fallstützes dar. (Abb. 55) Durch den Fallstütz lassen sich – bezogen auf die Armstreckmuskulatur – ähnliche Trainingseffekte erzielen wie durch den Fallsprung. Die Trainingsempfehlungen, die für die Nutzung des Fallsprungs zur Schnellkraftentwicklung gegeben wurden, sind bei entsprechender Differenzierung auf den Einsatz des Fallstützes übertragbar. Um Verletzungen vorzubeugen, sei betont, daß alle Fallübungen eine gründliche Erwärmung erfordern und daß größere Fallhöhen unbedingt der Verwendung von Zusatzlasten vorzuziehen sind.
Zweckdienliche Partnerübungen, die im Rahmen der Schlagmethode die Fähigkeit zum explosiven Strecken der Arme fördern, sind u. a. das Drücken des Partners aus der Rückenlage (s. Abb. 90) und der Doppelliegestütz (s. Abb. 91). Da sich aber die Belastung durch Übungen mit der eigenen Körpermasse oder durch Partner-

Beispielprogramm XX

Teilnehmerkreis: Anfänger, Fortgeschrittene
Trainingsmittel: Partnerübungen
Organisationsform: Satztraining
Trainingsmethode: Schlagmethode

Satz	Übung					
	Drücken des Partners (Übg. 23)		Abfangen der Beine (Übg. 60)		Beinstreckung mit Partner (Übg. 88)	
1. Satz	4 ×	60 s Auflockerung	6 ×	60 s Auflockerung +	6 ×	nach den Sätzen
2. Satz	6 ×	+ Übungsserie des	9 ×	Übungsserie des	9 ×	3–4 min Pause
3. Satz	5 ×	Partners + 60 s Auflockerung	8 ×	Partners +	8 ×	
4. Satz	5 ×		7 ×	60 s Auflockerung	7 ×	
5. Satz	4 ×		6 ×		6 ×	

Anmerkung:
- Der Sportler ist in der Lage, die Übung 23 ungefähr 12mal und die Übungen 60 und 88 etwa 20mal zu absolvieren. Das bedeutet, daß er gegen Widerstände von etwa 80 bzw. 70 % im Vergleich zur Maximalkraft arbeitet.
- Bei Übung 88 liegt der Partner in der Ausgangsstellung auf den Fußsohlen der gestreckten Beine des Ausführenden auf. Aus dieser Position hockt und streckt der Ausführende die Beine.

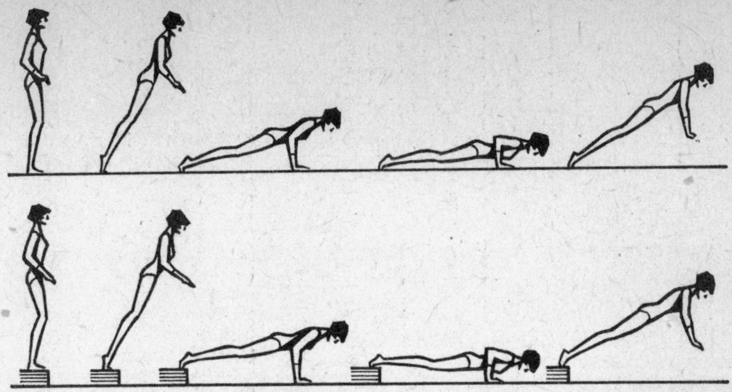

Abb. 55. Fallstütz, eine Übung für das Training nach der Schlagmethode

übungen nur relativ grob steuern läßt, wird gewöhnlich den Übungen mit Zusatzlast – in unserem Fall insbesondere dem Bankdrükken – der Vorzug gegeben. Beim Bankdrücken (s. Abb. 93 u. 106) nimmt der Sportler die Hantel von den am Kopfende der Bank angebrachten speziellen Halterungen, so daß die Hantel auf den Händen der gestreckten Arme aufliegt. Aus dieser Position beugt er die Arme, bremst die sich senkende Last, kurz bevor sie die Brust berührt, schlagartig ab, um sie danach explosiv in die Ausgangsposition zu drücken.

9.2.2.3. Kontrastmethode

Eine weitere wirksame Trainingsmethode, die der unmittelbaren Umsetzung der Maximalkraft in Schnellkraft dient, ist die Kontrastmethode. Innerhalb des Bewegungsablaufes einer Übung wirkt ein Widerstand als zeitweilige Sperre (Phase der submaximalen bis maximalen statischen oder gleichsam-statischen Anspannung), der beim Erreichen des geplanten Krafteinsatzes plötzlich absinkt, so daß die Bewegung gegen einen geringeren Widerstand explosiv fortgesetzt werden kann (Phase der explosiv überwindenden Tätigkeit).
Die statische oder auch gleichsam- (quasi-) statische Phase, in der submaximale bis maximale Kräfte mobilisiert werden, bewirkt eine Vorspannung der Muskulatur (s. a. Abb. 3). Durch diese vorsätzliche Spannung werden unwillkürlich zusätzliche motorische Einheiten aktiv an der Arbeit beteiligt. Das löst – nach abruptem Absinken des Widerstandes – geradezu eine Bewegungsexplosion aus.

Die folgende dynamische Phase kann mit sehr hoher Geschwindigkeit vollzogen werden.

Typisch für ein Training nach der Kontrastmethode ist die Arbeit an speziellen Geräten, die meist mechanisch, elektromagnetisch oder elektrohydraulisch betrieben, die Kontrastwirkung ermöglichen. Da aber diese Gerätesysteme nur in Ausnahmefällen zur Verfügung stehen, hilft man sich folgendermaßen:

- Der Sportler führt den ersten Teil des Bewegungsablaufes mit einer submaximalen bis maximalen Zusatzlast durch (Phase der überwindenden Tätigkeit). Ist die beabsichtigte Winkelstellung der Gelenke erreicht, d. h., ist beispielsweise die Hälfte der möglichen Bewegungsamplitude beim Klimmziehen bewältigt (Phase der quasi-statischen Tätigkeit), entledigt sich der Sportler der Zusatzlast oder eines Teils der Zusatzlast und vollendet die Übung gegen den Widerstand seiner Körpermasse bzw. seiner Körpermasse und der verbleibenden Zusatzlast. (Abb. 56a u. b)

  Bei Übungen, bei denen sich das größte Drehmoment, d. h. die größte Kraftanforderung, am Anfang des Bewegungsablaufes befindet, wird auf die anfängliche Phase überwindender Tätigkeit verzichtet und unmittelbar aus der Phase maximaler statischer Anspannung die explosiv-überwindende Tätigkeit vollzogen. Als Beispiel sei das Rumpfaufrichten aus der Waagerechten genannt: Die Hantelscheibe, die der Sportler im Nacken hält, ist so schwer, daß nur eine maximale statische Anspannung möglich ist. Nach ein bis zwei Sekunden statischer Anspannung löst der Sportler plötzlich die Hände von der Scheibe und richtet den Oberkörper explosiv auf (s. Abb. 56c).

  Da jedoch nicht alle Übungen diese Verfahrensweise gestatten, wurden weitere Möglichkeiten der Kontrastbildung erprobt.

- Der Kontrast wird durch den Partner geschaffen. Der Ausführende hebt eine Last, die etwa 30 bis 50 % seiner maximalen Kraftfähigkeit beansprucht (Phase der überwindenden Tätigkeit). In einem vorbestimmten Abschnitt der Bewegungsamplitude wirkt der Partner durch allmählich steigenden Druck oder Zug so lange auf die sich bewegende Last ein, bis schließlich in beabsichtigter Winkelstellungen eine zeitweilige Sperre entsteht (Phase submaximaler bis maximaler statischer Tätigkeit). Nach ein bis höchstens zwei Sekunden gibt der Partner plötzlich seinen Widerstand auf. Der Ausführende kann die Bewegung nun gegen einen wesentlich geringeren Widerstand, der durch das Körpergewicht und/oder das Gewicht des Gerätes gebildet wird, explosiv vollenden (Phase der explosiv überwindenden Tätigkeit). Die Dauer der zeitweiligen Sperre darf jedoch nur so groß sein, daß nach der statischen Tätigkeit noch ein exploviser Kraftstoß gewährleistet ist. (Abb. 57a bis 57d)

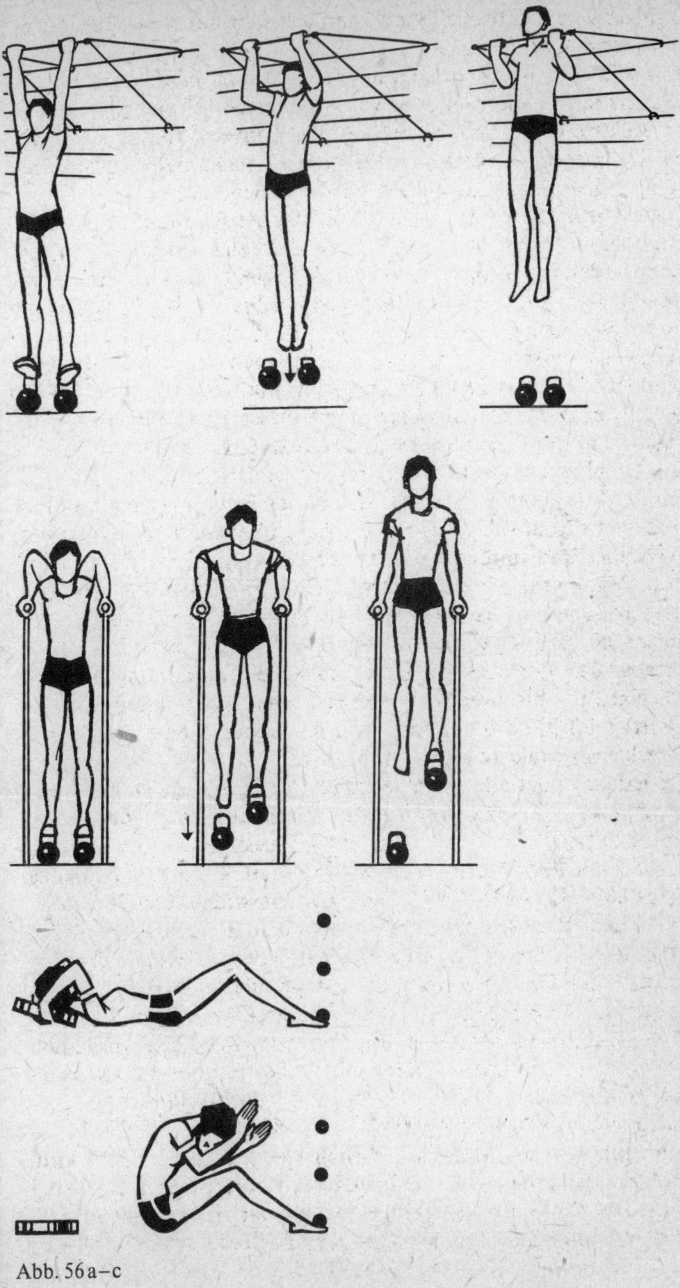

Abb. 56a–c

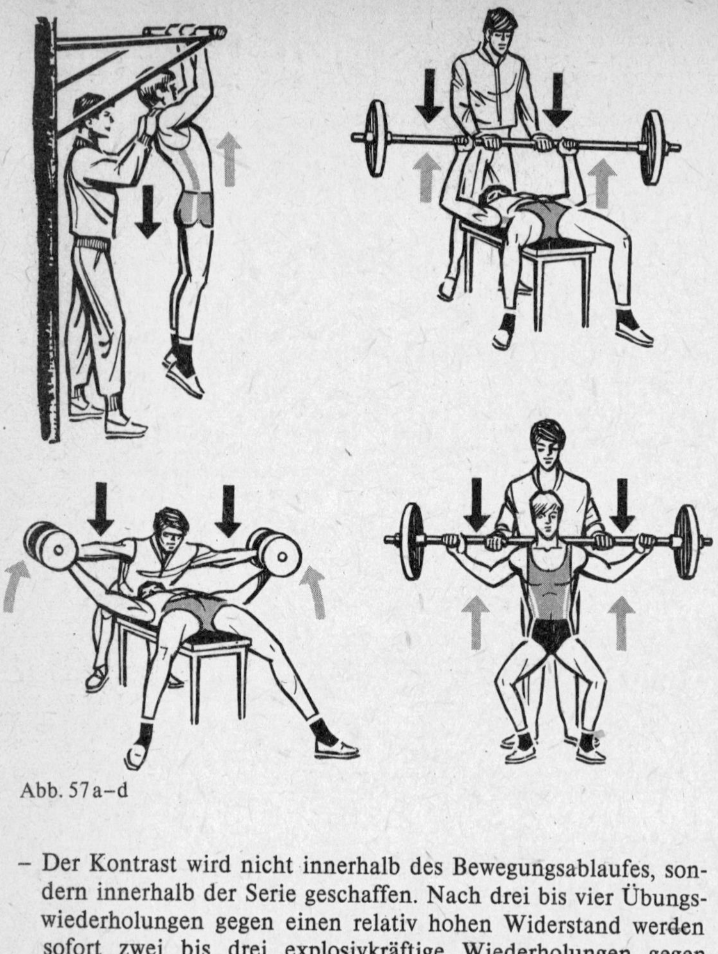

Abb. 57 a–d

– Der Kontrast wird nicht innerhalb des Bewegungsablaufes, sondern innerhalb der Serie geschaffen. Nach drei bis vier Übungswiederholungen gegen einen relativ hohen Widerstand werden sofort zwei bis drei explosivkräftige Wiederholungen gegen einen verhältnismäßig niedrigen Widerstand absolviert. Als Beispiel soll das Anreißen der Zusatzlast dienen: Unter dem waagerechten Brett, auf dem der Sportler liegt, befinden sich zwei Hanteln. Eine Hantel hat ein relativ hohes Gewicht (z. B. 80 % der Maximalkraft), die andere ein verhältnismäßig niedriges (z. B. 50 % der Maximalkraft). Der Sportler zieht zunächst die schwerere Hantel 3- bis 4mal zum Brett, dreht sich dann in die entgegengesetzte Richtung, ergreift die leichtere Hantel und reißt sie 2- bis 3mal explosivkräftig an das Brett. (Abb. 58)

Die Belastungsnormative sind dem vorstehenden Text und den im Kapitel 9.2.2. aufgeführten Trainingshinweisen zu entnehmen.

Beispielprogramm XXI

Teilnehmerkreis:	Fortgeschrittene, Könner	Programm:	Die Übungen
Trainingsmittel:	Übungen mit Zusatzlast		– Anreißen (Übg. 50 d) und
Organisationsform:	Stationstraining		– Kniebeuge (Übg. 95)
Trainingsmethode:	Kontrastmethode		werden nacheinander in folgenden Serien und Wiederholungszahlen absolviert.

Serie	Belastung		
	Belastung: hoch 1., 2., 6., 7. Serie = 4 Wiederh., 3.–5. Serie = 3 Wiederh.	Belastung: niedrig 1., 2., 6., 7. Serie = 3 Wiederh., 3.–5. Serie = 2 Wiederh.	
1. Serie 2. Serie	70% ⟶	40%	nach jeder Serie 2–3 min Pause
3. Serie 4. Serie 5. Serie	80% ⟶	50%	
6. Serie 7. Serie	70% ⟶	40%	

Anmerkung:
- Die Serie setzt sich aus 3 bzw. 4 Wiederholungen mit hoher Belastung und 2 bzw. 3 Wiederholungen mit niedriger Belastung zusammen, die unmittelbar hintereinander durchzuführen sind. Sind alle Serien einer Übung nach der oben beschriebenen Form absolviert, wird mit den Serien für die nächste Übung begonnen.
- Das Programm kann auf drei Übungen erweitert werden.

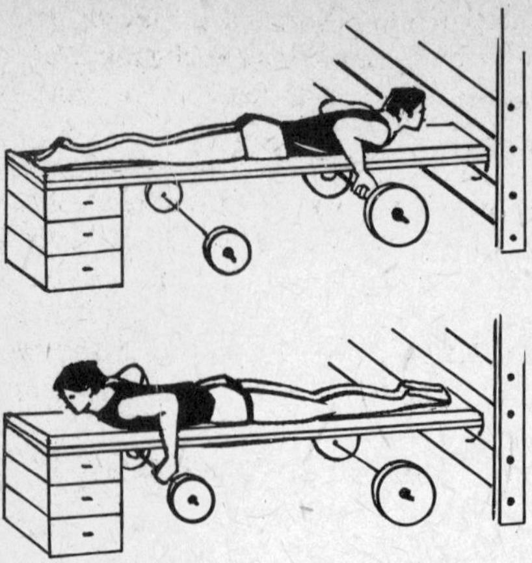

Abb. 58

9.2.3. Zur Ausdauerkraftentwicklung

Soll Ausdauerkraft entwickelt werden, so ist zu berücksichtigen, daß sowohl zur Maximalkraft als auch zur Ausdauer enge Beziehungen bestehen (s. Kapitel 2.2.3., 2.5.2. u. 2.6.).
Als wissenschaftlich begründete Verfahren zur Ausprägung der Ausdauerkraft wird vorrangig die **Intervallmethode** genutzt. Diese Methode ist durch den systematischen Wechsel von Belastungs- und Erholungsphasen gekennzeichnet. Die Zeitdauer der Erholungsphasen wird so knapp bemessen, daß eine vollständige Wiederherstellung der Leistungsfähigkeit nicht möglich ist. Das heißt u. a., daß von Belastungsphase zu Belastungsphase ein fortlaufender Abbau energiereicher Substanzen und eine ständige Aufstokkung der Ermüdung erfolgt. Die durch die Intervallbelastung erzielte Ausschöpfung der Arbeitsfähigkeit der Muskulatur kann wesentlich tiefgreifender und weitreichender sein als bei einmaliger und längerdauernder intensiver Belastung (s. Kapitel 2.2.3.). Wir unterscheiden zwischen der extensiven und der intensiven Intervallmethode.

9.2.3.1. Extensive Intervallmethode

Durch das Training nach der extensiven Intervallmethode soll sowohl die Widerstandsfähigkeit des Sportlers gegen Ermüdung bei relativ langdauernden Ausdauerkraftbelastungen geringer bis mittlerer Reizstärke erhöht als auch seine Erholungsfähigkeit nach solchen Tätigkeiten gefördert werden. Das heißt u. a. auch, daß der Sportler befähigt werden soll, eine möglichst große Ausdauerkraft-

leistung in einer bestimmten Zeiteinheit durch den vorrangigen Einsatz der aeroben und einer geringeren Inanspruchnahme der anaeroben Stoffwechselvorgänge zu vollbringen (s. Kapitel 2.2.3.).
Die vornehmlich aerobe Energiegewinnung für diese Kraftbelastungen wird einmal ermöglicht, weil die arteriellen Blutgefäße bei Anspannungen unter 50 % des Maximums noch nicht völlig verschlossen sind und der tätigen Muskulatur folglich auch während der Kontraktionsphasen in beschränktem Maße noch Sauerstoff und Nährstoffe zugeführt werden können (s. Kapitel 2.2.3.6.); sie wird zum anderen durch das gemäßigte Bewegungstempo und die relativ ausgedehnten Pausen erreicht.
Zur Gestaltung der Belastung sollten folgende Empfehlungen beachtet werden:

- *Widerstand:* 30 bis 40 % der maximalen Kraftfähigkeit werden als zweckmäßiger Widerstand angesehen.
- *Wiederholungen bzw. Belastungsdauer innerhalb der Serie:* Es kann die Anzahl der Wiederholungen innerhalb der Serie oder aber die Dauer der Serie als Belastungskriterium vorgegeben werden. Gewöhnlich werden 20 bis 30 Wiederholungen absolviert; die Zeitdauer der Serie beträgt etwa 60 Sekunden.
- *Geschwindigkeit der Übungsdurchführung:* Es wird zügig mit kontinuierlichem Krafteinsatz gearbeitet.
- *Anzahl der Serien:* Innerhalb der gewählten Organisationsform wird jede Serie 3- bis 6mal absolviert.
- *Pausen zwischen den Serien:* Die Pausenlänge zwischen den Serien wird bestimmt vom Trainingszustand, von der Höhe der Zusatzlast, der Wiederholungszahl, der Belastungsdauer und der gewählten Organisationsform. Wird die Organisationsform des Stationstrainings genutzt, so sind relativ lange Pausen (120 bis 240 s) unumgänglich; werden die wesentlich effektiveren Organisationsformen des Satz- oder Kreistrainings bevorzugt, so genügen relativ kurze Pausen (60 bis 120 s).
- *Pausen zwischen den Sätzen bzw. Kreisen:* Die Pausen zwischen den Sätzen bzw. Kreisen können bis auf maximal 5 Minuten ausgedehnt werden.
- *Steuerung durch die Herzfrequenz:* Es besteht die Möglichkeit, die Intensität der Belastung nach der Herzfrequenz zu steuern. Das Training führt erst dann zu den gewünschten Anpassungserscheinungen, wenn eine durchschnittliche Herzfrequenz von 150 bis 180 Schlägen/min abzüglich des

Lebensalters des Sportlers erreicht wird. Bei einem 20jährigen Sportler sollte die Herzfrequenz 130 bis 160 Schläge/min und bei einem 50jährigen Sportler 100 bis 130 Schläge/min betragen. Es versteht sich von selbst, daß diese Herzfrequenzwerte nur erreicht werden, wenn Übungen durchgeführt werden, die große Muskelgruppen in die Arbeit einbeziehen (Klimmzüge, Beugestütze, Kniebeugen usw.). Mit Handbeugen (Übg. 7) oder Fersenheben (Übg. 109) sind diese Belastungswerte nicht zu erzielen.

Die deutliche Zunahme der Kapillardichte sowie der Anzahl und Größe der Mitochondrien stellen typische Anpassungserscheinungen des Muskels an die hier beschriebenen Ausdauerkraftbelastungen dar. Die dichtere Kapillarisierung bewirkt sowohl eine bessere Versorgung des Muskels mit energiereichen Substanzen und Sauerstoff als auch einen erhöhten Abtransport der Stoffwechselprodukte. Die Zunahme der Anzahl und Größe der Mitochondrien gewährleistet u.a. eine effektivere Nutzung des vermehrt angebotenen Sauerstoffs.
Als Energiequelle dieser langdauernden Ausdauerkraftbelastungen mit geringer bis mittlerer Reizstärke dient u.a. auch die Glukose, die dem Muskel aus der Leber über das Blut zugeführt wird (s. Kapitel 2.2.3.). Wiederholtes Training nach der extensiven Intervallmethode führt zu einer meßbaren Erhöhung der Glykogenreserven im Muskel und in der Leber.
Diese Anpassungsvorgänge tragen wesentlich dazu bei, daß durch das extensive Intervalltraining neben der Herz-Kreislauf-Regulation auch die aerobe Stoffwechseltätigkeit zu einem höheren Niveau geführt wird.
Weiterhin bewirkt das extensive Intervalltraining – in etwas modifizierter Form – eine bemerkenswerte Straffung der beanspruchten Muskulatur ohne dabei ihren Querschnitt sichtlich zu erhöhen. Es stellt deshalb eine bevorzugte und vielgenutzte Methode im Rahmen des Kraftsporttrainings der Frauen dar (s. Kapitel 9.2.1.2.).

9.2.3.2. Intensive Intervallmethode

Durch das Training nach der intensiven Intervallmethode soll sowohl die Widerstandsfähigkeit des Sportlers gegen Ermüdung bei verhältnismäßig kurzen Ausdauerkraftbelastungen mittlerer bis hoher Reizstärke verbessert als auch seine Erholungsfähigkeit nach solchen Tätigkeiten gefördert werden. Das heißt u.a. auch, daß der Sportler befähigt werden soll, eine möglichst große Ausdauerkraftleistung in einer bestimmten Zeiteinheit durch Inanspruchnahme

der aeroben und der anaeroben Stoffwechselprozesse zu vollbringen (s. Kapitel 2.2.3.). Die vornehmlich anaerobe Energiegewinnung für diese Kraftbelastungen ist sowohl durch die Blockierung der arteriellen Blutgefäße während der Anspannungsphasen als auch durch das hohe Bewegungstempo und die kurzen Pausen bedingt. Nur während der Erschlaffungsphasen und der relativ kurzen Pausen kann der Muskel demzufolge mit Sauerstoff und Nährstoffen versorgt werden und deshalb aerob arbeiten. Das intensive Intervalltraining muß somit – im Vergleich zur extensiven Intervallarbeit – durch einen geringeren Belastungsumfang und eine höhere Belastungsintensität gekennzeichnet sein.
Zur Gestaltung der Belastung sollten folgende Hinweise beachtet werden:

- *Widerstand:* 50 bis 65 % der maximalen Kraftfähigkeit werden als zweckmäßigster Widerstand angesehen.
- *Belastungsdauer der Serie:* Als Belastungskriterium gilt nicht die Anzahl der Wiederholungen, sondern die Zeitdauer der Serie, in der der Sportler versucht, so viele Übungswiederholungen wie möglich zu erzielen. Die Zeitdauer der Serie sollte 20 bis maximal 45 Sekunden betragen. Allgemein werden 30 Sekunden als optimale Zeitgröße angesehen.
- *Geschwindigkeit der Übungsdurchführung:* Es wird angestrebt, jede Wiederholung mit explosivem Krafteinsatz und höchstmöglicher Bewegungsgeschwindigkeit zu absolvieren.
- *Anzahl der Serien:* Innerhalb der gewählten Organisationsform werden 3 bis 6 Serien jeder Übung durchgeführt.
- *Pausen zwischen den Serien:* Die Pausenlänge zwischen den Serien wird bestimmt vom Trainingszustand, von der Höhe der Zusatzlast, von der Belastungsdauer und vor allem von der gewählten Organisationsform. Wird die Organisationsform des Stationstrainings genutzt, so sind relativ lange Pausen (60 bis 90 s) unumgänglich; werden die wesentlich effektiveren Organisationsformen des Satz- oder Kreistrainings bevorzugt, so genügen relativ kurze Pausen (10 bis 30 s).
- *Pausen zwischen den Sätzen bzw. Kreisen:* Die Pausen zwischen den Sätzen bzw. Kreisen können auf 1 bis 3 Minuten ausgedehnt werden.
- *Übungsauswahl:* Übungen mit Zusatzlasten, die zur Ausdauerkraftentwicklung nach der stark ermüdenden intensiven Intervallmethode durchgeführt werden, sollten – um Verletzungen zu vermeiden – entweder als geführte Bewe-

gungen an speziellen Geräten absolviert werden (s. Kapitel 2.8.), oder aber so gestaltet werden, daß die Last nicht über den Körper gehoben werden muß (z. B. Anreißen/Übg. 50d).

Wird das Training – wie im Beispielprogramm XXIII dargestellt – höchst intensiv gestaltet, so erreichen selbst hinsichtlich der Ausdauerkraft hochtrainierte Spitzensportler Herzfrequenzwerte bis zu 200 Schlägen/min und Blutlaktatkonzentrationen zwischen 15 und 22 mmol/l. Das zeigt, in welch hohem Maße durch diese Methode Herz-Kreislauf und Stoffwechsel belastet werden können.
Als Energiequelle für die intensive Tätigkeit dient in erster Linie das Muskel- und Leberglykogen (anaerobe laktazide Energiegewinnung/Kapitel 2.2.3.). Die rasche Spaltung und die daraus resultierende Verknappung des Glykogens in den arbeitenden Muskeln stimuliert seinen das Ausgangsniveau überschreitenden Wiederaufbau in der Erholungsphase (Superkompensation). Der Gehalt an Glykogen in der Leber und besonders in den Muskeln wird also – bei planmäßiger Belastungsgestaltung – durch ein wiederholtes Training nach der intensiven Intervallmethode deutlich erhöht (s. Kapitel 2.2.3.).

Beispielprogramm XXII

Teilnehmerkreis:	Anfänger, Fortgeschrittene, Könner
Trainingsmittel:	Übungen mit Zusatzlast
Organisationsform:	Kreistraining
Trainingsmethode:	extensive Intervallmethode

Programm:
Die Übungen Armbeugen (Übg. 16a), Beindrücken (Übg. 94), Bankdrücken (Übg. 26), Beugen der Unterschenkel (Übg. 107), Anreißen (Übg. 50d) und Rumpfaufrichten aus der Rückenlage (Übg. 65) werden in der in Abb. 59 dargestellten Reihenfolge absolviert.

Anmerkung:
- Der Widerstand beträgt 30 bis 40 % der Maximalkraft.
- Die Übung wird innerhalb der Serie mit mäßiger Geschwindigkeit so lange wiederholt, bis die vorgeschriebene Belastungsdauer von 30 bis 45 s erreicht ist.
- Die Pause zwischen den Übungsserien beträgt 60 bis 90 s.
- Die Pause nach Ablauf eines Kreises kann bis auf 3 min ausgedehnt werden.
- Es werden 3 bis 6 Kreise absolviert.

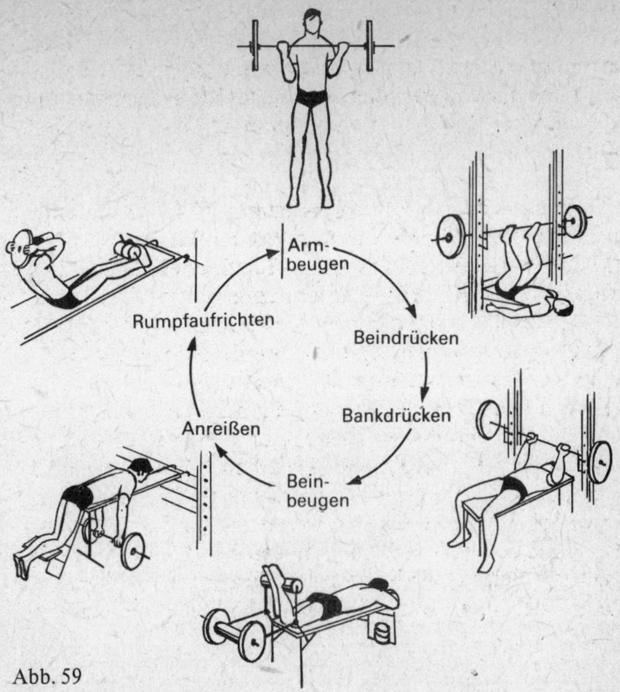

Abb. 59

Beispielprogramm XXIII

Teilnehmerkreis:	Könner
Trainingsmittel:	Übungen mit Zusatzlast (geführte Bewegungen)
Organisationsform:	Kreistraining
Trainingsmethode:	intensive Intervallmethode

Programm:
Die im Beispielprogramm XXII angeführten Übungen werden in der in Abb. 59 dargestellten Reihenfolge absolviert.

Anmerkung:
- Der Widerstand beträgt 50 bis 60 % der Maximalkraft.
- Die Übung wird innerhalb der Serie mit höchstmöglicher Geschwindigkeit so lange wiederholt, bis die vorgeschriebene Belastungsdauer von 30 bis 45 s erreicht ist.
- Die Pause zwischen den Übungsserien beträgt etwa 15 s (Gerätewechsel).
- Die Pause nach Ablauf des Kreises kann auf 60 bis 90 s ausgedehnt werden.
- Es werden 3 Kreise absolviert.

10. Grundlegendes und sportartspezifisches Krafttraining

Freizeitsportler nutzen das Krafttraining, um ihren allgemeinen Leistungs- und Gesundheitszustand sowie ihr äußeres Erscheinungsbild zu verbessern. Sportlern, die in einer bestimmten Wettkampfdisziplin nach hohen und höchsten Leistungen streben, genügt diese Zielstellung nicht. Sie beabsichtigen, durch das Krafttraining die Wettkampfleistung zu steigern. Das heißt, sie möchten schneller laufen, schwimmen oder rudern; sie wollen höher springen, weiter werfen, kraftvoller ringen oder dynamischer turnen. An einem Training, das „nur" das grundlegende Kraftpotential und nicht die Wettkampfergebnisse verbessert, haben sie wenig Interesse. Man unterscheidet zwischen grundlegendem und sportartspezifischem Krafttraining.

Das **grundlegende Krafttraining**: Das grundlegende Krafttraining ist darauf ausgerichtet, vielseitige Kraftfähigkeiten durch vorwiegend allgemeine Trainingsübungen zu entwickeln, die sowohl das Niveau der sportlichen Form allseitig heben als auch Voraussetzungen für eine höchstmögliche Ausprägung spezieller Erscheinungsformen der Kraft schaffen. Das grundlegende Krafttraining führt dann zu einer hohen allgemeinen körperlichen Leistungsfähigkeit und zu einem tragfähigen Fundament für die Entwicklung der speziellen Kraft, wenn

- das Kraftpotential aller wesentlichen Muskeln bzw. Muskelgruppen auf ein hohes Niveau gehoben wird,
- das Kraftniveau der einzelnen Muskeln bzw. Muskelgruppen optimal aufeinander abgestimmt wird,
- die Muskeln bzw. Muskelgruppen mit einem gut ausgewogenen Verhältnis der Maximal-, Schnell- und Ausdauerkraft ausgestattet werden und
- es auch zur Ausprägung anderer Leistungsfaktoren – wie Ausdauer, Beweglichkeit und Gleichgewichtsfähigkeit – beiträgt.

Berücksichtigt der Freizeitsportler diese Grundanforderungen bei der Planung und Durchführung des Trainings, so wird er sein Ziel – „Besser in Form und bessere Formen durch Krafttraining" – erreichen.

Das **sportartspezifische Krafttraining**: Für den Wettkampfsportler, der sich auf eine bestimmte Sportart oder -disziplin spezialisiert hat, ist ein hohes grundlegendes Kraftpotential zwar notwendige Voraussetzung, nicht aber Garant für angestrebte Höchstleistungen. Ein noch so umfangreiches und intensives Krafttraining kann ohne positiven Einfluß auf die spezielle Leistungsentwicklung bleiben, wenn es nicht auf die spezifischen Strukturen der jeweiligen Wettkampfdisziplin ausgerichtet ist. Dafür ein Beispiel: Führt der Langstreckenläufer ein wiederholtes Krafttraining mit submaximalen bis maximalen Widerständen und dementsprechend geringen Wiederholungszahlen durch, so erhöht er zweifellos die Kraftfähigkeit. Er paßt aber u. a. auch die energetische Absicherung seiner Muskeltätigkeit Maximalkraftbelastungen an. Die Versorgungs-, Wiederherstellungs- und Anpassungsprozesse der Maximalkrafttätigkeit unterscheiden sich jedoch grundlegend von denen der Wettkampftätigkeit des Langstreckenläufers (s. Kapitel 2.2.3. u. 2.6.). Sie bewirken letztlich eine Zunahme der Maximalkraft bei gleichzeitiger Reduzierung der Ausdauer. Die Leistungsentwicklung des Langstreckenläufers wird somit durch ein zu häufiges Maximalkrafttraining nicht gefördert, sondern gehemmt. Das sportartspezifische Krafttraining des Langstreckenläufers erfordert demnach relativ geringe Muskelanspannungen, die die Anspannungen der Wettkampfübung nicht erheblich übersteigen und entsprechend hohe Wiederholungszahlen, die zu spürbaren Ermüdungserscheinungen führen. So werden gleichzeitig Entwicklungsreize zur Ausprägung der speziellen Kraft und der Ausdauer gesetzt, die das Wettkampfergebnis positiv beeinflussen können.

Das Nerv-Muskel-System ist – wie das vorstehende Beispiel zeigt – ein lern- und anpassungsfähiges System. Es kann aber nur lernen, was gelehrt wird. Deshalb wird es auch nur erfolgreich lernen und seinen Zustand in der angestrebten Richtung verändern, wenn durch spezifische Trainingsbelastungen leistungsfördernder sportarttypischer Lehrstoff vermittelt wird. Werden nicht dem Charakter der Sportart entsprechende Reize gesetzt bzw. werden diese Reize nicht in einem sportartähnlichen Umfeld vermittelt, so ist das Lernergebnis unspezifisch. Es kann zwar das grundlegende Kraftpotential weiter erhöhen, die Wettkampfleistung beeinflußt es jedoch nicht oder nur unwesentlich. Man spricht dann fälschlicherweise von der „Umsetzungsproblematik“, ohne aber zu erkennen, daß man versucht, etwas in die Wettkampfleistung einzubringen, was gar nicht erarbeitet wurde.

Trainingsbelastungen wirken hinsichtlich der durch sie hervorgerufenen Anpassungserscheinungen immer zielgerichtet. Ein Gewinn wird jedoch nur erzielt, wenn die durch die Trainingsbelastungen gesetzten Reize der Wettkampfanforderung weitgehend gerecht werden.

Das verlangt u. a., daß beim sportartspezifischen Krafttraining

- vor allem die Muskelgruppen und ihre Gegenspieler belastet und entwickelt werden, die auch die Wettkampfbewegung realisieren;

- der räumliche Verlauf der Wettkampfbewegung berücksichtigt wird (Ausführung von Spezialübungen, die mit der räumlichen Gesamtstruktur oder mit räumlichen Teilstrukturen der Wettkampfübungen übereinstimmen, s. a. Kapitel 2.2.2.);
- der Widerstand, der während der Wettkampfbewegung überwunden werden muß, beachtet wird (geringe bis mittlere Widerstände bei Schwimmern und Mittelstreckenläufern; mittlere bis maximale Widerstände bei Ringern, Kugelstoßern und Gewichthebern, s. a. Kapitel 3.1.3.1.);
- der Kraft-Geschwindigkeitsverlauf der Trainingsübung der Wettkampfanforderung angeglichen wird (z. B. hohe Startexplosivität der Bewegungen bei Ringern und Judokas; hohe Finalgeschwindigkeit der Bewegungen bei Kugelstoßern, Diskus- und Speerwerfern);
- die Arbeitsweise des Nerv-Muskel-Systems, die für die Wettkampfbewegung charakteristisch ist, auch in den Spezialübungen zum Ausdruck kommt (z. B. sollte die Arbeitsweise der Spezialübungen der Radsportler vorwiegend überwindend, der Weit-, Hoch- und Dreispringer kombiniert überwindend und nachgebend, der alpinen Abfahrtsläufer und Schützen u. a. auch statisch und der Gewichtheber und Ringer kombiniert überwindend, nachgebend und statisch sein, s. a. Kapitel 2.3. u. 9.2.2.2.);
- die Wiederholungszahl der Reizeinwirkungen, d. h. die Ausdauerkomponente, den Wettkampfbedingungen weitgehend entsprechen muß (relativ hohe Wiederholungszahlen gegen geringe bis leichte Widerstände für Sportler der Ausdauerdisziplinen; relativ niedrige Wiederholungszahlen gegen mittlere bis maximale Widerstände für Sportler der Maximal- und Schnellkraftdisziplinen);
- die inneren Bedingungen, unter denen die spezielle Bewegung im Wettkampf vollzogen werden muß, berücksichtigt werden (Maximal- und Schnellkraftleistungen vollziehen Gewichtheber, Hoch- und Weitspringer, Diskus- und Speerwerfer im Wettkampf unter den Bedingungen eines erholten Organismus, während Fußball-, Handball- und Volleyballspieler, Ringer und Boxer diese Leistungen oft im Zustand ausgesprochener Ermüdung vollbringen müssen) und
- die damit in Verbindung stehenden psychischen Wettkampfanforderungen beachtet werden.

Aus der Forderung, die Belastungsgestaltung auf die Gesamtstruktur der Wettkampfleistung auszurichten, darf allerdings nicht gefolgert werden, daß nun jede Trainingsübung der Wettkampfübung in vollem Maße gleichen muß. So sind Spezialübungen – auch wenn sie wie das Bankdrücken (Übg. 26), das Kniebeugen (Übg. 95) und das Fersenheben (Übg. 115) des Kugelstoßers mit allgemeinen Mitteln (Hantel) durchgeführt werden und nur Teilstrukturen der Wettkampfbewegung enthalten – durchaus dem sportartspezifischen Krafttraining zuzuordnen. Erst die Gesamtheit der im Trainingsprozeß vermittelten Einzelreize, die natürlich in einem der Wettkampfanforderung entsprechendem Verhältnis und in einem sportarttypischen Milieu gesetzt werden müssen, führt zur erstrebten Veränderung des Nerv-Muskel-Systems und zur Erhöhung der Wettkampfleistung.

Die erläuterten Beziehungen zwischen gezielter äußerer Belastung durch ausgewählte, der Struktur der jeweiligen Sportart entsprechende Übungen und den so provozierten Anpassungserscheinungen lassen erkennen, daß für jede Sportart bzw. -disziplin typische Trainingsmittel und -methoden zur Entwicklung der speziellen Kraftfähigkeit ausgewählt oder erarbeitet werden müssen. Die undifferenzierte Übertragung der speziellen Krafttrainingsmittel und -methoden einer bestimmten Sportart auf eine andere Sportart kann sich deshalb nicht leistungsfördernd auswirken.

Im Rahmen des langfristigen Leistungsaufbaus wird durch das grundlegende Krafttraining zunächst ein tragfähiges Fundament für die spätere forcierte Entwicklung der sportartspezifischen Kraftfähigkeit geschaffen (s. Kapitel 6.2.). Mit steigender Qualifikation des Sportlers nimmt dann der grundlegende Anteil am Gesamtumfang des Krafttrainings ab. Das erfolgt jedoch nicht durch eine wesentliche Verminderung des Zeitaufwandes für das grundlegende Krafttraining, sondern durch eine Erhöhung der Trainingszeit für das sportartspezifische Krafttraining.

Im Rahmen der Periodisierung des Trainingsjahres wird die Stabilisierung bzw. die Erhöhung der grundlegenden Kraftfähigkeiten vorzugsweise in der Vorbereitungsperiode angestrebt. In der Wettkampfperiode und hauptsächlich in der Phase der unmittelbaren Wettkampfvorbereitung tritt dann das sportartspezifische Krafttraining immer mehr in den Vordergrund. Das völlige Vernachlässigen des grundlegenden Krafttrainings – insbesondere des grundlegenden Maximalkrafttrainings – in der Wettkampfperiode hat sich jedoch vor allem in den Sportarten mit Schnellkraftanforderungen als elementarer Fehler erwiesen. Die in der Vorbereitungsperiode als Voraussetzung für hervorragende Schnellkraftleistungen zu einem hohen Entwicklungsstand geführte Maximalkraft kann in der Wettkampfperiode auch durch noch so explosive sportartspezifische Krafteinsätze gegen geringe bis leichte Widerstände nicht auf dem erforderlichen Niveau gehalten werden (s. a. Kapitel 2.5.1. u. 9.2.2.). Die sportartspezifische Schnellkraftfähigkeit und damit die Wettkampfleistung werden zunehmend schwächer. Es ist somit zweckmäßig, dem grundlegenden Maximalkrafttraining in der

Wettkampfperiode die gebührende Aufmerksamkeit zu widmen. Ein grundlegendes Maximalkrafttraining mit Stabilisierungseffekt sollte deshalb ein-, möglichst aber zweimal pro Woche durchgeführt werden.
Innerhalb kleiner Trainingszyklen und innerhalb der Trainingseinheit gewinnt die unmittelbare Verkopplung der zielgerichtet-grundlegenden Übungen oder der Spezialübungen mit der Wettkampfübung immer mehr an Bedeutung. Führt beispielsweise der Sprinter, Springer, Ringer oder Judoka zur Maximalkraftentwicklung Kniebeugen mit der Hantel aus, so sollten zum Abschluß der Trainingseinheit noch einige Läufe, Sprünge bzw. Würfe unter disziplinspezifischem Koordinationsaspekt folgen.
Aus den bisherigen Ausführungen geht hervor, daß man zwar deutlich zwischen grundlegendem und sportartspezifischem Krafttraining unterscheiden muß, daß beide Komponenten aber in enger Wechselbeziehung zueinander stehen. Sie existieren nicht getrennt voneinander, sondern sind zwei Seiten ein- und desselben Prozesses – der allseitigen Kraftentwicklung des Wettkampfsportlers.

11. Hinweise für das Training zum Kraftsport-Fernwettkampf „Stärkster Lehrling und Sportlichstes Mädchen“

Durch Massensportwettkämpfe wird eine vielseitige sportliche Ausbildung – so auch die Entwicklung der Kraft – zielgerichtet gefördert. Wettbewerbe der Schüler, Jugendlichen und Erwachsenen, die auf einer breiten Organisationsbasis durchgeführt werden, unterstützen mit ihrem Volkssportcharakter die allseitige körperliche Entwicklung.

Ein gutes Beispiel dafür stellt der Fernwettkampf „Stärkster Lehrling und Sportlichstes Mädchen“ dar, der bereits über eine Tradition verfügt und viele Jungen und Mädchen an ein regelmäßiges Krafttraining heranführt. Zahlreiche Schüler und Jugendliche werden durch die zielstrebige Vorbereitung der Wettkämpfe auf Klassen- und Schulebene mit den Grundformen des Krafttrainings vertraut gemacht.

Die Teilnehmer an den Kreis- und Bezirksausscheiden sowie an den DDR-Bestenermittlungen erreichen – wie ein Blick auf die aktuellen Rekordlisten zeigt – hervorragende Ergebnisse.

Diese Leistungen sind das Resultat eines ganzjährigen, intensiven Krafttrainings, das nach trainingsmethodischen Grundsätzen gestaltet wurde.

In den Tabellen 11 und 12 werden einige methodische Schritte für das Training zum Wettbewerb „Stärkster Lehrling und Sportlichstes Mädchen“ gekennzeichnet.

Bei der Planung des Trainings für die Kraftsportwettbewerbe sind folgende Arbeitsschritte zu beachten:

- Charakterisierung der Wettkampfübung,
- Kennzeichnung der Hauptmuskeln, die an der jeweiligen Übung beteiligt sind,
- Bezeichnung der Anforderungen, die entsprechend der Wettkampfübung an den einzelnen Muskel gestellt werden (Erscheinungsform der Kraft, Arbeitsweise des Nerv-Muskel-Systems usw.),
- Auswahl der Methoden, die für die Steigerung der Wettkampfleistung geeignet sind,
- Wahl der Übungen.

Weitere methodische Schritte, die wegen der Notwendigkeit der Beachtung individueller Besonderheiten in den Tabellen 11 und 12 nicht aufgeführt wurden, sind:

- Überprüfung der individuellen Leistungsfähigkeit,
- Erarbeitung individueller Leistungsziele,

- Aufstellung eines langfristigen Trainingsplanes, der u. a. die Erarbeitung der Kraftprogramme, Festlegungen zur Belastungsgestaltung und die fortlaufende Überprüfung des Leistungsstandes einschließt.

Anfänger, die sich auf den Klassen- oder Schulausscheid bzw. langfristig auf eine Teilnahme an den Wettkämpfen im Bezirks- oder DDR-Maßstab vorbereiten, berücksichtigen bei der Planung ihres Trainings zunächst die in Kapitel 9.1. vorgeschlagenen Methoden und Programme zur komplexen Entwicklung der Kraftfähigkeit. Fortgeschrittene, die gute Leistungen beim Bezirksausscheid oder bei der DDR-Bestenermittlung anstreben, müssen sich einem intensiven, kontinuierlichen und individuell ausgerichteten Trainingsprozeß unterziehen. Sie sollten ihr Training nach den in Kapitel 9.2. empfohlenen Methoden und Programmen zur differenzierten Entwicklung der Kraftfähigkeit gestalten.

Der Kraftsportfernwettkampf „Stärkster Lehrling und Sportlichstes Mädchen" erfordert ein Krafttraining, das zur Entwicklung wichtiger Muskelgruppen und zur Herausbildung aller Kraftfähigkeiten – insbesondere der Schnellkraft und Ausdauerkraft – beiträgt.

Die Vielseitigkeit der Übungen und der durch ihre Anwendung hervorgerufene spezifische Beanspruchungsgrad verschiedener Muskelgruppen erfordert und ermöglicht ein tägliches Training für diesen populären Wettkampf. Varianten für die Trainingsgestaltung und die effektive Anwendung der Belastungsprinzipien ergeben sich aus der Festlegung für die Reihenfolge der Trainingsübungen, aber auch aus der Kombination der verschiedenen Methoden des Krafttrainings.

Die in den nachfolgenden Tabellen zusammengestellten Übungen bilden die Grundlage für das Training. Besondere Bedeutung muß bei der Programmgestaltung den Wettkampfübungen beigemessen werden, die auch als Hauptübungen für die Trainingsgestaltung dienen.

Spitzenleistungen erfordern ein ganzjähriges, nach trainingsmethodischen Grundsätzen gesteuertes Training, das u. a. die Betätigung in Ausgleichssportarten – wie Schwimmen, Fußball, Volleyball, Leichtathletik – besonders in den Sommermonaten einschließt.

Tabelle 11. *Anforderungen der Übungen des Wettbewerbs „Stärkster Lehrling" an die Muskulatur*

Wettkampfübung	Beteiligte Hauptmuskeln	Nummer des Muskels (s. Tab. 13)	Charakteristik der Kraft	Hauptmethoden	Hauptübungen
Klimmziehen Ausgangsstellung: Streckhang. Griffart: Ristgriff. Aus dem Streckhang Beugen der Arme, bis sich das Kinn über der Reckstange befindet. Danach Strecken der Arme in die Ausgangsstellung (kein Hüftschwung)	1. Oberarmspeichenmuskel	5	Ausdauerkraft	extensive und intensive Intervallmethode Methode der wiederholten submaximalen Anspannung kombinierte Methode	1, 3, 4, 6, 9, 10, 11, 12, 13, 14, 15, 16, 17, 40, 45, 46, 50, 57, 77
	2. zweiköpfiger Oberarmmuskel (Bizeps)	3			
	3. großer Brustmuskel	7			
	4. breiter Rückenmuskel	9			
	5. Deltamuskel	8			
Schlußdreisprung: Ausgangsstellung: parallele Fußstellung. Der beidbeinige Absprung erfolgt aus dem Stand. Es wird im Dreierrhythmus und ohne Pausen gesprungen. Die Landung muß beidbeinig erfolgen. Von drei Versuchen, die hintereinander absolviert werden, wird der beste gewertet	1. Wadenmuskulatur (Zwillingswadenmuskel und Schollenmuskel)	30, 31	Schnellkraft	Schlagmethode Kontrastmethode Methode der wiederholten leichten bis mittleren Anspannungen Methode der kurzzeitigen, maximalen Anspannungen	83, 84, 85, 88, 89, 94, 95, 102, 104, 106, 108, 109, 111, 113, 115
	2. vierköpfiger Schenkelmuskel	25			
	3. großer Gesäßmuskel	23			

Wettkampfübung	Beteiligte Hauptmuskeln	Nummer des Muskels (s. Tab. 13)	Charakteristik der Kraft	Hauptmethoden	Hauptübungen
Beugestütz Ausgangsstellung: Streckstütz am Hochbarren. Beugen der Arme bis zu einer parallelen Stellung vom Oberarm zum Barrenholm oder tiefer. Danach Strecken der Arme zur Ausgangsstellung. Dauer: 2 min	1. Armstrecker (Trizeps)	6	Ausdauerkraft	extensive und intensive Intervallmethode Methode der wiederholten submaximalen Anspannungen	3, 4, 8, 18, 19, 20, 21, 22, 23, 24, 25, 26, 27, 28, 32, 33, 38, 39, 42, 43, 44, 49
	2. Deltamuskel	8			
	3. großer Brustmuskel	7			
	4. Kappenmuskel	12			
	5. Rautenmuskel	14			
	6. breiter Rückenmuskel	9			
	7. vorderer Sägemuskel	16			
Rumpfheben Ausgangsstellung: Rückenlage, verschränkte Hände am Hinterkopf, Knie etwa 90° gewinkelt und die Füße fixiert. Heben des Oberkörpers bis zur Oberschenkelberührung. Dann wieder Senken in die Rückenlage. Dauer: 1½ min	1. Bauchmuskulatur (besonders gerader Bauchmuskel)	17–20	Ausdauerkraft	extensive und intensive Intervallmethode Methode der wiederholten submaximalen Anspannungen	52, 53, 54, 55, 56, 57, 58, 60, 61, 62, 63, 64, 65, 66
	2. Lendendarmbeinmuskel	22			

Tabelle 12. Anforderungen der Übungen des Wettbewerbs „Sportlichstes Mädchen" an die Muskulatur

Wettkampfübung	Beteiligte Hauptmuskeln	Nummer des Muskels (s. Tab.13)	Charakteristik der Kraft	Hauptmethoden	Hauptübungen
Seilspringen Ausgangsstellung: Schlußstellung. Das Seil kann in beliebiger Richtung durchgeschlagen werden. Gestattet ist auch das Laufen am Ort mit Seildurchschlag. Dauer: 1 min	1. Wadenmuskulatur	30, 31	Schnellkraft und Ausdauerkraft besondere Anforderungen an die Bewegungsschnelligkeit und Koordination	extensive und intensive Intervallmethode	41, 83, 84, 85, 88, 89, 94, 95, 102, 104, 106, 108, 109, 111, 113, 115
	2. vierköpfiger Schenkelstrecker	25			
	3. Gesäßmuskel	23			
	4. Lendendarmbeinmuskel	22			
	5. Bauchmuskeln	17–20			
	6. Rückenstrecker	21			
	7. Deltamuskel	8			
Schlußdreisprung		siehe Übung für „Stärkster Lehrling"			

Wettkampfübung	Beteiligte Hauptmuskeln	Nummer des Muskels (s. Tab. 13)	Charakteristik der Kraft	Hauptmethoden	Hauptübungen
Medizinballstoßen					
Der Stoß erfolgt aus dem Stand mit einem 2 kg schweren Medizinball. Es wird mit einem Arm gestoßen. Ein Ausholschritt ist gestattet.	1. Handstrecker	2	Schnellkraft	Methode der wiederholten leichten bis mittleren Anspannungen Schlagmethode Kontrastmethode Methode der kurzzeitigen maximalen Anspannungen	3, 8, 18, 19, 20, 21, 22, 23, 24, 25, 26, 28, 52, 58, 59, 65, 66, 73, 77, 79, 83, 84, 85, 88, 89, 94, 95, 102, 104, 106, 108, 109, 111, 113, 115
	2. Armstrecker	6			
	3. großer Brustmuskel	7			
	4. Deltamuskel	8			
	5. Rückenmuskulatur	21			
	6. große Gesäßmuskel	23			
	7. vierköpfiger Schenkelmuskel	25			
	8. Wadenmuskulatur	29, 30			
	9. Bauchmuskulatur	17,18			

Wettkampfübung	Beteiligte Hauptmuskeln	Nummer des Muskels (s. Tab. 13)	Charakteristik der Kraft	Hauptmethoden	Hauptübungen
Sprossenwandübung Ausgangsstellung: Streckhang. Heben der Beine mit durchgedrückten Knien in die waagerechte Vorhalte. Danach Senken der Beine, bis die Fersen die Sprossenwand berühren. Dauer: 2 min	1. Lendendarmbeinmuskel	22	Ausdauerkraft	extensive- und intensive Intervallmethode Methode der wiederholten submaximalen Anspannungen kombinierte Methode (zur besonderen Entwicklung der statischen Arbeitsweise der Fingerbeuger)	1, 3, 4, 6, 9, 40, 53, 54, 55, 56, 57, 59, 60
	2. vierköpfiger Schenkelstrecker (als Beuger im Hüftgelenk)	25			
	3. Bauchmuskeln	17–20			
	4. Fingerbeuger				
	5. Handbeuger	1			
	6. zweiköpfiger Armbeuger	3			
	7. Deltamuskel	8			

12. Übungsauswahl

12.1. Form des Muskels und Muskeltätigkeit

Jede Bewegung des Menschen bedarf der Mitwirkung der Muskeln (und Nerven). Der Mensch besitzt insgesamt 324 Muskeln, die vielseitige Bewegungen ermöglichen. Mit 280 Muskeln stellt die Skelettmuskulatur den Hauptanteil. Davon entfallen 27 Muskeln auf den Kopf, 16 auf den Hals, 90 auf Nacken und Rücken, 27 auf die Brust, 7 auf den Bauch, 2 auf das Becken, 49 auf die oberen und 62 auf die unteren Gliedmaßen.

Die Skelettmuskeln können in Form, Größe und Kraft recht erheblich voneinander abweichen. Im wesentlichen unterscheidet man spindelförmige und gefiederte Muskeln.

Spindelförmige Muskeln, bei denen die Fasern in Zugrichtung verlaufen, besitzen einen mehr oder weniger dicken Muskelbauch, der sich relativ gleichmäßig in Richtung beider Sehnen verjüngt. Die spindelförmige Form ergibt sich, weil einige im Zentrum des Muskels gelegene Muskelfaserbündel früher als andere in die Sehne übergehen. (Abb. 60 a)

Gefiederte Muskeln kommen in zwei Grundformen vor. Strahlen die Muskelfaserbündel in einem mehr oder weniger großen Winkel einseitig in die Sehne ein, so bezeichnet man den Muskel als einseitig gefiedert; greifen die Bündel von beiden Seiten federförmig an der in der Mitte des Muskels gelegenen Sehne an, so nennt man den Muskel doppelseitig gefiedert. (Abb. 60 b)

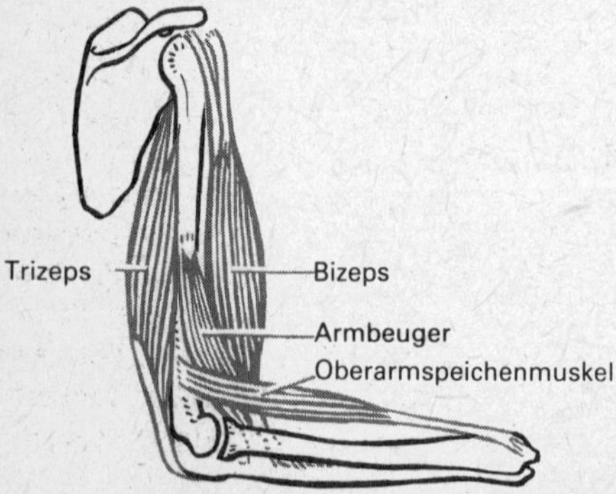

Abb. 60 a. Spindelförmige Muskeln, dargestellt am Beispiel von Muskeln des Ellbogengelenks

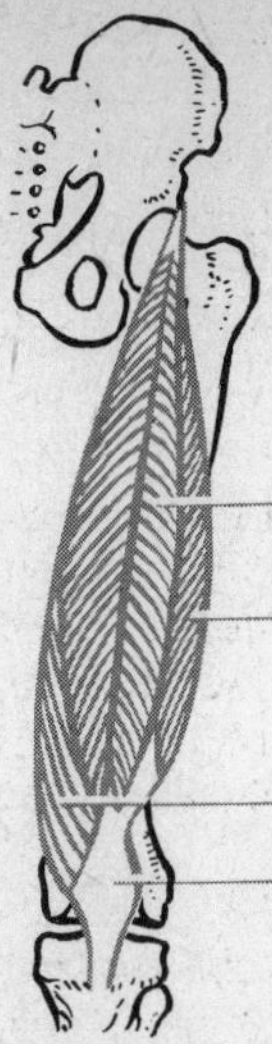

Abb. 60b. Gefiederter Muskel, dargestellt am Beispiel des doppelseitig gefiederten geraden Anteils des vierköpfigen Schenkelstreckers (Quadrizeps)

Durch ihre gefiederte Anordnung können sehr viele Muskelfaserbündel gemeinsam an der Sehne ansetzen und so die Kraft auf das Skelettsystem übertragen. Gefiederte Muskeln sind deshalb vor allem in den Körperregionen zu finden, wo hohe Maximalkraftleistungen vollzogen werden müssen, während spindelförmige Muskeln sich vornehmlich dort befinden, wo Schnellkraftleistungen erforderlich sind.
Die Sehnen werden auch als Muskelköpfe bezeichnet. Ein Muskel kann über mehr als nur einen Kopf verfügen. So besitzt der zweiköpfige Armbeuger (Bizeps) wie sein Name sagt – zwei Köpfe und der dreiköpfige Armstrecker (Trizeps) drei Köpfe (s. a. Abb. 60a).
Weiterhin können sich die Muskeln über ein Gelenk (z. B. innerer Armmuskel) oder über zwei Gelenke (zweiköpfiger Armbeuger) hinwegziehen. Man bezeichnet sie demnach als **ein- oder zweigelenkige Muskeln**. Zweigelenkige Muskeln können ihren Einfluß auch auf zwei Gelenke geltend machen. So unterstützt der oberflächlich gelegene, zweigelenkige gerade Anteil des vierköpfigen Schenkelstreckers (Quadrizeps) das Strecken des Unterschenkels im Kniegelenk und beugt den Oberschenkel im Hüftgelenk (s. a. Abb. 60b).

12.2. Körperlage und Muskeltätigkeit

Mit jeder Veränderung der Körperlage oder der Griffassung verändert sich auch die Wirkungsform der Übung. Diese Tatsache eröffnet die Möglichkeit, die Übungen
für die differenzierte Ausprägung der Muskulatur zweckdienlich zu variieren und/oder
auf die räumlich-dynamische Struktur der Wettkampfbewegung auszurichten.

Dafür einige Beispiele:

- ***Zur differenzierten Ausprägung des Muskels:*** Führt der Sportler das Rumpfaufrichten aus der Waagerechten aus, so beträgt der Wirkungsbereich für die Entwicklung der Bauchmuskulatur 90°. (Abb. 61 a) Wird die Übung auf einem Schrägbrett mit einer Neigung von 45° zur Waagerechten absolviert, so verlängert sich der Wirkungsbereich um 45° auf 135°. (Abb. 61 b) Mit der Verlagerung der Bewegungsebene verändert sich aber nicht nur der Wirkungsbereich, sondern auch die Belastungsanforderung für die verschiedenen Abschnitte des geraden Bauchmuskels. Durch das Rumpfaufrichten aus der Waagerechten wird – bedingt durch das große anfängliche Drehmoment – vor allem der obere Abschnitt des geraden Bauchmuskels beansprucht und ausgeprägt (s. Kapitel 2.3. u. Abb. 61 a). Durch das Rumpfaufrichten vom Schrägbrett werden – aufgrund der großen Drehmomente im

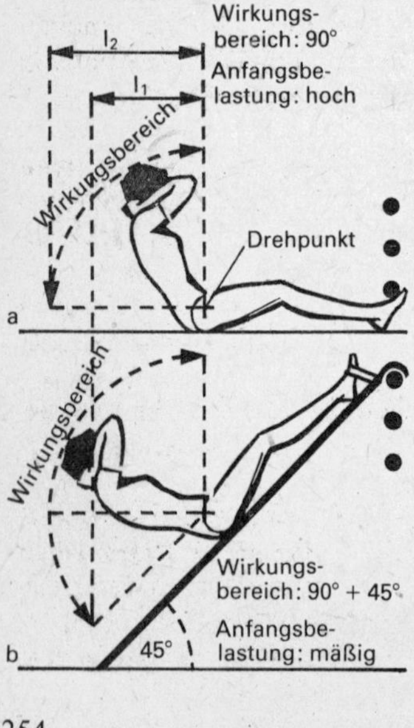

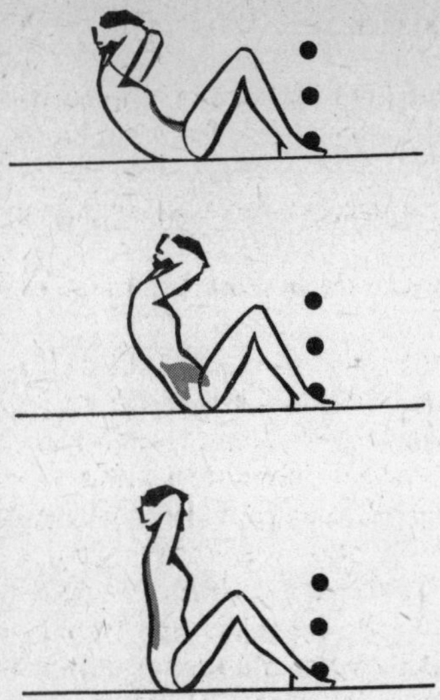

c

Abb. 61a–c. Veränderung des Wirkungsbereichs und der Anfangsbelastung durch Verlagerung der Bewegungsebene sowie die Realisierung verschiedener Bewegungsphasen einer Übung durch unterschiedliche Muskeln

mittleren Bereich der Bewegungsamplitude – die mittleren Abschnitte des geraden Bauchmuskels besonders gefordert und gefördert (s. Abb. 61b). Zur Belastung und Ausbildung des unteren Abschnitts empfiehlt es sich, die Beine bei feststehendem oberen Rumpfteil zu heben (Übg. 53 bis 57).

Während der Durchführung ein und derselben Übung werden die einzelnen Bewegungsphasen nicht nur von verschiedenen Teilbereichen eines Muskels, sondern sogar von unterschiedlichen Muskeln realisiert. So werden

die Anfangsphase des Rumpfaufrichtens (bis etwa 30°) insbesondere durch dynamische Arbeit des oberen Abschnitts des geraden Bauchmuskels,

die Mittelphase (etwa 30° bis 60°) durch statische Arbeit des geraden Bauchmuskels sowie durch dynamische Arbeit des Lenden-Darmbeinmuskels (Hüftbeuger) und

die Endphase (etwa 60° bis 90°) vor allem durch fortlaufend abnehmende dynamische Arbeit des Lenden-Darmbeinmuskels vollzogen. Die Sitzlage wird schließlich hauptsächlich durch statische Arbeit der Rückenstrecker ermöglicht (Abb. 61c).

Durch das Bankdrücken werden hauptsächlich der große und

kleine Brustmuskel, der vordere und mittlere Teil des Deltamuskels und der dreiköpfige Armstrecker (Trizeps) trainiert. Auch bei dieser Übung führt die Veränderung der Köperlage oder der Griffweite zur differenzierten Beanspruchung der beteiligten Muskeln: Beim Bankdrücken
aus der Waagerechten (Übg. 26a) wird vorzugsweise der mittlere Teil,
aus der Schräglage mit dem Kopf nach oben (Übg. 26b) in erster Linie der obere Teil und
aus der Schräglage mit dem Kopf nach unten insbesondere der untere Teil der Brustmuskulatur belastet und ausgeprägt.
Bei großer Griffweite werden die äußeren Teile des großen Brustmuskels trainiert,
bei schulterbreiter Griffweite verschiebt sich die Belastung des Brustmuskels weiter nach innen und
bei sehr enger Griffweite werden vorrangig die inneren Teile der Brustmuskulatur und der Trizeps beansprucht.

- ***Zur Ausrichtung der Übung auf die Wettkampfbewegung:*** Durch die traditionellen Übungen zur Kraftentwicklung sind die räumlich-dynamischen Strukturen der Wettkampfbewegungen gewöhnlich nicht zu erfassen. Eine oft nur geringfügige Variation dieser Übungen führt jedoch in der Regel zur gewünschten Ausrichtung auf die Wirkungsrichtungen und -bereiche der Wettkampfbewegungen. Die Anschaffung von meist recht kostspieligen Spezialgeräten kann so umgangen werden.
Dieser Sachverhalt soll am Beispiel des Kugelstoßens und des Kraulschwimmens erläutert werden: Wohl jeder Sportinteressierte weiß, daß für das weite Stoßen der Kugel ein schnellkräftiger Trizeps benötigt wird. Vielen ist auch bekannt, daß die Kraft dieses Muskels durch verschiedene Übungen – z. B. durch den Beugestütz (Übg. 27), durch das Armstrecken über dem Kopf (Übg. 29) oder durch das Bankdrücken (Übg. 26a) entwickelt werden kann. Die Entscheidung aber, welche Übungen sich nun für den Kugelstoßer am besten eignen, verlangt bereits einen tieferen Einblick in die räumlichen und dynamischen Strukturen der Wettkampfbewegung. So kann die Kraft des Trizeps durch das Beugestützen und durch das Armstrecken zwar relativ rasch ausgeprägt werden, auf die Kugelstoßleistung haben diese Übungen aber relativ geringe Auswirkungen, da sie nur unzureichend auf die spezifischen Strukturen des Kugelstoßens ausgerichtet sind. Das hat zur Folge, daß Bereiche des Trizeps, die für die Kugelstoßleistung ausschlaggebend sind, nur wenig angesprochen und ausgeprägt werden. Außerdem wird das zweckmäßige Zusammenspiel mehrerer an der Stoßbewegung beteiligter Muskeln bzw. Muskelgruppen nicht gefördert. Die effektive Transforma-

tion der durch die Übungen „Beugestütz" und „Armstrecken über den Kopf" erworbenen Kraft auf die Wettkampfbewegung des Kugelstoßers ist deshalb relativ kompliziert. Die Bewegung des Bankdrückens (Übg. 26 a) entspricht hingegen der Struktur der Stoßbewegung schon eher. Der durch diese Übung erlangte Kraftzuwachs läßt sich deshalb auch wesentlich wirkungsvoller in eine höhere Wettkampfleistung umsetzen. Das Bankdrücken entwickelte sich folglich zu einer Spezialübung des Kugelstoßers.

Wird nun beabsichtigt, die Spezialübung „Bankdrücken" der räumlichen Struktur der Wettkampfbewegung noch weiter anzu-

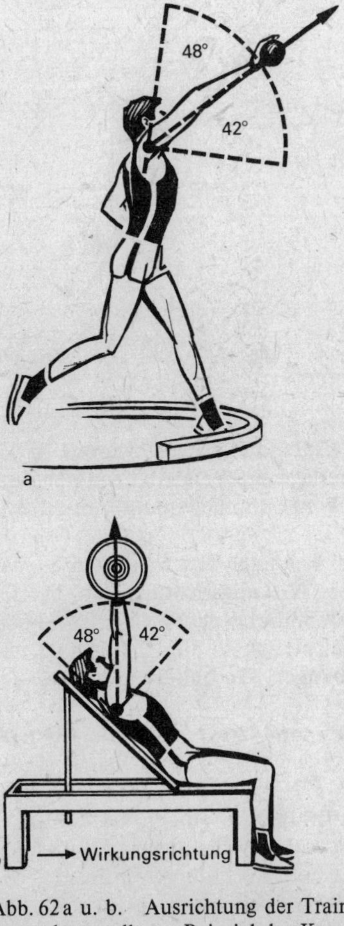

Abb. 62 a u. b. Ausrichtung der Trainingsübung auf die Wettkampfbewegung, dargestellt am Beispiel des Kugelstoßens

gleichen, so muß die Kugelstoßtechnik tiefgründiger analysiert werden. Der optimale Abflugwinkel der Kugel verändert sich mit zunehmender Abfluggeschwindigkeit. Er beträgt bei einer Geschwindigkeit zwischen 10 und 13 m/s etwa 40 bis 42°. (Abb. 62 a)

Demgemäß fixiert man die verstellbare Rückenlehne der Gewichtheberbank im Winkel von 48 bis 50° zur Senkrechten. (Abb. 62 b) Dieses Manöver ermöglicht dem Trainierenden, die Wirkungsrichtung des Bankdrückens der des Kugelstoßens anzugleichen.

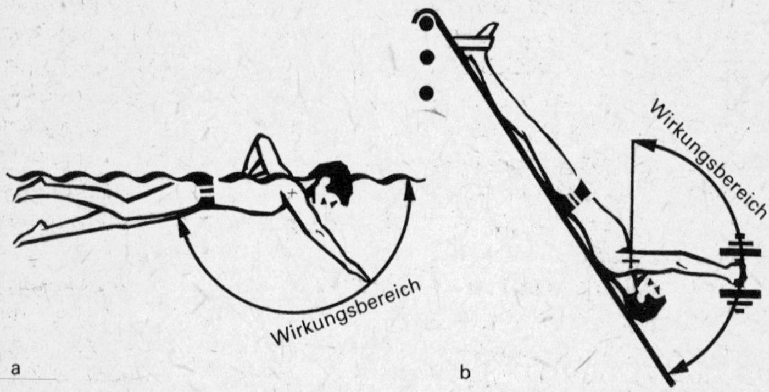

Abb. 63 a u. b. Ausrichten der Trainingsübung auf die Wettkampfbewegung, dargestellt am Beispiel des Kraulschwimmens

Die Abbildung 63 zeigt am Beispiel des Kraulschwimmens, wie durch das Verändern der Körperlage (im Vergleich zur Übg. 41 a) der Kraftwirkungsbereich der Wettkampfbewegung imitiert werden kann.

Häufig wird nicht bedacht, daß sich auch durch Partnerübungen auf sehr einfache Art und Weise Wirkungsrichtung und -bereich des Krafteinsatzes der Wettkampfübung nachvollziehen lassen. Für Kugelstoßer bieten sich beispielsweise die Übungen 23 und 24 und für Schwimmer die Übungen 33 a und 34 an.

12.3. Bedeutung der präzisen und zweckmäßigen Übungstechnik

Bevor der Sportler mit dem Krafttraining beginnen kann, muß er sich mit der präzisen und zweckmäßigen Übungstechnik vertraut machen. Die vorschriftsmäßige Übungstechnik gewährleistet, daß die vorgesehene Muskulatur auch tatsächlich ausgeprägt wird, und verhindert, daß Schäden und Verletzungen provoziert werden.

Im Mittelpunkt der Diskussion steht immer wieder die Entwicklung der Beinstreckmuskulatur durch Kniebeugen und besonders durch Tiefkniebeugen. Tatsache ist, daß das Ausführen von Tiefkniebeugen – wie auch der reaktiven Sprungübungen (s. Kapitel 9.2.2.2.) – mit der Gefahr der Schädigung der Kniegelenke und der Lendenwirbelsäule verbunden ist. Deshalb werden Tiefkniebeugen – und andere Übungen mit spitzem Kniewinkel – von vielen Sportpädagogen und -medizinern kategorisch abgelehnt. Ihre Appelle zum generellen Verzicht auf Kniebeugen finden in einigen Sportarten jedoch wenig Gehör. Das ist in erster Linie darauf zurückzuführen, daß in diesen Sportarten die Tiefkniebeuge einen Teil der Wettkampfbewegung darstellt und aus diesem Grund als Spezialübung unentbehrlich ist. Beispiele sind die tiefe Hockphase in beiden Disziplinen des Gewichthebens und das Abheben des Gegners von der Matte bei einigen Griffen im Ringen. Das Ausweichen auf die sogenannte Halbkniebeuge, bei der Ober- und Unterschenkel im tiefsten Punkt des Bewegungsablaufes einen Winkel von etwa 90° bilden, ist für diese Sportarten aus mehreren Gründen nicht akzeptabel:

- Die Kraft entwickelt sich in erster Linie im Bereich der Gelenkwinkel, in denen die Muskulatur belastet wird. Wird also die Halbkniebeuge trainiert, so ist der Kraftgewinn für die wettkampfdienlichen Winkelstellungen unter 80° nur sehr gering (s. a. Kapitel 9.2.1.3.).
- Aus der Halbkniebeuge ist das Strecken der Knie- und Hüftgelenke mit außerordentlich hohen Zusatzlasten möglich. Hohe Zusatzlasten haben oft das Abwinkeln oder Verwringen des Oberkörpers und damit die Gefahr der Schädigung der Lendenwirbelsäule (Zwischenwirbelscheiben) zur Folge. Das Halbkniebeugen mit submaximalen oder maximalen Zusatzlasten sollte deshalb von unzulänglich vorbereiteten Personen tunlichst vermieden werden.
- Durch Halbkniebeugen wird nur ein Teil der Bewegungsamplitude genutzt. Demzufolge werden auch vorwiegend Kraft- und kaum Dehnungsreize gesetzt. Dieser Mangel erfordert das Absolvieren zeitaufwendiger Dehnungsprogramme über das übliche Maß hinaus (s. Kapitel 2.7.).

Das Beindrücken (Übg. 94) kann – wie oft vorgeschlagen – für einige Sportarten ebenfalls kein Ersatz für das Tiefkniebeugen sein, da die räumliche und dynamische Übereinstimmung mit der Wettkampfbewegung völlig unzureichend ist. So werden kaum Akzente zur Perfektionierung der zwischenmuskulären Koordination gesetzt. Außerdem werden nicht alle Hüft- und Rumpfmuskeln, die für die Wettkampfleistung von Bedeutung sind, im erforderlichen Maße in die Bewegung einbezogen. Aus diesen Gründen konnten

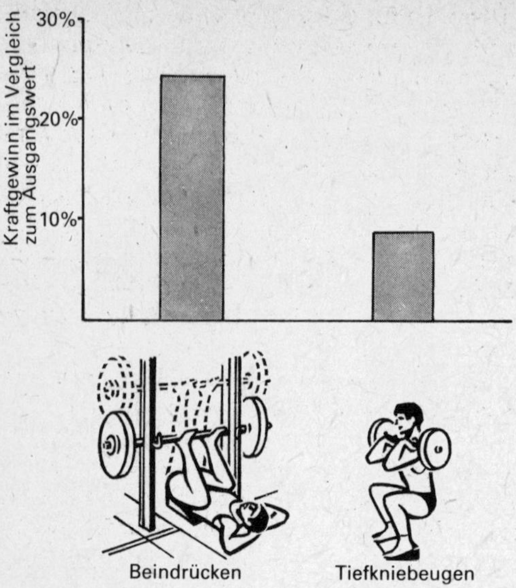

Abb. 64. Trainingswirkungen des Beindrückens auf die Leistungssteigerung im Beindrücken und im Tiefkniebeugen

Hochleistungssportler nach einem 20wöchigen, intensiven Maximalkrafttraining der Beinstreckmuskulatur aus liegender Position (Übg. 94 über die volle Bewegungsamplitude) zwar einen beträchtlichen Kraftzuwachs für die trainierte Übung erzielen, auf die Leistungsverbesserung des Tiefkniebeugens hatte dieser Kraftgewinn jedoch nur geringen Einfluß (Abb. 64).

Der Gewichtheber kann somit auf die Tiefkniebeuge nicht verzichten; er ist aber in der Lage, die Gefahren für das Binde- und Stützgewebe durch eine präzise und zweckmäßige Übungstechnik weitgehend zu bannen (s. Übg. 95). Die komplizierte Technik der stark belastenden Tiefkniebeuge und die aller Hebe- und Trageübungen aus stehender Position muß zielstrebig über längere Zeiträume erarbeitet werden. In diesem Prozeß ist zu beachten, daß die sichere Übungsdurchführung sowohl von der zweckmäßigen Muskelkoordination als auch von einem allseitigen Grundpotential der Kraft abhängig ist. So kann das Binde- und Stützgewebe im Bereich der Lendenwirbelsäule hohe Belastungen durch Hebe- und Trageübungen nur mit Unterstützung der sich kraftvoll kontrahierenden Brust-, Rücken- und Bauchmuskulatur ohne Schädigung tolerieren. Die statische Anspannung dieser Muskulatur bewirkt, daß die einwirkenden Kräfte um etwa die Hälfte reduziert werden.

So bedeutsam z. B. Tiefkniebeugen mit hohen Zusatzlasten und

ähnlich komplizierte Übungen für einige Sportarten bzw. -disziplinen auch sein mögen, für die meisten sind sie nicht wettkampfspezifisch und deshalb entbehrlich. Jede schematische Übernahme risikoreicher Übungen aus anderen Disziplinen durch technisch und konditionell nicht speziell vorbereitete Sportler kann unter Umständen zur Schädigung der Sehnen, der Bänder und des Knorpels führen. Deshalb sollten keinesfalls Übungen in das Trainingsprogramm aufgenommen werden, die die Funktionsfähigkeit des Binde- und Stützgewebes beeinträchtigen könnten und die darüber hinaus durch mangelnde Übereinstimmung mit den Strukturen der Wettkampfbewegungen die unmittelbare Leistungsentwicklung nicht positiv beeinflussen.
Im folgenden werden allgemein-verbindliche Empfehlungen zur präzisen und zweckmäßigen Übungsdurchführung gegeben:

- Alle Übungen – insbesondere aber die Hebe- und Trageübungen – sind mit möglichst flachem und gestrecktem Rükken zu absolvieren. Hohlkreuz- und Rundrückenhaltungen

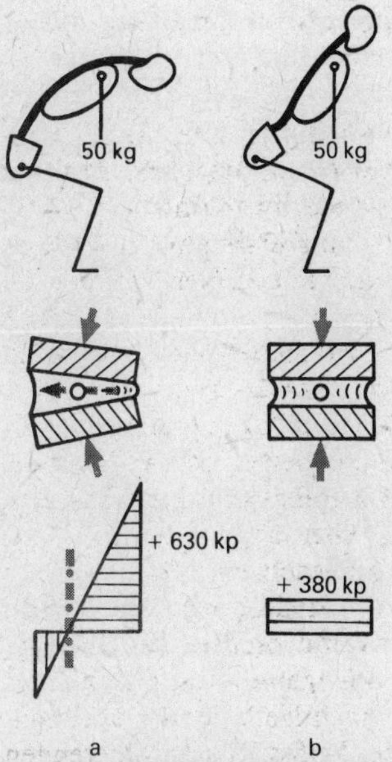

Abb. 65. Körperlage und Belastung der Zwischenwirbelscheiben beim Heben von 50 kg
a = falsche Technik (Rundrücken), b = richtige Technik (flacher Rücken). Die Überbelastung beträgt 630 kp bzw. 380 kp (nach Frey).

sind unbedingt zu vermeiden, da sie die Zwischenwirbelscheiben vor allem im Bereich der Lendenwirbelsäule übermäßig stark belasten. Wird beispielsweise eine Last von 50 kg mit rundem Rücken vom Boden gehoben, so ist die Überlastung der Zwischenwirbelscheiben um etwa 65 % höher als beim Heben dieser Last mit flachem Rücken. (Abb. 65)
Die vorschriftsmäßige Haltung des Rückens ist in entscheidendem Maße von der Position des Kopfes abhängig. Durch die Kopfbewegung bzw. -haltung werden Reize ausgelöst, die einen Spannungszustand in bestimmten, miteinander arbeitenden Muskelgruppen bewirken. Durch starkes Rückbeugen des Kopfes wird z. B. unwillkürlich die Spannung der Rückenstrecker erhöht. Eine Hohlkreuzhaltung ist die unvermeidliche Folge. (Abb. 66 a) Wird aber der Kopf nach vorn gebeugt, so kontrahiert sich unwillkürlich die Beugemuskulatur. Das führt automatisch zur Rundrückenhaltung. (Abb. 66 b) Der Kopf besitzt somit eine Steuerfunktion. Die vorschriftsmäßige flache Rückenhaltung während des Krafttrainings setzt deshalb immer eine aufrechte Kopfhaltung voraus (s. Abb. 66 c). Der bei aufrechter Kopfhaltung auf einen entfernt liegenden Gegenstand gerichtete Blick erleichtert das Beibehalten der vorschriftsmäßigen Kopf- und Rückenposition während der Übungsdurchführung.

- Bei Hebeübungen – z. B. beim Kreuzheben (Übg. 80) oder beim Anreißen (Übg. 50 a u. b) – wird die Last zur Schonung der Wirbelsäule so dicht wie möglich an den Beinen und am Körper entlanggeführt.

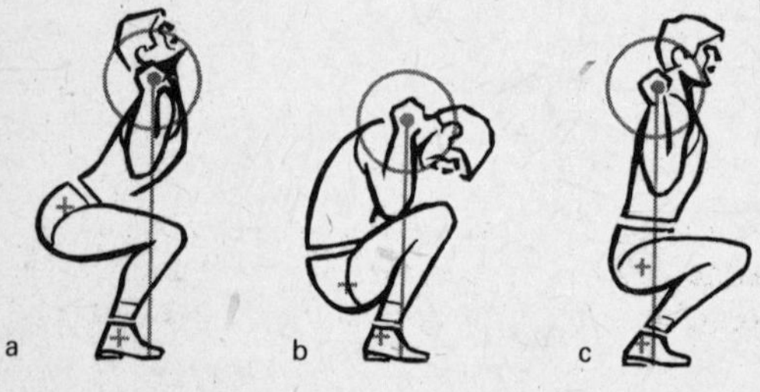

Abb. 66. Steuerfunktion des Kopfes
a = Das Rückbeugen des Kopfes bewirkt eine Hohlkreuzhaltung und führt zu fehlerhafter Technik, b = das Vorbeugen des Kopfes bewirkt eine Rundrückenhaltung und führt zu fehlerhafter Technik, c = die aufrechte Kopfhaltung erlaubt, den Rücken flach zu halten und die Übung technisch vorschriftsmäßig durchzuführen.

● Tiefkniebeugen mit hohen Zusatzlasten beanspruchen die Kniescheibe häufig mit einem Druck bis zu 1 500 kp. Solch extreme Belastungen können auf die Dauer zu Knorpel- und Bandschäden im Kniegelenk und dort insbesondere im Bereich der Kniescheibe und des Kniescheibenbandes führen. Um eine Schädigung des Kniegelenks weitgehend auszuschließen, sollten folgende Forderungen beachtet werden:

- Übungen mit spitzem Kniewinkel sind – wenn die Wettkampftechnik es nicht ausdrücklich verlangt – nicht mit hohen Zusatzlasten durchzuführen.
- Da ein Kraftzuwachs vor allem für die Gelenkwinkel bzw. für die Teilbereiche der Muskulatur zu erwarten ist, in denen trainiert wird, ist es zumeist ausreichend, als tiefsten Punkt der Trainingsübung „Kniebeuge" den tiefsten Punkt der Wettkampfbewegung zu wählen.
- Das gleiche gilt auch für reaktive Sprungübungen. Ein Absinken in die tiefe Hocke bei Fallsprüngen ist für Springer wenig leistungsfördernd, weil die so trainierten spitzen Kniewinkel bzw. die so entwickelten Teilbereiche der Sprungmuskulatur für die Wettkampfbewegung von untergeordneter Bedeutung sind.

● Statische Übungen mit hohen Anspannungen sollten nicht mehr als 20 % des Trainingsprogramms in Anspruch nehmen (s. Kapitel 9.2.1.3.).

● Zur Entlastung der Gelenke können Hilfsmittel wie Gewichthebergürtel, stützende Bandagen an Hand-, Ellbogen-, Knie- und Fußgelenken und Keile zur Unterlagerung (z. B. Übg. 94 u. 95) verwendet werden.

12.4. Funktion des Muskels und Zuordnung der Körperübung

In den Abbildungen 67a und 67b sowie in Tabelle 13 werden Lage und Funktion einiger ausgewählter Muskeln dargestellt. Außerdem werden Übungen angegeben, mit denen sie vorrangig trainiert werden können.

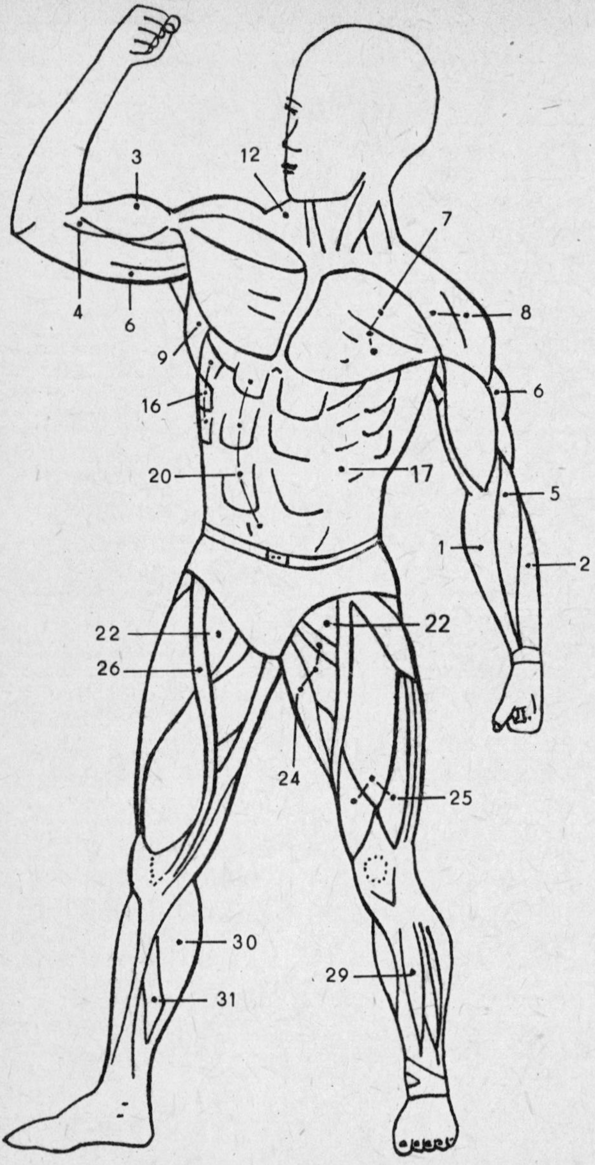

Abb. 67a. Vereinfachte Darstellung menschlicher Skelettmuskeln (Vorderansicht/s. a. Tab. 13)

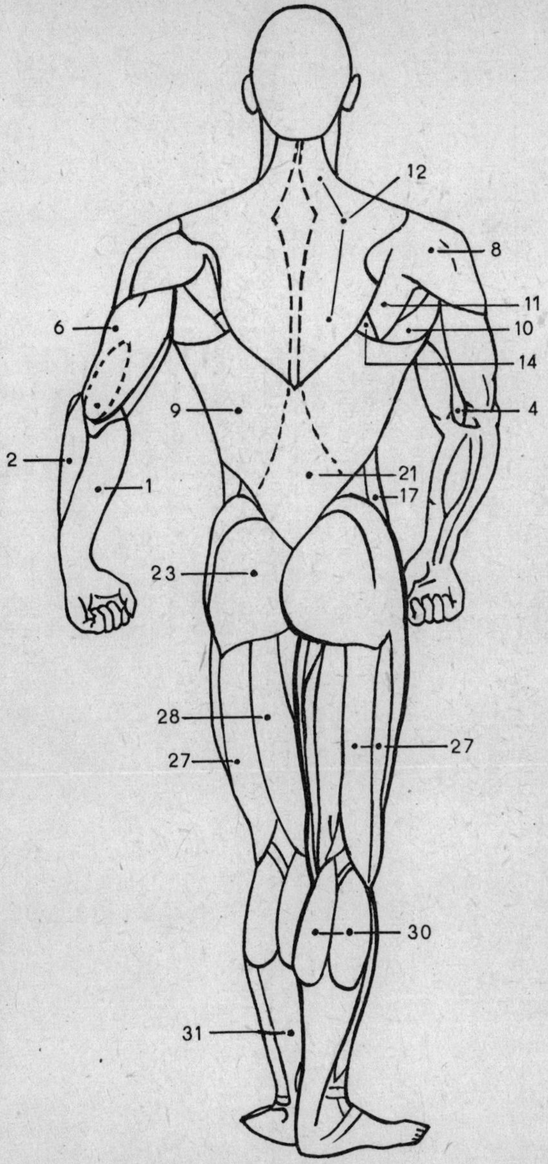

Abb. 67b. Vereinfachte Darstellung menschlicher Skelettmuskeln (Rückansicht/s. a. Tab. 13)

Tabelle 13. Ausgewählte Muskeln und ihre Hauptfunktionen

Muskeln des/der	Nummer	Hauptmuskeln bzw. Muskelgruppen	Hauptfunktion	Übungs-Nr.
Hand-gelenks	1	Handbeuger	Beugen der Hand	1 bis 4, 6, 7
	2	Handstrecker	Strecken der Hand	5,8
Ellbogen-gelenks	3	zweiköpfiger Armmuskel (Bizeps)	Beugen des Armes im Ellbogengelenk, dreht die einwärts gerichtete Hand nach außen (besonders bei rechtwinklig gebeugtem Ellbogengelenk)	
	4	Armbeuger	Beugen des Armes im Ellbogengelenk	9 bis 17, 40
	5	Oberarmspeichenmuskel	Beugen des Armes im Ellbogengelenk	
	6	Armstrecker (Trizeps)	Strecken des Armes im Ellbogengelenk Rück- und Heranführen des abgespreizten Armes	18 bis 29, 32, 38, 39
Schulter-gelenks	7	großer Brustmuskel	Nach-vorn-und-innen-Bringen des Armes Heranführen des Armes an den Körper Heben des Armes (s.a. vorderer Teil des Deltamuskels) Senken des erhobenen Armes Zieht Körper bei fixiertem Arm nach oben (Klimmzug)	26, 30 bis 33, 35, 37 bis 41
	8	Deltamuskel:		
		vorderer Teil	Nach-vorn-Führen des Armes Einwärtsdrehen des Armes	30, 32, 33, 35, 37 bis 41
		mittlerer Teil	Abspreizen des Armes vom Körper	33, 39, 40, 41, 47, 50
		hinterer Teil	Rückführen des Armes Auswärtsdrehen des Armes	41, 50

	9	breiter Rückenmuskel	Herabziehen des erhobenen Armes Rückführen des Armes (mit Einwärtsdrehung) Heranziehen des Armes an den Körper	31 bis 34, 36 bis 38, 40, 41, 43
	10	großer Rundmuskel	s. breiter Rückenmuskel	32, 38, 40
	11	Untergrätenmuskel und kleiner Rundmuskel (Muskeln z. T. miteinander verwachsen)	Auswärtsdrehen des Armes	37, 41
Schultergürtels	12	Kappenmuskel (Trapezmuskel):	Fixieren des Schultergürtels	
		oberer Teil	Heben der Schultern gemeinsam mit den Rautenmuskeln und dem Schulterblattheber	27, 32, 38, 42, 43, 44, 46, 49, 50
		mittlerer Teil	führt Schulterblätter zur Wirbelsäule	45, 48, 50
		unterer Teil	senkt die Schultern gemeinsam mit dem kleinen Brustmuskel hebt Rumpf bei fixierten Armen (Beugestütz)	27, 32, 43
	13	Schulterblattheber	hebt Schulterblatt nach vorn oben gemeinsam mit dem oberen Teil des Kappenmuskels	s. oberer Teil des Kappenmuskels
	14	kleiner und großer Rautenmuskel	hebt Schultergürtel nach oben gemeinsam mit dem oberen Teil des Kappenmuskels	s. oberer Teil des Kappenmuskels
	15	kleiner Brustmuskel	Heranziehen des Schulterblattes an den Brustkorb Senken des Schultergürtels gemeinsam mit dem unteren Teil des Trapezmuskels (Kappenmuskel)	s. unterer Teil des Kappenmuskels

Muskeln des/der	Nummer	Hauptmuskeln bzw. Muskelgruppen	Hauptfunktion	Übungs-Nr.
Schultergürtels	16	vorderer Sägemuskel	Nach-vorn-Ziehen des Schulterblattes (ermöglicht damit Heben des Armes über einen Winkel von 90° hinaus) Feststellen des Schulterblattes in Verbindung mit den Rautenmuskeln	27, 32, 38, 47, 51
Bauches	17	äußerer schräger Bauchmuskel	bei einseitiger Kontraktion: Beugen des Rumpfes zur gleichen Seite oder Drehen des Rumpfes zur entgegengesetzten Seite bei beidseitiger Kontraktion: Beugen des Rumpfes nach vorn (unterstützt geraden Bauchmuskel)	52, 55, 58, 62, 64, 65, 66 s.a. gerader Bauchmuskel
	18	innerer schräger Bauchmuskel	bei einseitiger Kontraktion: Beugen und Drehen des Rumpfes zur gleichen Seite bei beidseitiger Kontraktion: Beugen des Rumpfes nach vorn (unterstützt geraden Bauchmuskel)	s. äußerer schräger und gerader Bauchmuskel
	19	querer Bauchmuskel	zieht durch seine Spannung die Rippen nach innen und formt die Taille	52 bis 66
	20	gerader Bauchmuskel	Beugen des Rumpfes nach vorn Heben der Beine bei feststehendem oberen Rumpfteil	52 bis 65
Wirbelsäule	21	tiefe lange und kurze Rükkenmuskeln	bei einseitiger Kontraktion: Seitbeugen (bzw. Aufrichten aus der Seit-	66 bis 80 s.a. Übung äußerer

			beuge) der Wirbelsäule und des Kopfes kurze Rückenmuskeln: Drehen der Wirbelsäule bei beidseitiger Kontraktion: Strecken der Wirbelsäule	schräger Bauchmuskel
Hüfte	22	Lenden-Darmbeinmuskel	Beugen des Beines im Hüftgelenk Heben der Beine aus der Rückenlage Aufrichten des Oberkörpers aus der Rückenlage	81, 82, 87, 92 s. a. Übung gerader Bauchmuskel
	23	großer Gesäßmuskel	Strecken des Beines im Hüftgelenk Abspreizen des Beines (oberer Abschnitt) Heranführen des abgespreizten Beines (unterer Abschnitt) Strecken des Unterschenkels im Kniegelenk Fixieren des Beckens	83, 84, 85, 88, 89, 94, 95 86, 90, 91, 93 s. Schenkelanzieher s. Übung für Strecken des Beines im Hüftgelenk
Oberschenkels	24	Schenkelanzieher	Heranführen des abgespreizten Beines Beugen des Beines im Hüftgelenk	96 bis 100 s. a. Lendendarmbeinmuskel
	25	vierköpfiger Schenkelstrecker (Quadrizeps)	Strecken des Unterschenkels im Kniegelenk Beugen des Oberschenkels im Hüftgelenk (gerader Anteil)	s. Muskeln der Hüfte 102, 104, 106, 108
	26	Schneidermuskel	Beugen (und Auswärtsdrehen) des Oberschenkels im Hüftgelenk Beugen (und Einwärtsdrehen) des Unterschenkels im Kniegelenk	s. a. zweiköpfiger Schenkelmuskel und Lendendarmbeinmuskel (Übungen, die ein Beugen des Oberschenkels zur Brust beinhalten)

Muskeln des/der	Nummer	Hauptmuskeln bzw. Muskelgruppen	Hauptfunktion	Übungs-Nr.
Oberschenkels	27	zweiköpfiger Schenkelmuskel	Beugen (und Auswärtsdrehen) des Unterschenkels im Kniegelenk Strecken und Heranführen des Oberschenkels im Hüftgelenk	101, 103, 105, 107
	28	Halb- und Plattsehnenmuskel	Beugen (und Einwärtsdrehen) des Unterschenkels im Kniegelenk Strecken und Heranführen des Oberschenkels im Hüftgelenk	s.a. zweiköpfiger Schenkelmuskel
Unterschenkels	29	vorderer Scheinbeinmuskel	Heben der Fußspitze gegen das Schienbein	110, 112, 114, 116
	30	Zwillingswadenmuskel	Heben der Ferse	109, 111, 113, 115
	31	Schollenmuskel	Heben der Ferse	s. Zwillingswadenmuskel

13. Übungssammlung

Muskeln des Handgelenks

1. Beugen und Ballen der Hand zur Faust
Der Sportler beugt den Arm im Ellbogengelenk und führt die zur Faust geballte Hand mit aller Kraft gegen den Unterarm. Nach 5 bis 10 s Haltearbeit löst er die statische Spannung. (Abb. 68)

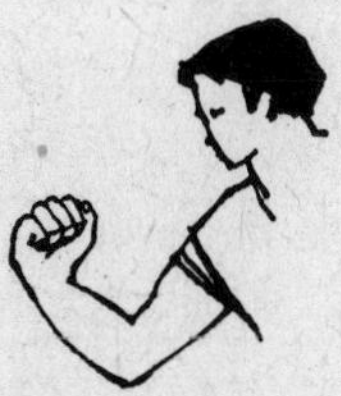

Abb. 68

2. Beugen der Hand gegen einen unbeweglichen Gegenstand
Der Sportler faßt mit den Händen unter einen unbeweglichen Gegenstand (Schreibtisch, Schrank usw.) und versucht, die Hände zu beugen. Nach 5 bis 10 s Haltearbeit wird die statische Spannung gelöst. (Abb. 69)

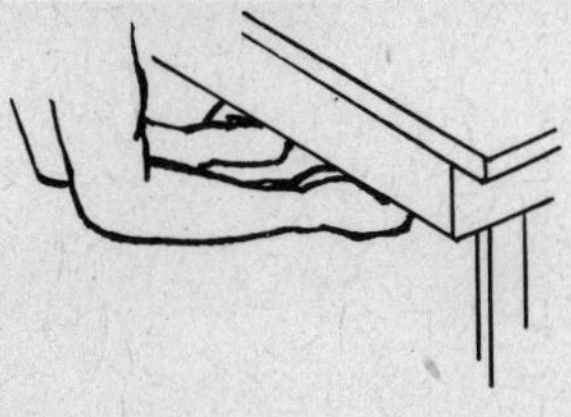

Abb. 69

3. Heben der Handballen aus dem Stütz
Mit beiden Armen und flach aufliegenden Handflächen stützt der Sportler seinen gestreckten Körper auf eine feste Unterlage (Tisch, Stuhl, Boden). Aus diesem Stütz hebt der Sportler die Handballen, so daß nur noch die Fingerspitzen die Unterlage berühren. Je tiefer die Stützfläche der Hände liegt, desto größer ist die für die Bewegung erforderliche Kraftentfaltung. (Abb. 70)

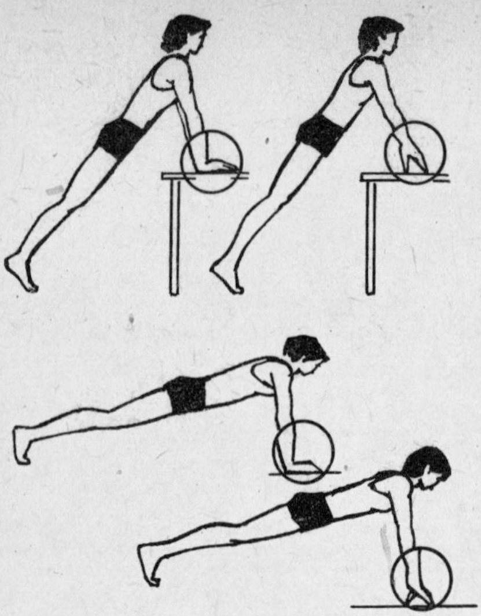

Abb. 70

4. Beugen der Hand gegen den Widerstand des Partners
Vor der Durchführung der ersten Übungsvariante legt der Ausführende den im Ellbogengelenk gebeugten Unterarm und den Handrücken flach auf eine feste Unterlage. Der Partner faßt nun auf die Handfläche des Ausführenden und setzt dessen Handbeugen dosierten Widerstand entgegen. (Abb. 71 a)
Vor der Durchführung der zweiten Übungsvariante stehen sich die Sportler in etwa 80 cm Abstand gegenüber. Der Partner, der seinen völlig gestreckten Körper nach vorn verlagert hat, liegt mit dem Brustkorb auf den Handflächen der gestreckten Arme des Partners. Der Ausführende beugt nun die Hände, bis nur noch die Fingerspitzen den Partner in der Strecklage halten. (Abb. 71 b)

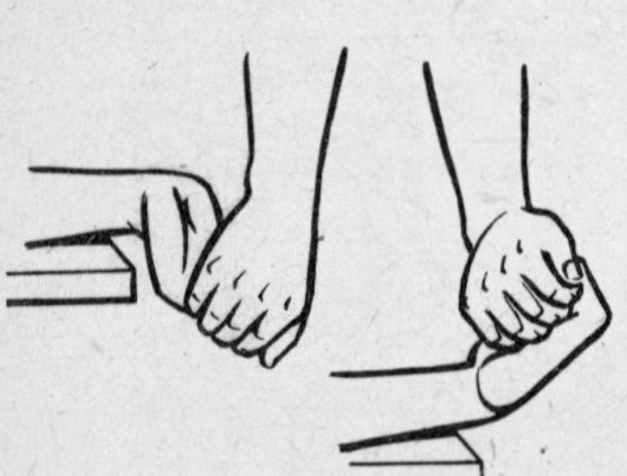

a

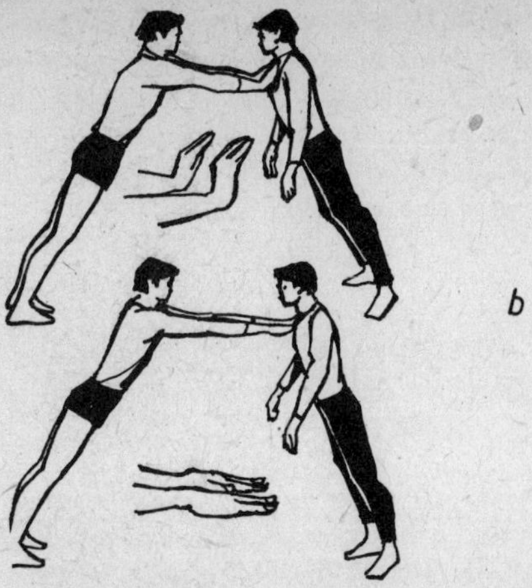

Abb. 71

5. Strecken der Hand gegen den Widerstand des Partners

Der Ausführende legt den im Ellbogengelenk gebeugten Unterarm flach auf eine feste Unterlage. Die gebeugte Hand ragt über die Unterlage hinaus. Der Partner faßt dann auf den Handrücken des Ausführenden und setzt dessen Handstrecken dosierten Widerstand entgegen. (Abb. 72) Die Übung kann auch ohne Partner absolviert werden. Dabei erschwert der dosierte Gegendruck einer Hand die Streckbewegung der anderen.

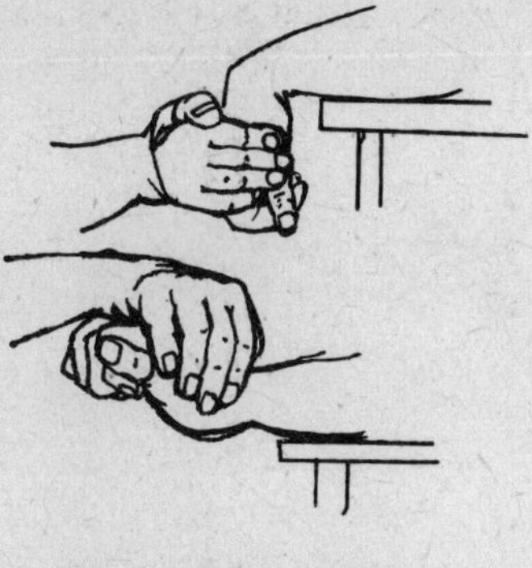

Abb. 72

6. Hand auf den Boden

Die Kämpfer liegen sich in der Bauchlage gegenüber, haben die gleichseitigen Arme jeweils rechts bzw. links in den Ellbogengelenken bis zum rechten Winkel gebeugt, die Ellbogen auf dem Boden aufgesetzt und sich an den Händen gefaßt. Nun versuchen die

Kämpfer, die gegnerische Hand auf den Boden zu zwingen. (Abb. 73 a) Die Ellbogen dürfen dabei nicht vom Boden gelöst werden. Die Übung kann auch so durchgeführt werden, daß sich die Kämpfer gegenübersitzen oder gegenüberknien, ihre Ellbogen auf die Unterlage (Tischplatte, Koffer bzw. Oberschenkel) gesetzt haben und versuchen, die gegnerische Hand nach unten zu drücken. (Abb. 73 b und 73 c)

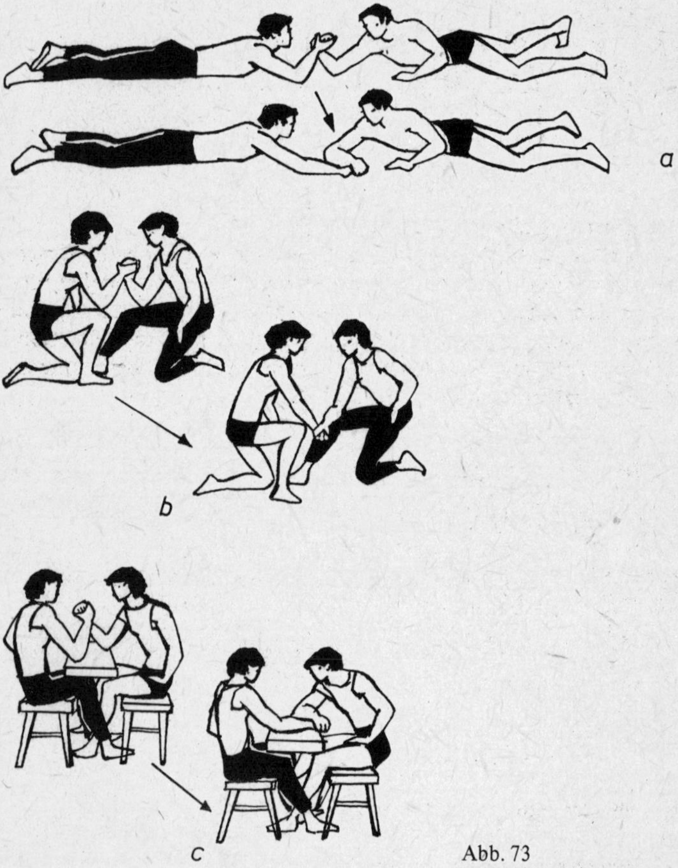

Abb. 73

7. Beugen der Hände mit Zusatzlast

Der Sportler sitzt auf einer stabilen Unterlage und hat beide Unterarme auf die Oberschenkel gelegt. Die über die Oberschenkel hinausragenden gestreckten Händen, deren Handflächen zum Gesicht zeigen, erfassen die Zusatzlast (Rundgewichte, Fausthanteln, Hantel usw.) im Kammgriff und führen sie durch eine Beugebewegung im Handgelenk so weit wie möglich nach oben. (Abb. 74)

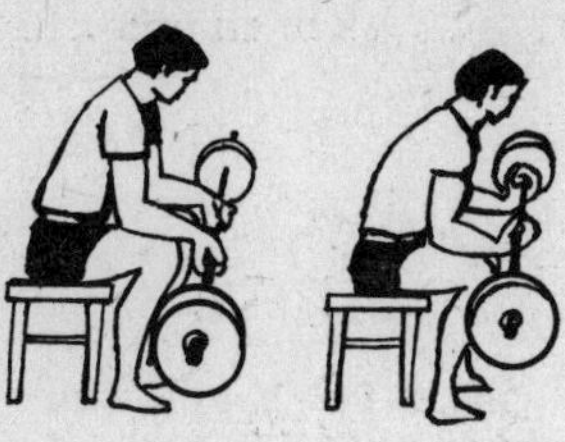

Abb. 74

8. Strecken der Hände mit Zusatzlast
Der Sportler sitzt auf einer stabilen Unterlage und hat beide Unterarme auf die Oberschenkel gelegt. Die über die Oberschenkel hinausragenden gebeugten Hände, deren Handrücken zum Gesicht zeigen, erfassen die Zusatzlast (Rundgewichte, Fausthanteln, Hantel usw.) im Ristgriff und führen sie durch eine Streckbewegung so weit wie möglich nach oben. (Abb. 75)

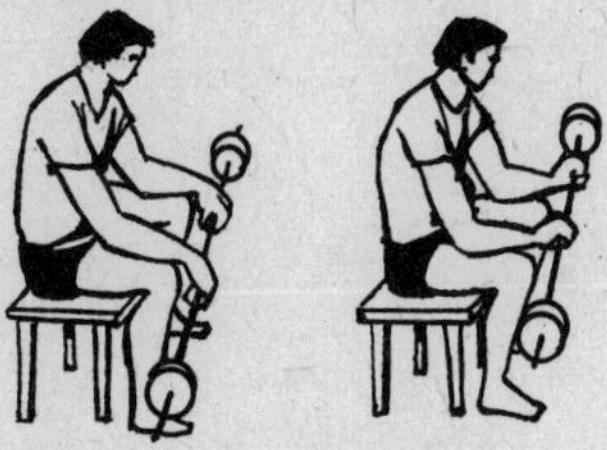

Abb. 75

Muskeln des Ellbogengelenks:

9. Klimmzug am Tisch
Der Sportler liegt in Rückenlage mit gestrecktem Körper unter dem Tisch. Mit beiden Händen der nach oben gestreckten Arme faßt er zur Tischkante. Durch ein Beugen der Arme im Ellbogengelenk zieht er den gestreckten Körper so weit nach oben, bis die Brust die Tischkante berührt. Es ist darauf zu achten, daß der Tisch gegen ein Kippen gesichert wird. (Abb. 76)

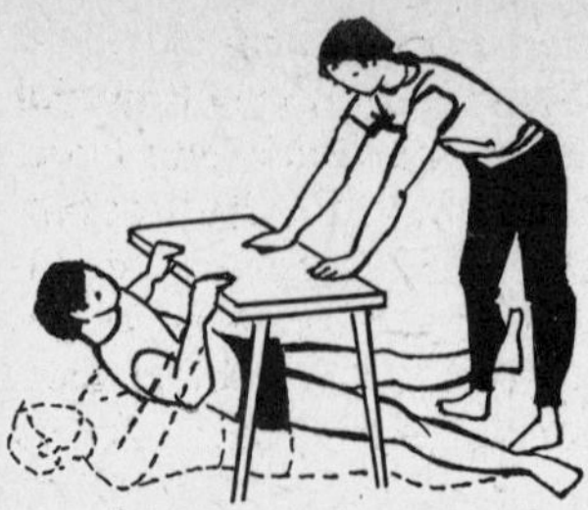

Abb. 76

10. Knie zur Brust

Der Sportler befindet sich im Hock-Schwebesitz und hat die Beine mit den Armen umfaßt. Nun ziehen die Arme die Beine gegen ihren dosierten Widerstand langsam zur Brust.

Die Übung kann auch in statischer Arbeitsweise des Nerv-Muskel-Systems durchgeführt werden, d. h., die Beine setzen dem Beugen der Arme im Ellbogengelenk soviel Widerstand entgegen, daß eine Bewegung auch bei höchster Kraftentfaltung nicht möglich ist. Nach jeweils 5 bis 10 s statischer Arbeit in verschiedenen Winkelstellungen der Arme wird die Spannung der Muskulatur gelöst. (Abb. 77)

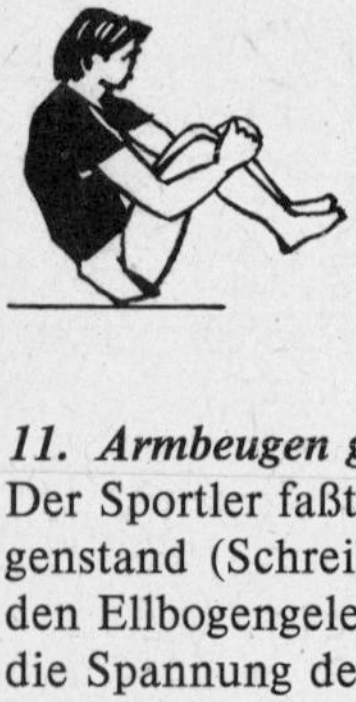

Abb. 77

11. Armbeugen gegen einen unbeweglichen Gegenstand

Der Sportler faßt mit den Händen unter einen unbeweglichen Gegenstand (Schreibtisch, Schrank usw.) und versucht, die Arme in den Ellbogengelenken zu beugen. Nach 5 bis 10 s Haltearbeit wird die Spannung der Muskulatur gelöst. (Abb. 78)

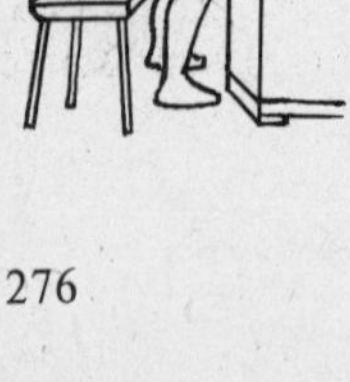

Abb. 78

12. Beugen des Armes gegen den Widerstand des Partners

Der Ausführende befindet sich in der Stand- oder Bauchlage und hält den Arm im Ellbogengelenk gebeugt, so daß Unter- und Oberarm einen rechten oder stumpfen Winkel bilden. Der Partner faßt mit beiden Händen auf die zur Faust geballte Hand des Ausführenden und setzt dem Beugen des Armes dosierten Widerstand entgegen. Die Übung kann auch so durchgeführt werden, daß der Partner den gebeugten Arm des Ausführenden gegen dessen Widerstand streckt oder daß bei gut entwickelter Armkraft der Partner beide Arme gleichzeitig gebeugt bzw. gestreckt werden. (Abb. 79a und 79b).

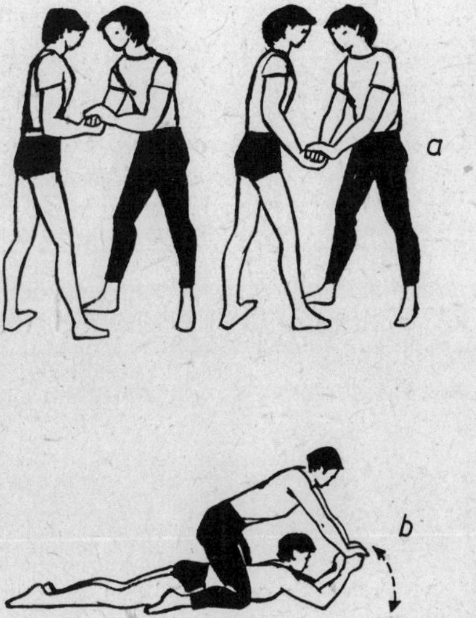

Abb. 79

13. Klimmziehen am Nacken des Partners

Der Ausführende umfaßt mit beiden Händen den Nacken des Partners und hängt sich an diesen. Darauf führt er ein kräftiges Beugen der Arme durch, bis sich sein Kopf in Höhe des Kopfes des Partners befindet. Der Körper wird dabei gestreckt gehalten. Je höher der Ausführende zum Kopf des Partners faßt, desto stärker wird dessen Halsmuskulatur belastet.

Um eine starke Beanspruchung der Lendenwirbelsäule zu vermeiden, sollte sich der Partner mit den Händen auf den eigenen Knien abstützen. (Abb. 80)

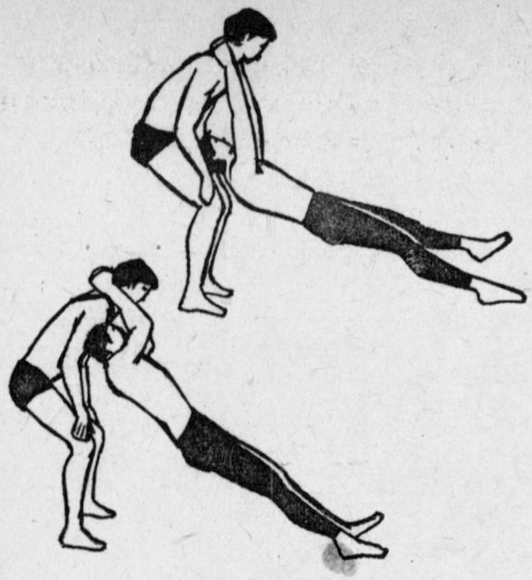

Abb. 80

14. Zug in den Kreis

Die Gegner stehen sich außerhalb eines Kreises von ungefähr 50 cm Durchmesser gegenüber und haben sich über den Kreis hinweg an einer oder an beiden Händen gefaßt. Nun versucht jeder, den anderen durch eine kräftige Zugbewegung zum Betreten des Kreises zu zwingen. (Abb. 81)

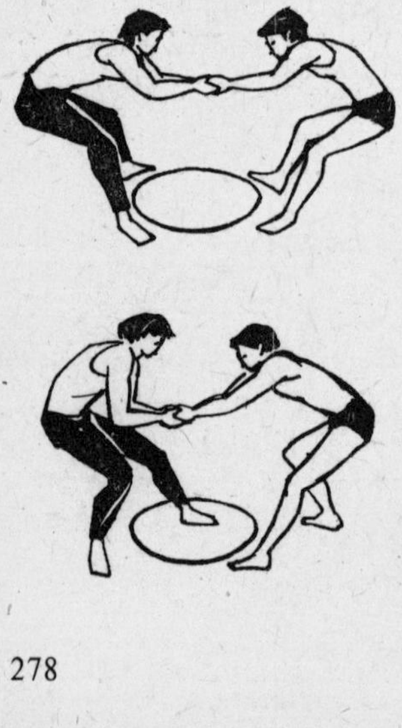

Abb. 81

15. Gürtelringen

Die Gegner stehen sich frontal gegenüber und haben den gegnerischen Gürtel erfaßt. Beide haben das Ziel, den Gegner vom Boden zu heben oder ihn aus dem Kampffeld zu drängen. (Abb. 82)

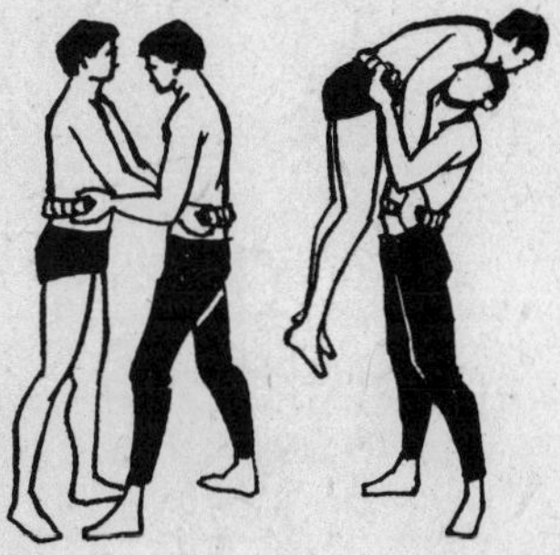

Abb. 82

16. Armbeuge mit Zusatzlast

Der Sportler befindet sich im Stand (Abb. 83a), lehnt an einem Schrägbrett (Abb. 83b u. 83c) oder sitzt auf einer stabilen Unterlage (Abb. 83d). Die Zusatzlast (Hantel, Rundgewichte oder Fausthanteln) wird im Kammgriff erfaßt. Die Arme sind gestreckt. Die Handrücken liegen neben bzw. auf den Oberschenkeln. Nun beugt der Sportler die Arme im Ellbogengelenk, so daß die Zusatzlast im Halbkreis so weit nach oben geführt wird, bis sie auf der Brust ruht. Die Ellbogen werden während der Bewegung dicht am Körper gehalten.

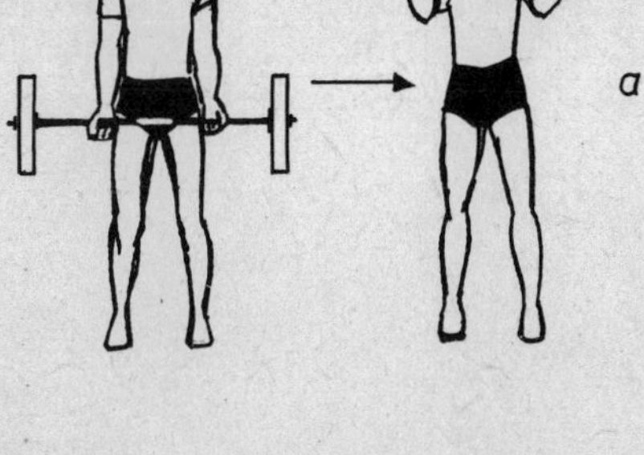

a

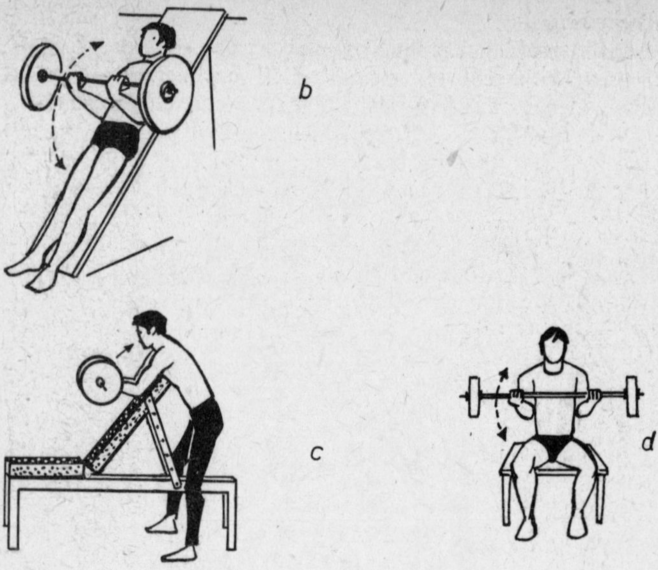

Abb. 83

17. Armbeuge mit dem Rundgewicht oder der Fausthantel

Der Sportler befindet sich im Stand. Der Oberkörper ist gebeugt, die Beine sind gespreizt. Die Hand des gestreckten Armes faßt das Rundgewicht oder die Fausthantel. Der andere Arm stützt den Körper auf einer Bank oder einem Stuhl. Nun beugt der Sportler den Arm im Ellbogengelenk, bis die Handknöchel die entgegengesetzte Brustseite berühren, d.h., die linke Hand wird zur rechten Brust geführt bzw. umgekehrt. Der Ellbogen verändert während der Bewegung seine Position nur unwesentlich. (Abb. 84)

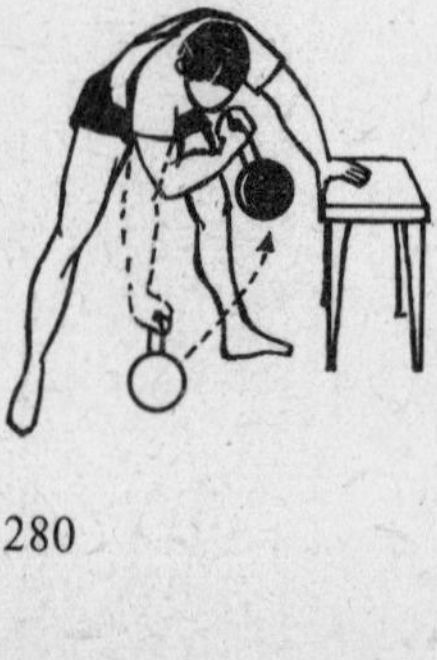

Abb. 84

18. Liegestütz

Der Sportler befindet sich im Liegestütz vorlings. Der Körper ist völlig gestreckt. Nur die Handflächen und Fußballen berühren den Boden. Aus dieser Position werden die Arme in den Ellbogengelenken so weit gebeugt, bis die Brust flüchtig den Boden berührt. Dann werden die Arme kraftvoll gestreckt. (Abb. 85a)

Entspricht die Kraft noch nicht den Anforderungen, so kann der Liegestütz aus der Bankstellung (Abb. 85b) oder aus der Schräglage mit erhöhter Handstellung (Abb. 85c) durchgeführt werden.

Bei ausreichender Kraft wird die Übung aus der Schräglage mit erhöhter Fußstellung (Abb. 85d) oder als tiefer Liegestütz zwischen zwei stabilen Gegenständen (Abb. 85e) absolviert.

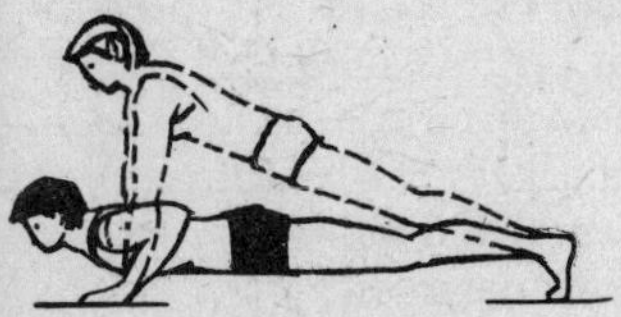

a

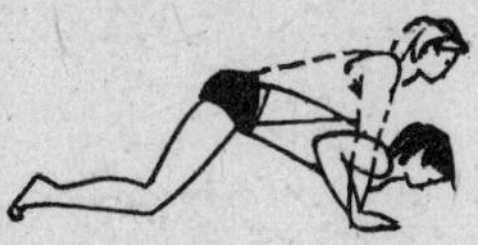

b

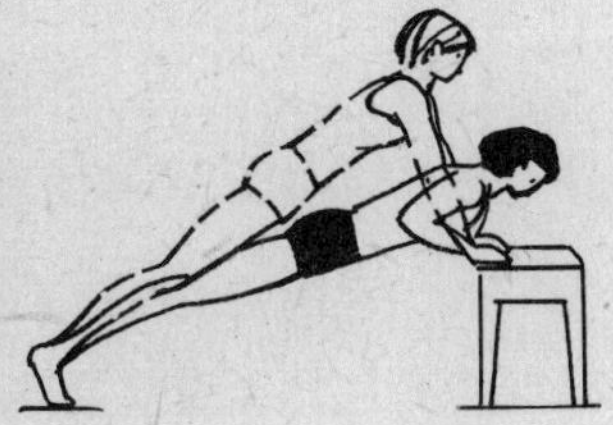

c

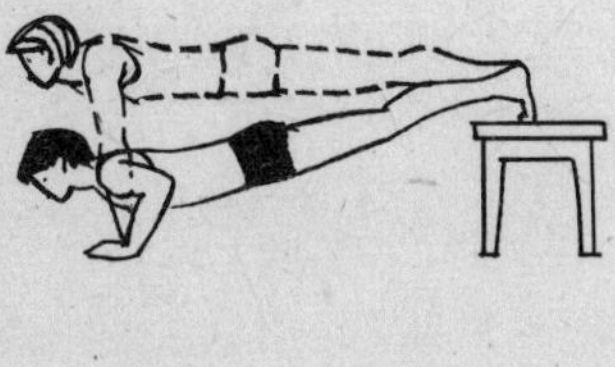

d

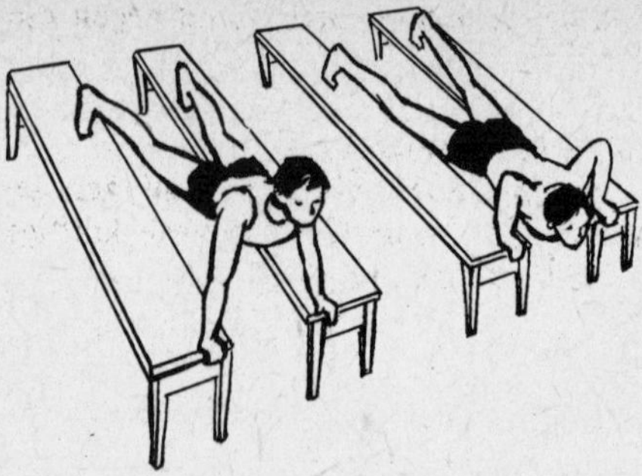

e

Abb. 85

19. Treppensteigen mit den Armen

Der Sportler befindet sich im Liegestütz vorlings vor einem Stuhl, Hocker oder niedrigen Tisch. Aus dieser Position löst er einen Arm vom Boden, stützt ihn gebeugt auf den vor ihm stehenden Gegenstand, streckt ihn und zieht den anderen Arm in den Stütz nach. Die Abwärtsbewegung wird dann in umgekehrter Reihenfolge vollzogen. Während der folgenden erneuten Übungsdurchführung leistet der zuvor wenig belastete Arm die Hauptarbeit.

Das Strecken des gebeugten Armes kommt der Durchführung eines Liegestützes mit einem Arm gleich, d. h., die Bewegung erfordert ein hohes Entwicklungsniveau der Streckmuskulatur der Arme. (Abb. 86)

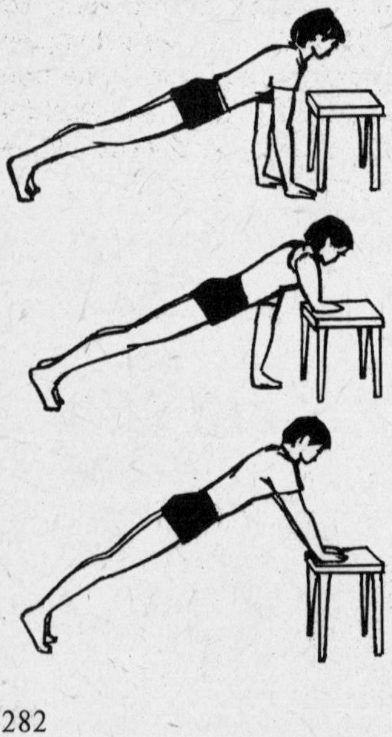

Abb. 86

Es ist darauf zu achten, daß der benutzte Gegenstand gegen ein Kippen gesichert wird.

20. Drücken vom Kopfstand in den Handstand
Der Sportler befindet sich im Kopfstand. Seine Beine stützen gegen die Wand. Nun drückt sich der Sportler durch eine kräftige Streckbewegung der Arme in den Handstand. (Abb. 87)

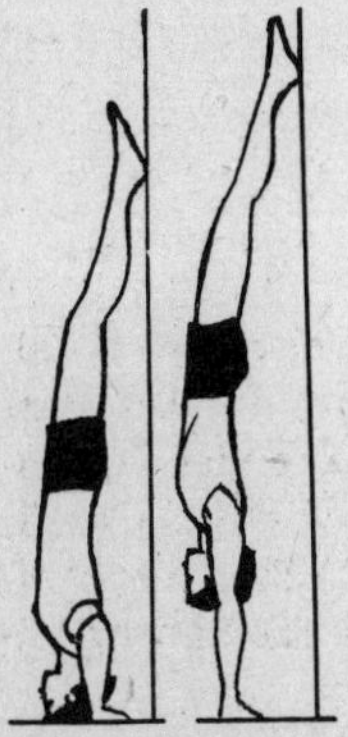

Abb. 87

21. Drücken des Partners in die Senkrechte
Die Sportler stehen sich in etwa 80 cm Abstand gegenüber. Der Partner, der seinen völlig gestreckten Körper nach vorn verlagert hat, liegt mit dem Brustkorb auf den Handflächen der gebeugten Arme des Ausführenden. Der Ausführende streckt die Arme und stellt den Partner in eine senkrechte Position. Besitzt der Ausführende eine kräftige Streckmuskulatur der Arme, so kann die Übung auch mit nur einem Arm durchgeführt werden. (Abb. 88)

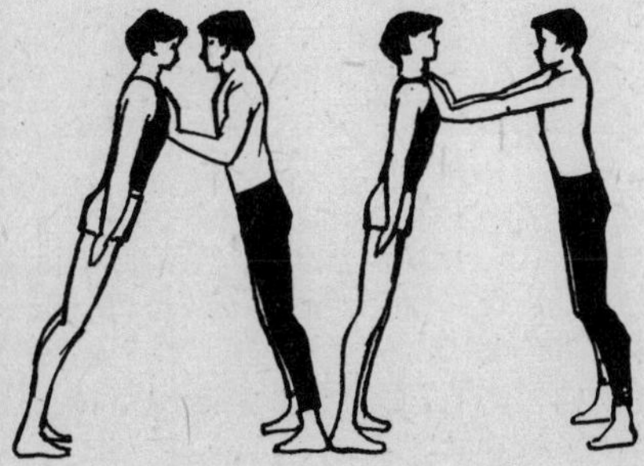

Abb. 88

22. Gleichzeitiges Beugen und Strecken der Arme im Stand

Die Ausführenden befinden sich so weit voneinander entfernt, daß sich ihre Handflächen bei leichter Vorlage und völlig gestreckten Armen berühren. Danach werden die Arme gleichzeitig gebeugt und gestreckt. Im tiefsten Punkt der Bewegung werden die Köpfe seitlich aneinander vorbeigeführt, und die Brustkästen berühren sich flüchtig. Der Rumpf und die Beine werden gestreckt gehalten. Die Übung kann auch mit nur einem Arm durchgeführt werden. (Abb. 89)

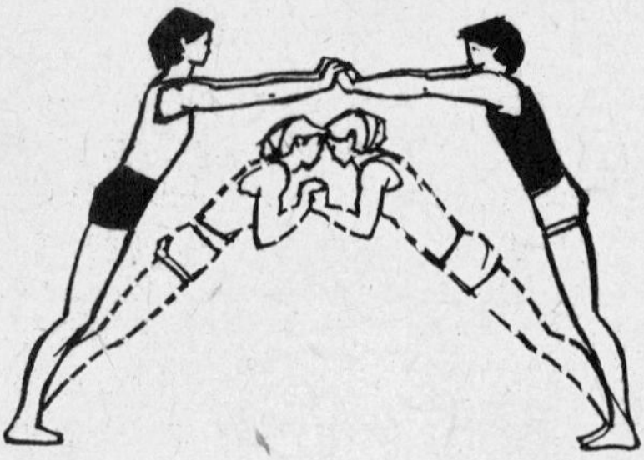

Abb. 89

23. Drücken des Partners aus der Rückenlage

Der Ausführende befindet sich in der Rückenlage und hat beide Arme nach oben gestreckt. Der Partner legt sich mit den Schulterblättern auf die Hände des Ausführenden, der jetzt beide Arme in den Ellbogengelenken beugt und streckt. (Abb. 90)

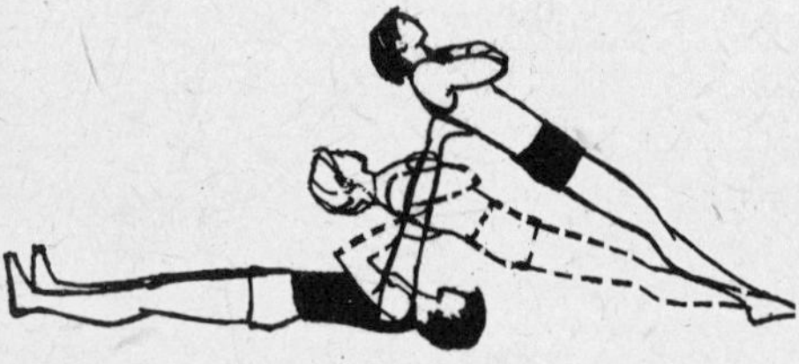

Abb. 90

24. Doppelliegestütz

Der Untermann befindet sich in der Rückenlage und hat beide Arme nach oben gestreckt. Der Obermann tritt ungefähr einen Schritt vor den Kopf des Untermannes und faßt dessen Hände. Darauf beugen und strecken beide gleichzeitig die Arme. Im tiefsten Punkt der Bewegung berührt der Brustkorb des Obermannes flüchtig den des Untermannes. (Abb. 91)

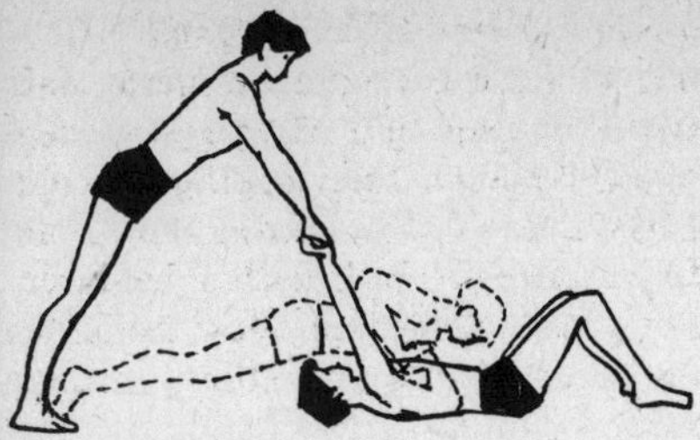

Abb. 91

25. Liegestützkampf
Die Gegner befinden sich im Liegestütz vorlings gegenüber und versuchen, sich gegenseitig auf die Hände zu schlagen bzw. das Gleichgewicht des Gegners durch ein Fassen des Handgelenks und eine kräftige Zugbewegung zu brechen und ihn in die Bauchlage zu befördern. Dabei ist darauf zu achten, daß Arme, Rumpf und Beine beider Kämpfer weitgehend gestreckt bleiben. Es ist den Kämpfern jedoch gestattet, auf Händen und Füßen nach allen Richtungen zu laufen, um sich eine günstige Ausgangsposition für den eigenen Angriff zu schaffen oder um sich dem Angriff des Gegners zu entziehen. (Abb. 92)

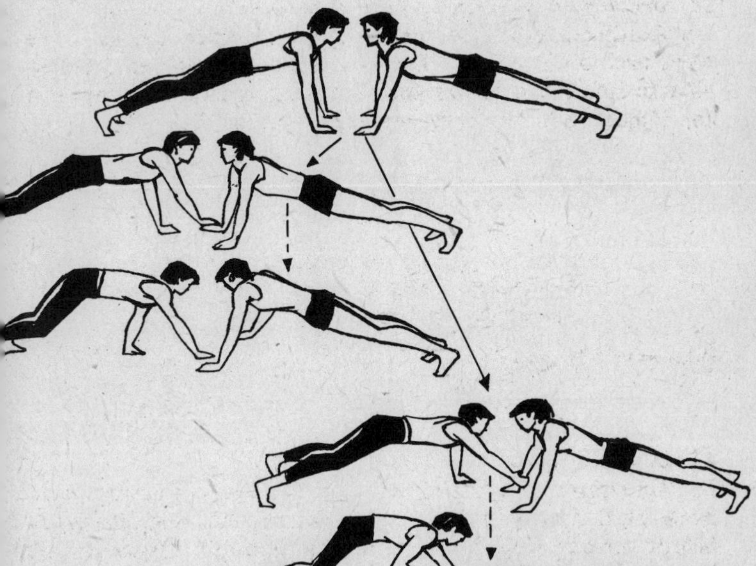

Abb. 92

26. Bankdrücken

Der Sportler liegt in waagerechter Lage rücklings auf einer Gewichtheberbank und streckt die Arme in Schulterbreite senkrecht nach oben. Die Hantel liegt auf den Händen auf. Aus dieser Position beugt der Sportler die Arme so weit, daß die Hantel kurz über der Brust zum Stillstand gelangt (1 bis 2 cm) bzw. diese flüchtig berührt. Darauf führt der Sportler die Hantel unter Ausnutzung der durch das Senken und Abbremsen entstandenen Vorspannung der Muskulatur explosiv nach oben. Während der Übungsdurchführung sind häufig zwei typische Fehler zu beobachten:

Erstens wird die Armstreckung durch einen zusätzlichen Kraftimpuls aus den Beinen und aus dem Rumpf unterstützt, d.h., das Gesäß wird von der Gewichtheberbank gehoben. Es entsteht eine Hohlrückenhaltung. Diese Ausführungsvariante sollte – obwohl sie

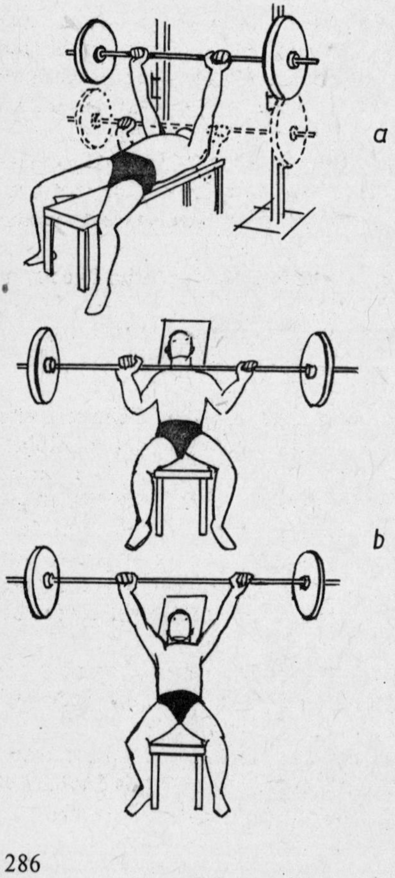

Abb. 93

das Bewältigen einer größeren Last ermöglicht – unbedingt vermieden werden. Die Hohlrückenhaltung bewirkt eine übermäßig hohe Druckbelastung der Zwischenwirbelscheiben im Bereich der Lendenwirbelsäule. Wird die Wirbelsäule über längere Zeiträume wiederholt dieser Fehlbelastung ausgesetzt, so kann das allmählich zu Verschleißerscheinungen führen.
Zweitens wird die Elastizität des Brustkorbes – insbesondere des Brustbeines – für die Streckung der Arme genutzt. Der Sportler bremst die sich senkende Last in nur unzureichendem Maße ab. Die Hantelstange prallt auf das Brustbein und die Rippen. Die Elastizität des Brustkorbes läßt die Hantel federnd zurückschnellen. Dadurch wird die Armstreckung und damit das Bewältigen einer höheren Last begünstigt. Es versteht sich von selbst, daß diese permanente gewaltsame Einwirkung auf den Brustkorb, der ja lebenswichtige Organe umschließt und schützt, zur Schädigung führt.
Beide Fehler sind sowohl unnötig als auch unsinnig, da einmal die Entlastung der auszubildenden Muskulatur (Trizeps, Delta- und großer Brustmuskel) durch Hilfsbewegungen bzw. Hilfsmuskeln die beabsichtigte Kraftentwicklung hemmt und zum anderen gesundheitliche Schäden die Folge sein können. (Abb. 93 a) Das Bankdrücken kann auch von der Schrägbank erfolgen. (Abb. 93 b)
Vor Beginn des Bankdrückens wird die Hantel zweckmäßigerweise von den Halterungen des Gleitgerüstes, von Spezialständern oder vom am Kopfende der Bank angebrachten speziellen Halterungen abgenommen.
Es ist auch möglich, die Übung mit Rundgewichten oder Fausthanteln zu absolvieren (s. a. Kapitel 12.2.).

27. Beugestütz

Der Sportler stützt sich mit gestreckten Armen in Schulterbreite auf die Barrenholme oder auf zwei gleichhohe, stabile Möbelstücke. Die Füße berühren den Boden nicht. Aus dieser Position werden die Arme so weit wie möglich in den Ellbogengelenken gebeugt. Die durch das Senken des Körpers entstandene Vorspannung der Muskulatur ausnutzend, streckt der Sportler nun die Arme explosiv, bis er die Ausgangsstellung erreicht. Während des Armbeugens atmet der Sportler ein, während des Armstreckens atmet er aus. (Abb. 94 a)
Entspricht die Kraft noch nicht den Anforderungen, so wird zunächst nur ein langsames Senken in den Beugestütz ausgeführt (dynamische Arbeitsweise nachgebenden Charakters).
Verfügt der Sportler bereits über ein hohes Kraftniveau der beteiligten Muskulatur, dann kann die Übung mit am Hals (Abb. 94 b) oder an der Taille befestigten Zusatzlasten ausgeführt werden.

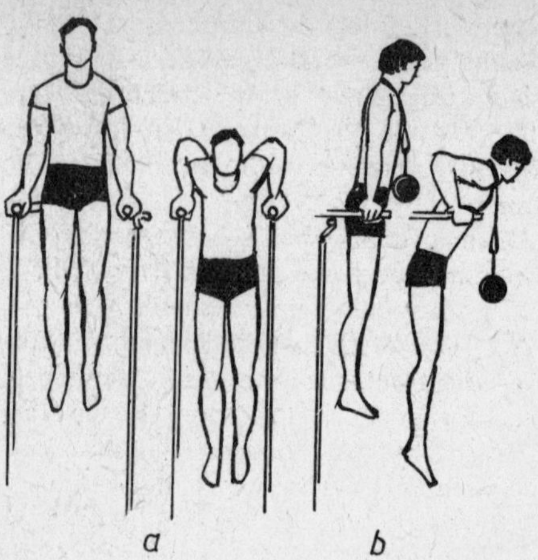

Abb. 94

28. Drücken

Der Sportler befindet sich im Stand oder im Sitz auf einer stabilen Unterlage. Die Hände fassen die auf dem oberen Teil des großen Brustmuskels und auf den Handballen ruhende Hantel etwa in Schulterbreite. Die Unterarme sind etwas nach vorn geschoben. Nun streckt der Sportler die Arme, wobei er die Hüfte leicht nach vorn und den Oberkörper leicht nach hinten führt. (Abb. 95a) Die Hantel kann auch aus dem Nacken gedrückt werden. (Abb. 95b)

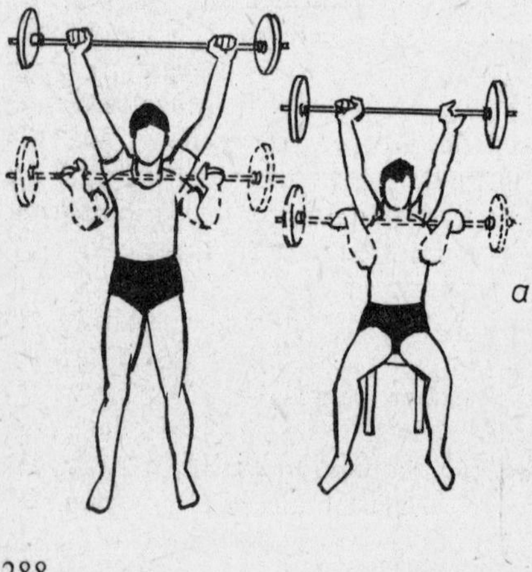

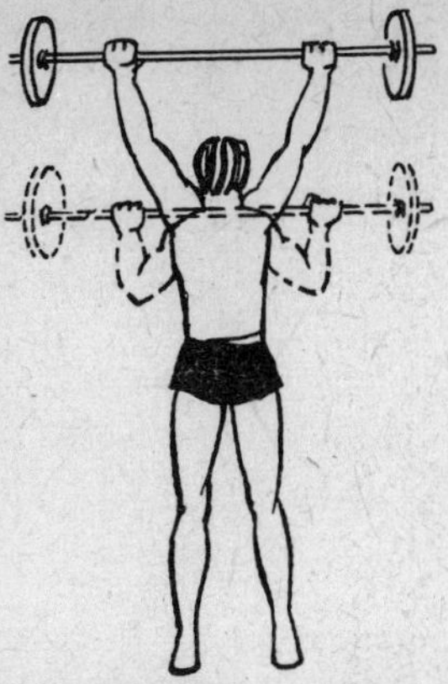

Abb. 95

29. Armstrecken über den Kopf aus der Rückenlage
Der Sportler liegt rücklings auf einer Bank. Die Zusatzlast (Hantel, Kurzhantel) liegt auf den Händen der nach oben gestreckten Arme. Aus dieser Position senkt der Sportler die Zusatzlast hinter den Kopf, wobei die Oberarme ihre Lage nur unwesentlich verändern. Im tiefsten Punkt der Bewegung zeigen die Ellbogen nach oben. Auch während der folgenden Streckphase bleibt die Lage der Oberarme nahezu unverändert. (Abb. 96)

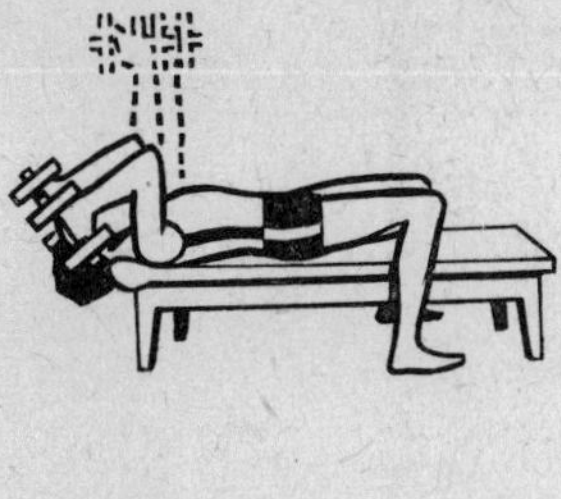

Abb. 96

Muskeln des Schultergelenks:

30. Handpressen
Der Sportler befindet sich in der Bauch- oder Rückenlage und preßt die Handflächen mit aller Kraft gegen den Boden bzw. gegeneinander. Nach 5 bis 10 s statischer Arbeitsweise wird die Spannung der Muskulatur gelöst. (Abb. 97)

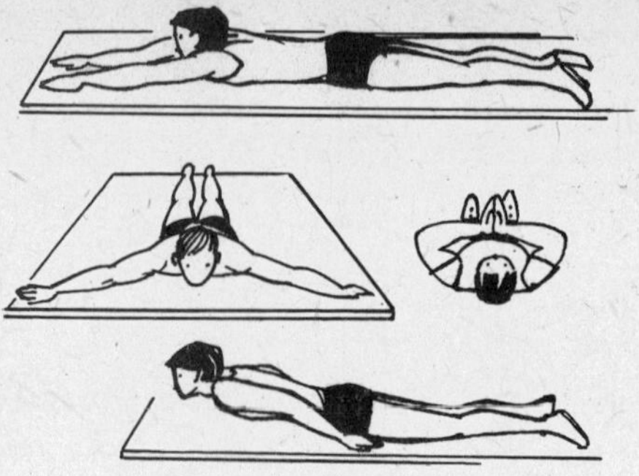

Abb. 97

31. Streckspannen

Der Sportler stützt sich mit beiden Armen auf ein flaches, gegen eine Wand gestelltes Möbelstück (Tisch, Stuhl, Bank u. a.). Aus dieser Position geht er mit kleinen Schritten rückwärts, bis Körper und Arme eine Linie bilden. Danach bewegt sich der Sportler wieder in die Ausgangsstellung. Je niedriger der verwendete Gegenstand ist, desto mehr Kraft erfordert die Übung. (Abb. 98)

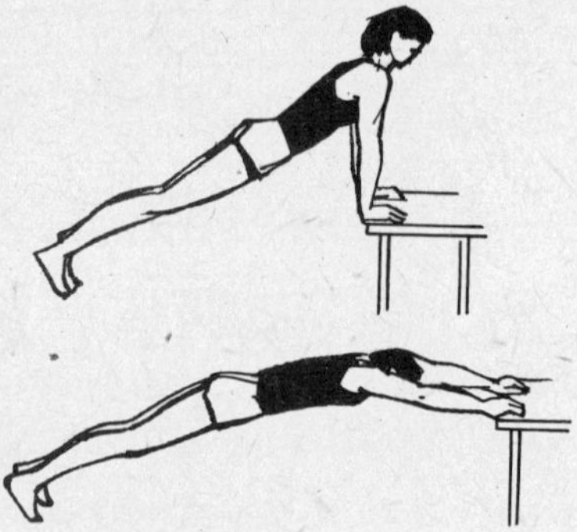

Abb. 98

32. Breiter Beugestütz

Der Sportler stützt sich mit gestreckten Armen auf weit über Schulterbreite auseinandergestellte Möbelstücke. Die Übungsdurchführung gleicht der des Beugestützens mit schulterbreiter Griffassung. Im Vergleich zu Übung 27 wird die Brustmuskulatur jedoch wesentlich stärker beansprucht und damit in ihrer Entwicklung gefördert. (Abb. 99)

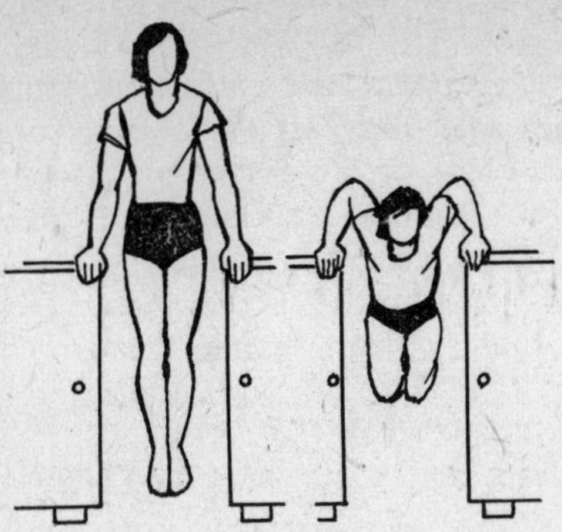

Abb. 99

33. Widerstand gegen das Senken der Arme

Der Ausführende befindet sich in der Rückenlage und hat beide Arme in der Vorhalte gehoben. Der Partner kniet über dem Ausführenden, erfaßt dessen Handgelenke und drückt die gestreckten Arme des Untermannes in die Hoch- (Abb. 100a), Grund- (Abb. 100b) oder Seithalte (Abb. 100c). Die Übung kann auch so variiert werden, daß der Untermann versucht, die zur Hoch-, Grund- oder Seithalte geführten Arme unter gut dosiertem Widerstand des Partners in die Vorhalte zu heben.

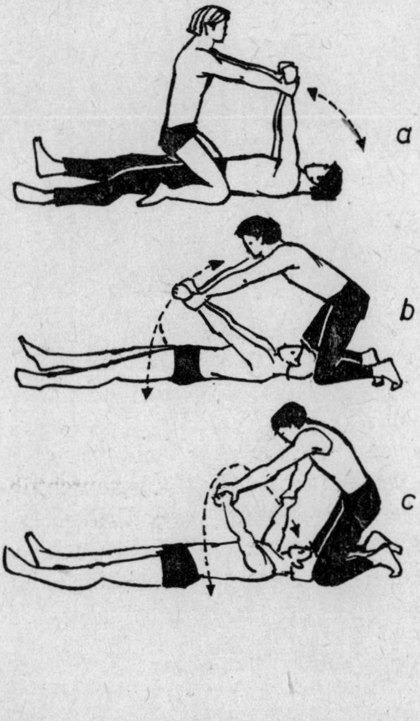

Abb. 100

34. Delphinschlag

Der Ausführende befindet sich in der Bauchlage und hat die Arme in Schulterbreite weit nach vorn gestreckt. Der Partner faßt die Fußgelenke des Ausführenden und hebt dessen gespannten Körper leicht an. Der Ausführende drückt nun mit den Handflächen der gestreckten Arme mit aller Kraft gegen den Boden und hebt sich – durch ein leichtes Schieben des Partners unterstützt – in den Liegestütz vorlings. Von dort senkt er sich mit gestreckten Armen nach vorn in die Bauchlage. Aus dieser Position führt er die Arme im Halbkreis in die Ausgangsstellung zurück.

Durch das Fassen der Oberschenkel kann der Partner die Übungsdurchführung wesentlich erleichtern. (Abb. 101)

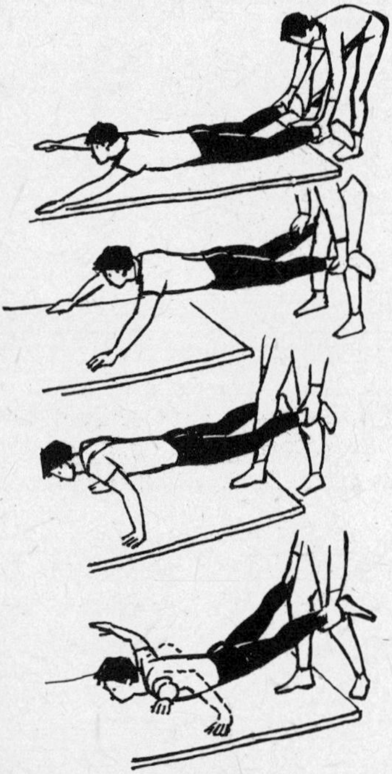

Abb. 101

35. Faust vom Tisch

Die Gegner liegen sich in der Bauchlage gegenüber und haben ihre gleichseitigen Unterarme und die gleichseitigen Fäuste in einen Kreis von ungefähr 50 cm Durchmesser gelegt. Die Kämpfer versuchen nun, die Faust ihres Gegners aus dem Kreis zu drücken. Da-

bei dürfen Unterarm und Faust den Boden nicht verlassen. (Abb. 102 a)
Die Übung kann auch so durchgeführt werden, daß sich die Kämpfer gegenübersitzen, den Unterarm und die Faust auf eine harte Unterlage (Tischplatte, Koffer usw.) aufgelegt haben und versuchen, die gegnerische Faust von der Unterlage zu drücken. (Abb. 102 b)

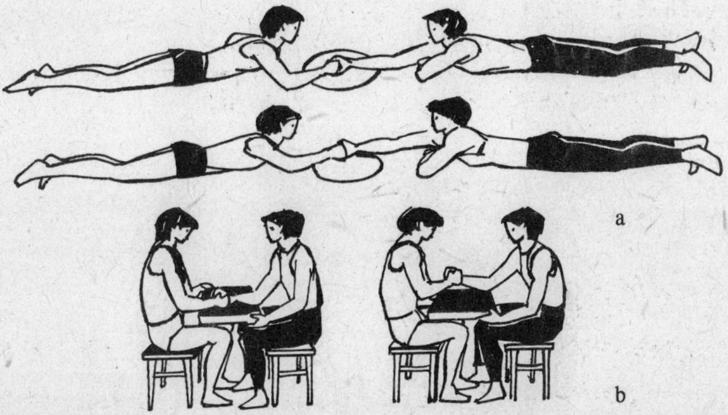
a

b

Abb. 102

36. Hände an die Hosennaht
Gegner A hat die Arme in die Hochhalte gehoben. Gegner B umfaßt die Oberarme seines Kontrahenten. Gegner A hat die Aufgabe, innerhalb einer festgelegten Zeit (4 bis 8 s) seine Hände gegen den gegnerischen Widerstand an seine Oberschenkel zu führen. (Abb. 103)

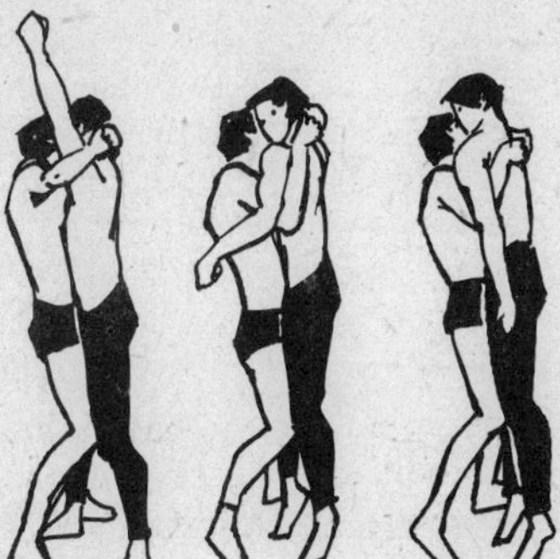
Abb. 103

37. Befreiung

Die Kämpfer stehen oder sitzen sich gegenüber. B hat mit beiden Händen den gegnerischen Unterarm bzw. mit je einer Hand die ungleichseitigen gegnerischen Handgelenke umfaßt. A versucht, innerhalb einer festgelegten Zeit (2 bis 4 s) durch ein Einwärtsdrehen, d.h. durch ein Heben des äußeren und ein Senken des inneren Handballen, die Fesselung zu sprengen.

Die Befreiung kann auch aus jeder anderen Griffassung praktiziert werden.

Nach ein- oder mehrmalig durchgeführter Übung erfolgt ein Wechsel der Aufgaben. (Abb. 104)

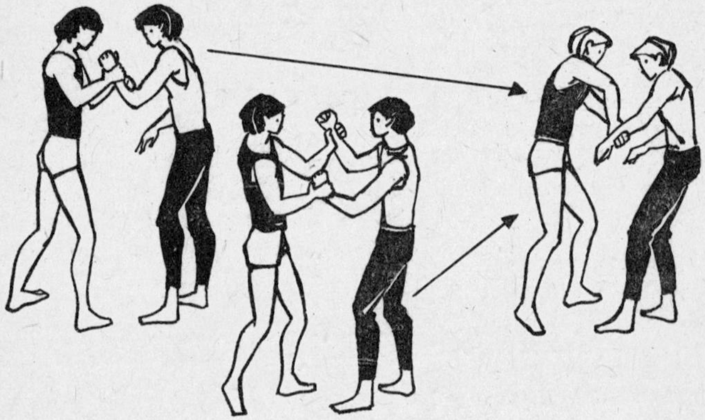

Abb. 104

38. Breiter Beugestütz mit Zusatzlast

Die Ausgangsposition und die Durchführung der Übung gleichen denen der Übungen 32 bzw. 27. Die Zusatzlast wird mit einem Riemen am Hals oder mit einem Gürtel an der Taille befestigt. (Abb. 105)

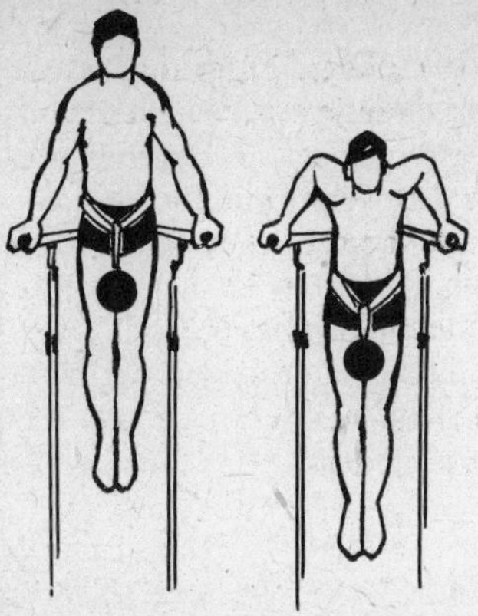

Abb. 105

39. Bankdrücken mit breiter Griffassung

Der Sportler liegt rücklings auf einer Bank. Die Hantel, die auf den Händen der nach oben gestreckten Arme aufliegt, wird weit über Schulterbreite gefaßt. Die Übungsdurchführung gleicht der des Bankdrückens mit schulterbreiter Griffassung. Im Vergleich zu Übung 26 werden jedoch wesentlich stärkere Reize zur Entwicklung der Brustmuskulatur gesetzt. (Abb. 106; vgl. Kapitel 12.2.)

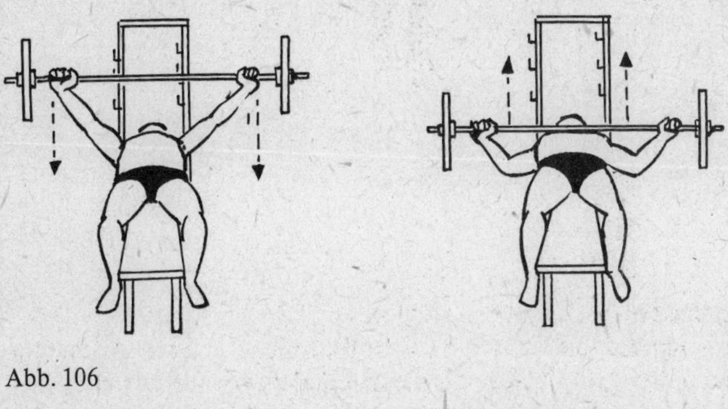

Abb. 106

40. Klimmzug

Der Sportler hängt mit völlig gestreckten Armen an einer Stange, die er im Kamm- (Abb. 107 a) oder Ristgriff (Abb. 107 c) erfaßt hat. Beide Arme werden nun gleichmäßig gebeugt, bis das Kinn im höchsten Punkt des Bewegungsablaufes sichtbar über die Stange geführt ist. Während dieser Aufwärtsbewegung atmet der Sportler aus. Die Abwärtsbewegung (Strecken der Arme) ist mit einem aktiven Abbremsen verbunden, das gleichzeitig zu einer starken Vor-

dehnung der Agonisten führt und so die folgende Aufwärtsbewegung unterstützt. Das Unterdrücken der natürlichen Dämpfung der Abwärtsbewegung, d. h. ein Sich-fallen-lassen, ist zu vermeiden, da sich daraus Schäden im Bereich des Ellbogengelenks ergeben können. Während der Abwärtsbewegung atmet der Sportler ein.
Entspricht die Kraft noch nicht den Anforderungen, so wird zunächst nur ein langsames Senken in den Streckhang ausgeführt (dynamische Arbeitsweise nachgebenden Charakters).
Verfügt der Sportler bereits über ein hohes Kraftniveau der beteiligten Muskulatur, dann kann das Klimmziehen mit am Hals (Abb. 107b) oder an der Taille befestigten Zusatzlasten ausgeführt werden.
Weitere Variationen der Übung werden durch schmale oder breite Handfassung oder durch das Klimmziehen in den Nacken (Abb. 107c) erreicht.

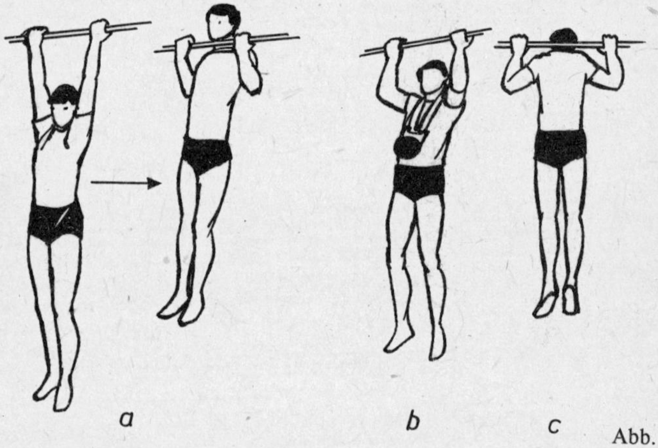

Abb. 107

41. Armheben

Der Sportler liegt auf einer Bank (Abb. 108a), auf einem Schrägbrett (Abb. 108b und c) oder auf einer Matte (Abb. 108d) und führt die im Ellbogengelenk leicht gebeugten Arme mit der Zusatzlast aus der Hoch-, Seit- oder Grundhalte in die Vorhalte (Abb. 108a und d) bzw. aus der Grundhalte in die Seit-, Vor- und Rückhalte (Abb. 108b und c). Aus diesen Positionen bewegt der Sportler dann die Arme wieder in die Ausgangsstellung. Bei den Übungen, bei denen der Sportler auf dem Rücken liegt, wird während des Senkens der Zusatzlast ein- und während des Hebens ausgeatmet. Bei den Übungen im Stand wird während des Hebens ein- und während des Senkens ausgeatmet.

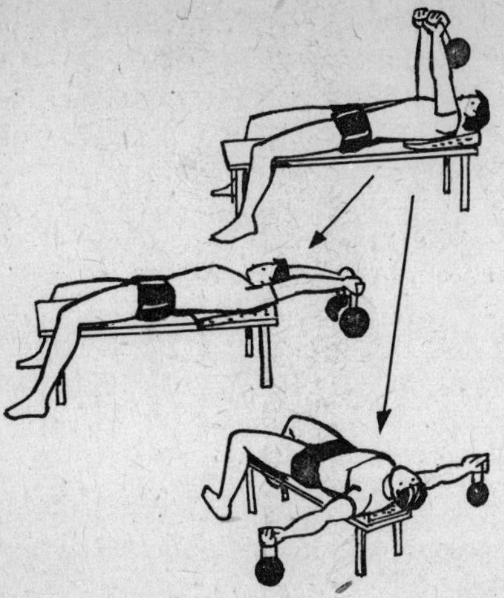

a

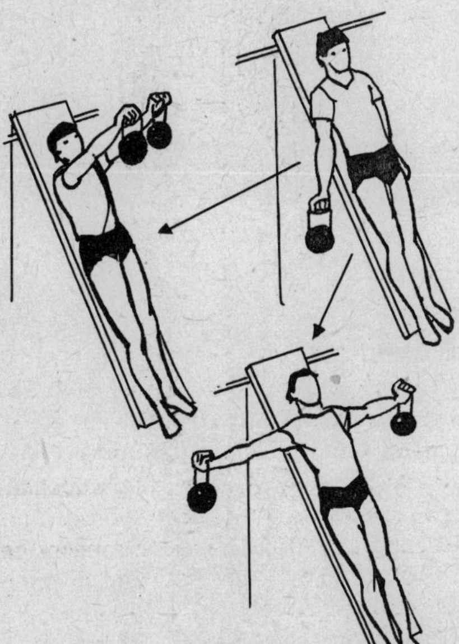

b

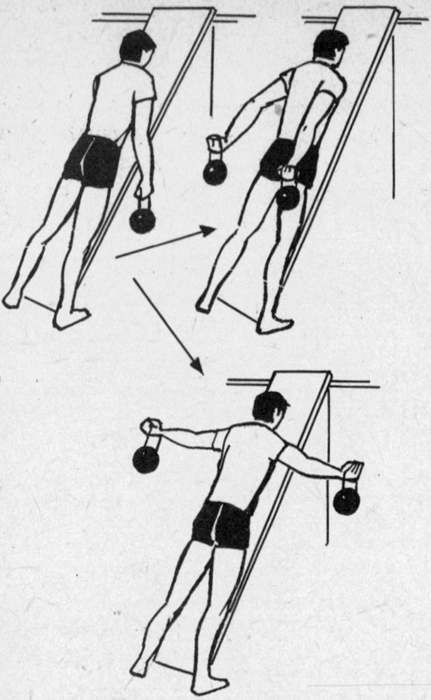

c

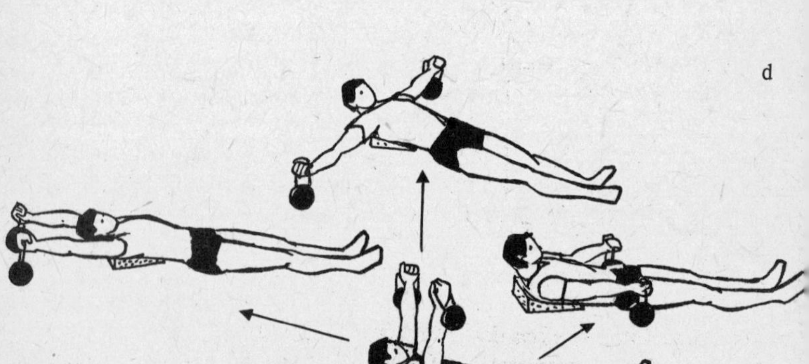

d

Abb. 108

Muskeln des Schultergürtels:

42. Statisches Schulterziehen
Der Sportler sitzt auf einem Stuhl oder Hocker, faßt mit beiden Händen der gestreckten Arme unter den Sitz und versucht, die Schultern zu heben. Nach 5 bis 10 s Haltearbeit löst der Sportler die statische Spannung der Muskulatur. (Abb. 109)

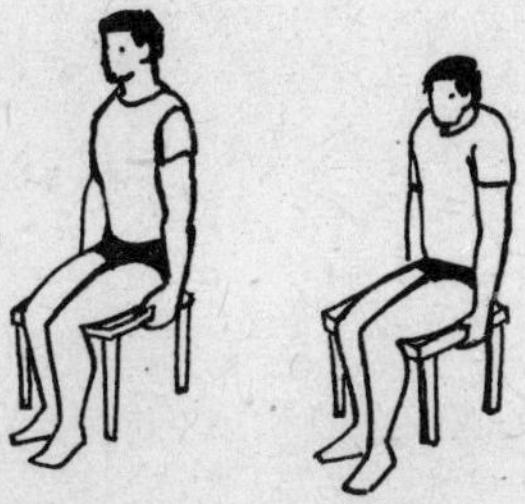

Abb. 109

43. Heben und Senken der Schultern im Stütz
Der Sportler stützt mit gestreckten Armen in Schulterbreite auf den Barrenholmen oder auf zwei gleichhohen, stabilen Möbelstükken. Die Füße berühren den Boden nicht. Sind die benutzten Möbelstücke zu niedrig, werden die Beine in den Kniegelenken gebeugt. Aus dieser Position hebt und senkt der Sportler mit gestreckten Armen die Schultern. (Abb. 110)

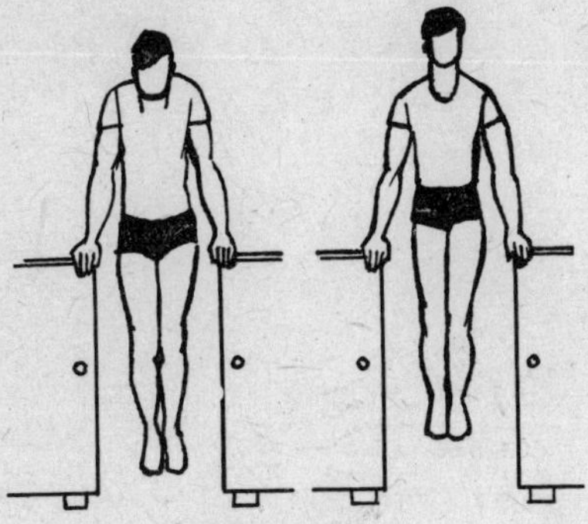

Abb. 110

44. Heben und Senken der Schultern im Handstand
Der Sportler schwingt in den Handstand. Die Füße stützen gegen eine Wand (Abb. 111a) oder werden vom Partner gehalten

(Abb. 111b). Aus dieser Position hebt und senkt der Sportler mit gestreckten Armen die Schultern.

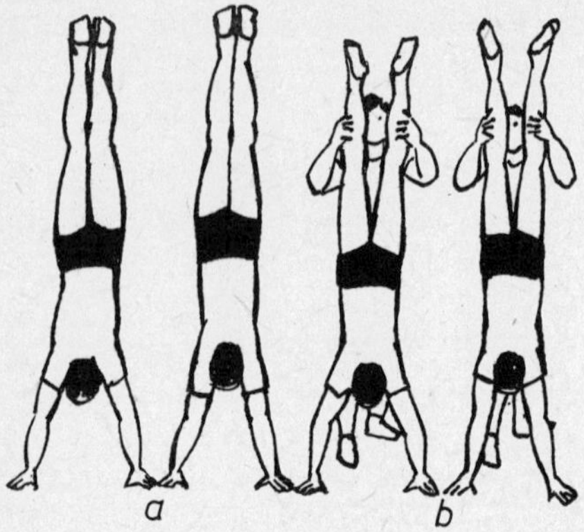

Abb. 111

45. Anreißen des Partners aus der Bauchlage
Der Partner befindet sich in der Bauchlage und hält während des Bewegungsablaufes seinen Körper völlig gestreckt. Der Ausführende steht in leichter Grätschstellung über dem Partner, faßt dessen Oberarme und zieht ihn durch ein Beugen und Seitheben der Arme zur Brust. (Abb. 112)

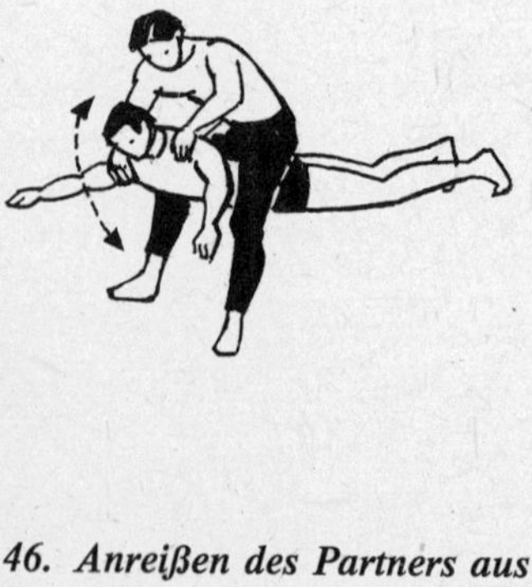

Abb. 112

46. Anreißen des Partners aus dem Sitz
Der Partner befindet sich im Hocksitz. Der Ausführende steht vor ihm, faßt seine Hände und zieht ihn durch ein schnellkräftiges Beugen und Seitheben der Arme in den Stand. (Abb. 113)

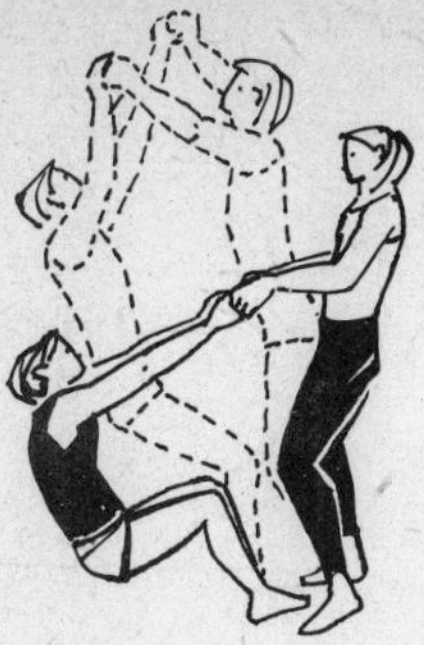

Abb. 113

47. Hände hoch

Die Kämpfer stehen sich gegenüber. B hat Rumpf und Arme des Gegners umfaßt. A versucht, innerhalb einer festgelegten Zeit (5 bis 8 s) seine Hände über seinem Kopf gegen den Widerstand des Gegners zusammenzuführen.
Nach durchgeführter Übung erfolgt ein Wechsel der Aufgaben. (Abb. 114)

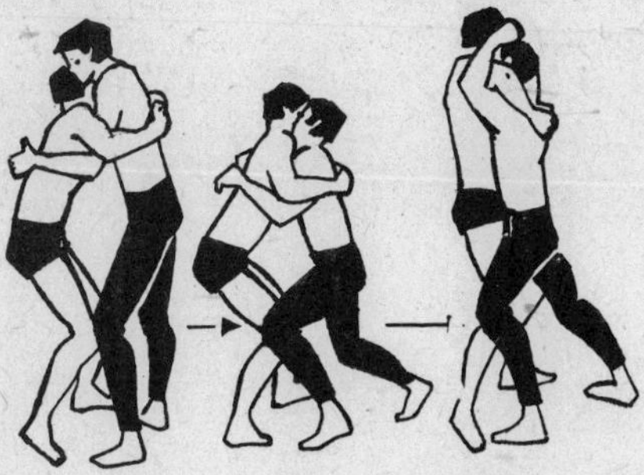

Abb. 114

48. Ausheber

Die Kämpfer stehen sich gegenüber und haben den gegnerischen Rumpf von vorn umfaßt. Beide Kämpfer haben die Aufgabe, den Gegner durch einen kräftigen Zug der Arme, ein Strecken der Beine und ein Aufrichten des Rumpfes vom Boden zu heben. (Abb. 115)

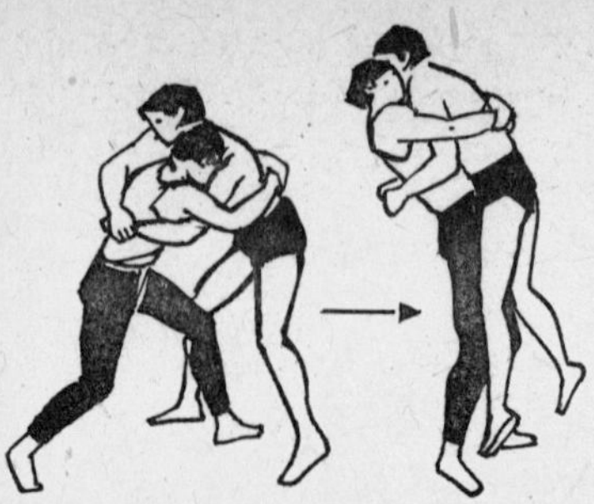

Abb. 115

49. Schulterheben mit Zusatzlast

Der Sportler befindet sich im Stand und hat die Hantel im Ristgriff erfaßt. Die Arme sind völlig gestreckt. Nun hebt der Sportler die Schultern, ohne die Arme zu beugen. Die Übung kann auch mit Rundgewichten oder Fausthanteln durchgeführt werden. (Abb. 116).

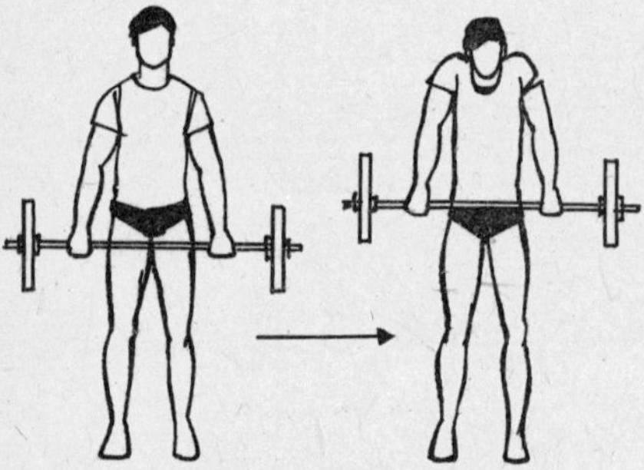

Abb. 116

50. Anreißen der Zusatzlast

Der Sportler befindet sich im Stand oder liegt waagerecht auf einem Schrägbrett und hält die Zusatzlast mit gestreckten Armen. Nun reißt der Sportler die Zusatzlast so weit wie möglich nach oben. Bei den Standübungen mit aufrechtem Oberkörper und schulterbreiter (Abb. 117a) oder schmaler (Abb. 117b) Griffbreite sollte die Zusatzlast bis zur Höhe des Kinns, bei den Standübungen mit abgebeugtem Oberkörper (Abb. 117c) bis zur Brust und bei den Übungen aus der Bauchlage (Abb. 117d) bis zum Schrägbrett geführt werden. Steht für das Anreißen aus der Bauchlage kein abklappbares Schrägbrett zur Verfügung, so sollte die Hüfte durch einen Keil erhöht gelagert werden, um einer Hohlkreuzhaltung während der Zugbewegung entgegenzuwirken. Keinesfalls sind die Beine am Brett zu fixieren.

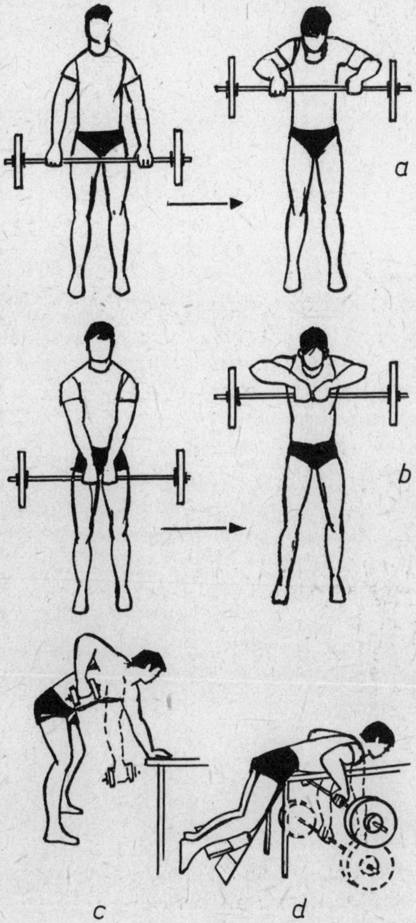

Abb. 117

51. Heben der gestreckten Arme über den Kopf

Der Sportler befindet sich im Stand oder lehnt an einem Schrägbrett. Mit den Händen der gestreckten Arme hat er die Zusatzlast (leichte Hantel, Fausthantel, Rundgewichte) im Ristgriff erfaßt und hebt sie über den Kopf. Die Arme bleiben während der gesamten Bewegung gestreckt. (Abb. 118)

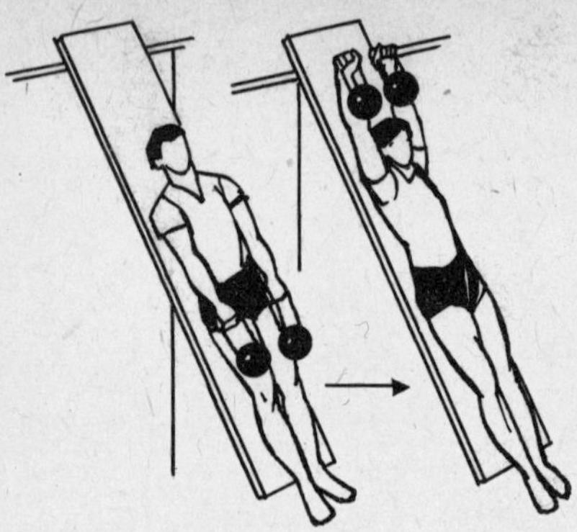

Abb. 118

Muskeln des Bauches:

52. Rumpfaufrichten aus der Rückenlage

Der Sportler liegt auf einer weichen Unterlage, Beine sind gebeugt, Füße fixiert (z. B. unter einem Möbelstück) und die Hände hinter dem Nacken verschränkt. Aus dieser Position hebt der Sportler den Rumpf so weit wie möglich nach oben. (Abb. 119 a und b)
Verfügt der Sportler über eine gut entwickelte Bauchmuskulatur, so können Fersen (Abb. 119 c) oder Unterschenkel (Abb. 119 d) erhöht gelagert werden (Stuhl, Hocker usw.).
Durch ein Verwringen des Oberkörpers während des Aufrichtens wird die schräge Bauchmuskulatur stärker an der Bewegung beteiligt. (Abb. 119 e; vgl. Kap. 12.2.)

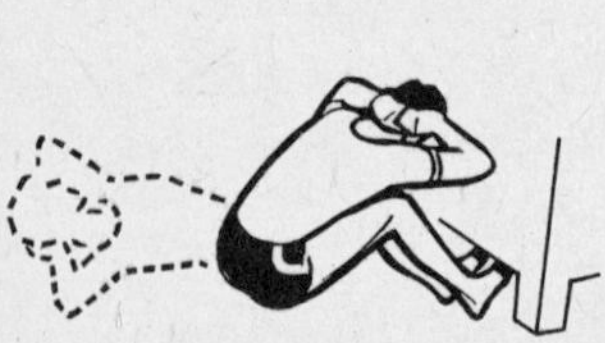

a

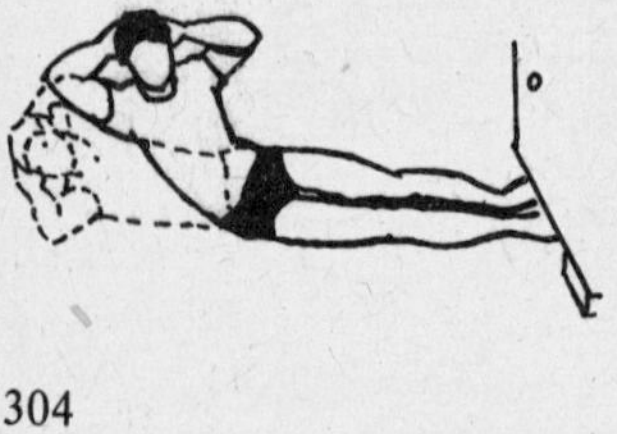

b

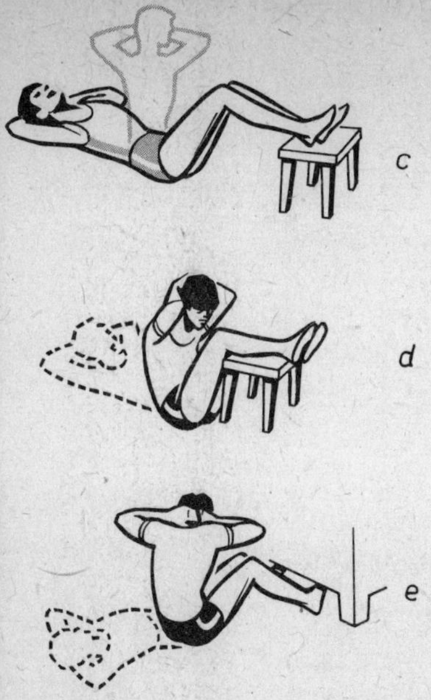

Abb. 119

53. Heben der gestreckten Beine aus der Rückenlage

Der Sportler befindet sich in der Rückenlage und hebt das gestreckte rechte oder linke Bein im Wechsel oder beide Beine zugleich bis zu einem Winkel von 45 ° an. Nachdem die Beine 5 bis 10 s in dieser Haltung fixiert wurden, wird die Ausgangsposition wieder eingenommen. (Abb. 120; vgl. Kap. 12.2.)

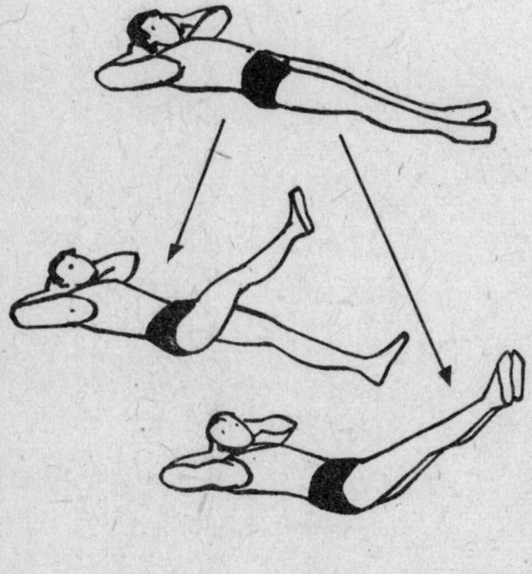

Abb. 120

54. Strecken der Beine aus dem Hock-Schwebesitz
Der Sportler befindet sich im Hock-Schwebesitz und stützt mit den Armen hinter dem Körper. Aus dieser Position streckt der Sportler die Beine wechselseitig oder gleichzeitig im Hüft- und Kniegelenk. (Abb. 121)

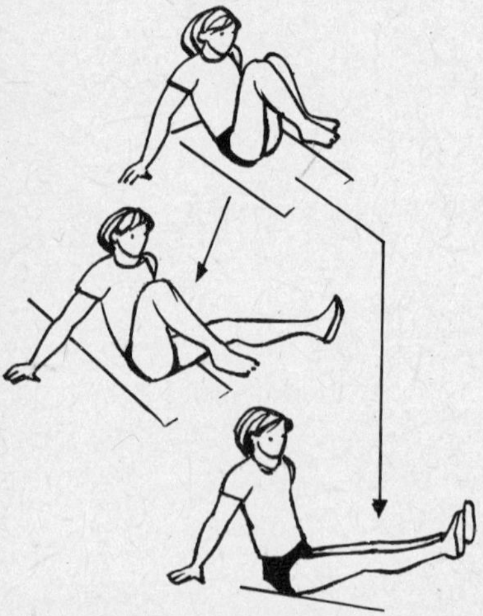

Abb. 121

55. Heben der gestreckten Beine über Hindernisse
Der Sportler befindet sich im Sitz, stützt mit den Händen hinter dem Körper und hebt die gestreckten Beine über ein Hindernis (Taschentuch, Ball – Abb. 122 a, Stuhl – Abb. 122 b).

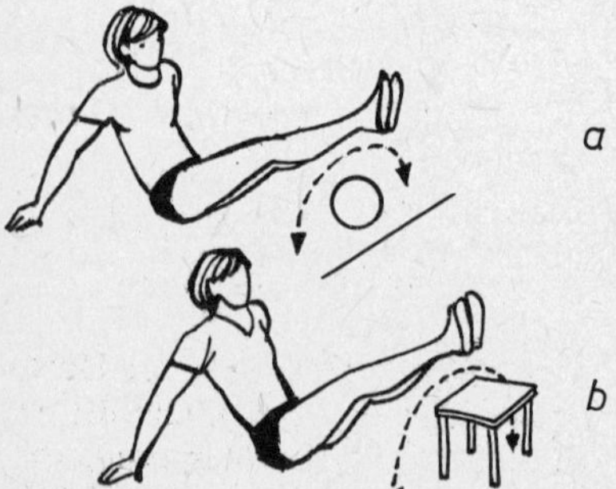

Abb. 122

56. Streck-, Hock-, Grätsch- und Scherbewegungen aus dem Hang
Der Sportler hängt gestreckt an einer Stange oder Sprossenwand, hebt die Beine bis zum rechten Winkel und hockt, grätscht und schert die Beine oder hebt sie bis zur Senkrechten. (Abb. 123)

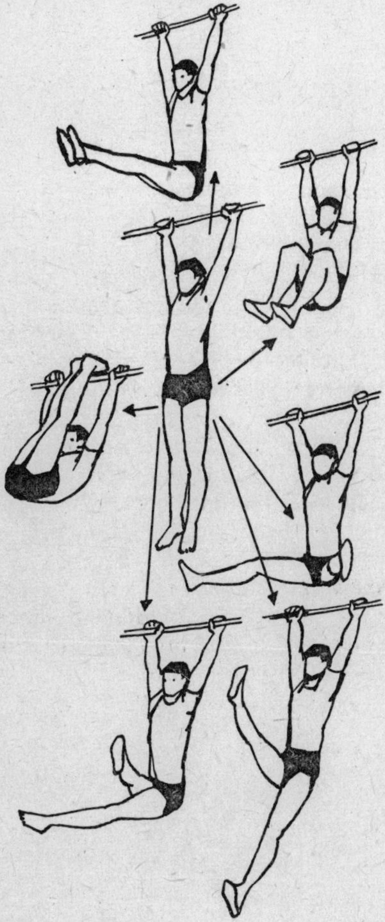

Abb. 123

57. Klappmesser
Der Sportler liegt auf dem Rücken und hat die Hände zur Hochhalte geführt. Aus dieser Position beugt er den Rumpf und die gestreckten Beine gleichzeitig im Hüftgelenk. Im höchsten Punkt des Bewegungsablaufes schlagen die Fingerspitzen gegen die Füße. (Abb. 124)

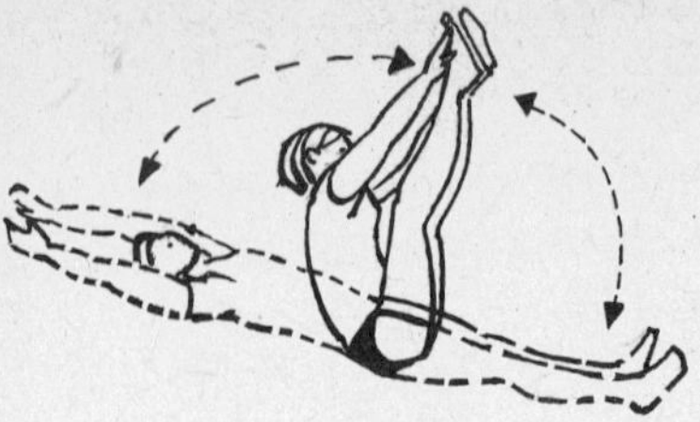

Abb. 124

58. Rumpfaufrichten aus der Rückenlage als Partnerübung

Die Übungsvarianten 125 a bis c werden wie in Übung 52 beschrieben ausgeführt. Während der Durchführung der Übungsvariante, die in Abb. 125 d dargestellt wird, befindet sich der Partner in der Bankstellung. Der Ausführende sitzt rittlings auf den Schulterblättern oder dem Nacken des Partners mit Blickrichtung zu dessen Füßen. Er klemmt beide Fußriste unter die Oberschenkel des Partners und legt beide Hände hinter den Nacken. Darauf führt er ein Rückbeugen seines Rumpfes durch, bis der Haaransatz den Boden berührt. Der Partner stemmt dabei die völlig gestreckten Arme gegen den Boden und unterstützt den Ausführenden beim Heben des Rumpfes durch ein kräftiges Heben des Kopfes (Abb. 125 d). Ist die Stützkraft des Partners noch nicht genügend ausgeprägt, sollte sich der Ausführende in Höhe des Beckens in den Reitsitz begeben und seine Füße von den Händen des Partners fixieren lassen. (Abb. 125 e)

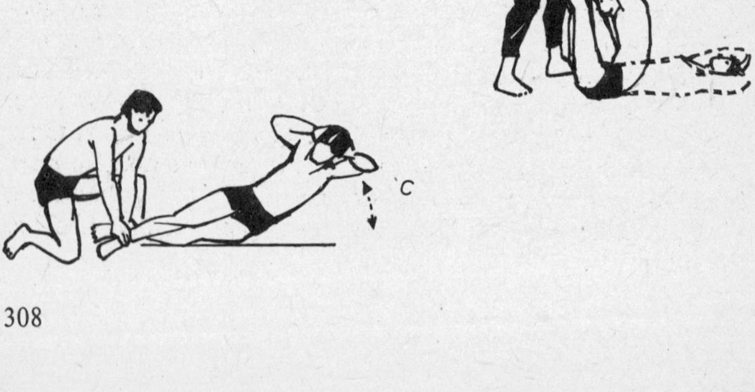

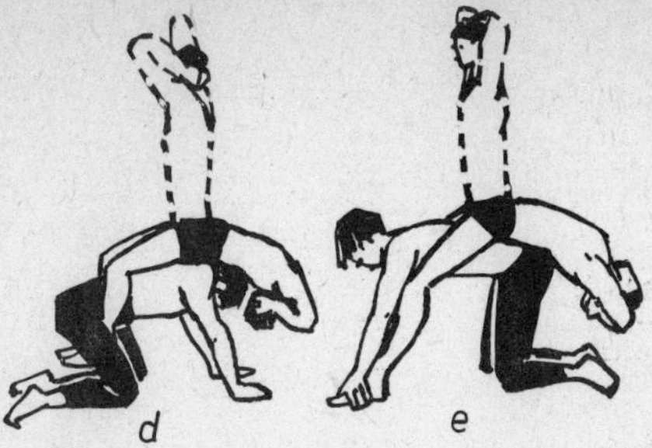

Abb. 125

59. Streck-, Hock-, Grätsch- und Scherbewegung sowie seitliches Abbeugen der Beine als Partnerübung

Der Ausführende liegt rücklings im rechten Winkel auf dem Partner, hat beide Arme unter dessen Körper gesteckt und die Beine in einem Winkel von ungefähr 45 ° vom Boden gehoben. Nun kann er die Beine hocken und strecken, grätschen und schließen, scheren, seitwärtsbeugen oder Brust- und Kraulschwimmbewegungen mit den Beinen ausführen. (Abb. 126)

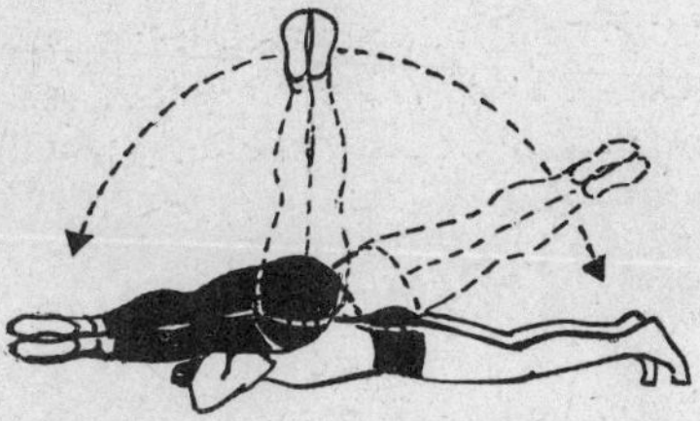

Abb. 126

60. Abfangen der nach unten geschlagenen Beine

Der Ausführende hat Beine und Rumpf so weit nach oben gehoben, daß er sich im Nacken-Schulterstand befindet. Der Partner, der auf den Handflächen des Ausführenden steht, stößt dessen Füße kräftig nach vorn-unten. Der Ausführende läßt sich zunächst Beine und Rumpf passiv gegen den Boden stoßen, bremst das Senken jedoch im letzten Drittel des Bewegungsablaufes so stark ab, daß die gestreckten Beine, ohne daß sie den Boden berühren, in die Ausgangsstellung zurückgeschwungen werden können. (Abb. 127)

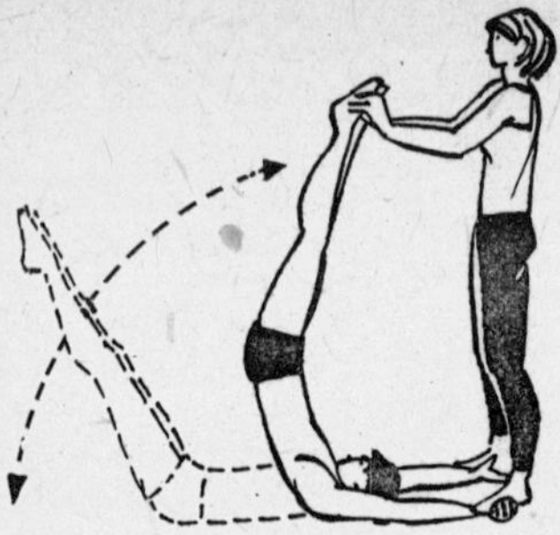

Abb. 127

61. Handstandwandern

Die Partner stehen mit geringem Abstand hintereinander. Der Hintermann schwingt in den Handstand, legt seine Kniekehlen auf die Schultern des Vordermannes und beugt die Beine in den Kniegelenken. Der Vordermann faßt die Fußgelenke, fällt den Rumpf nach vorn-unten und zieht so den Hintermann über sich in den Stand. Der Vordermann wird dadurch zum Hintermann, schwingt nun seinerseits gegen den Rücken des Vordermannes in den Handstand und so fort. (Abb. 128)

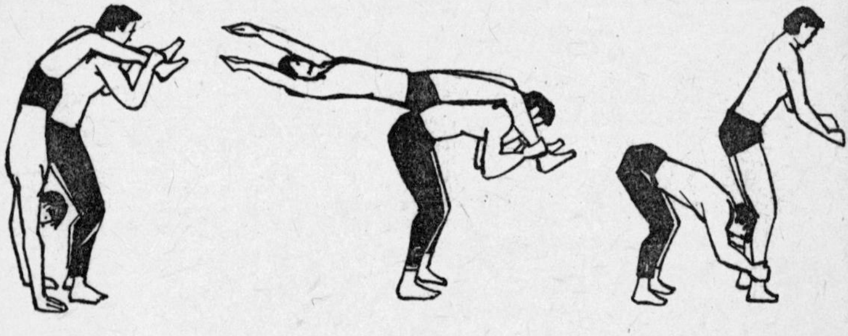

Abb. 128

62. Kampf um den Schwebesitz

Beide Gegner sitzen sich im Schwebesitz frontal gegenüber, stützen mit den Händen hinter dem Körper und versuchen mit den Beinen, die gegnerischen Beine auf den Boden zu drücken. Es ist darauf zu achten, daß während der gesamten Übung die Beine völlig geschlossen und gestreckt gehalten werden. (Abb. 129)

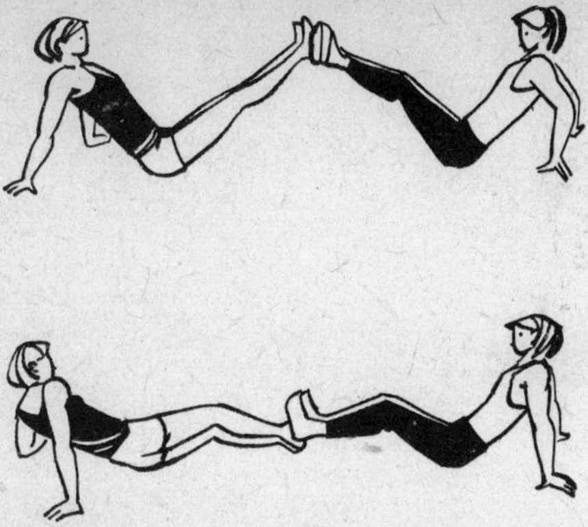

Abb. 129

63. Rückenkampf

Die Gegner stehen Rücken an Rücken, haben ihre Ellbogen ineinandergehakt und versuchen, sich gegenseitig durch ein Beugen des Rumpfes nach vorn vom Boden zu heben. (Abb. 130)

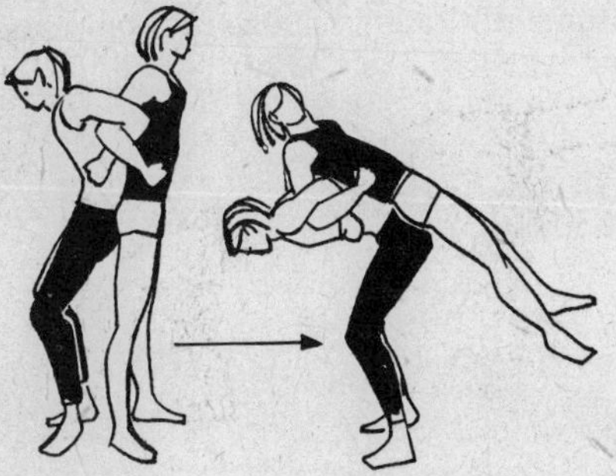

Abb. 130

64. Kampf um das Beugen seitwärts

Die Gegner sitzen Rücken an Rücken im Strecksitz und haben die Arme ineinandergehakt. Beide Gegner haben nun das Ziel, mit ihrer gleichseitigen Schulter den Boden zu berühren, d. h., die Kämpfer versuchen, durch seitliche Beugebewegungen in entgegengesetzte Richtungen die Aufgabenstellung zu erfüllen. (Abb. 131)

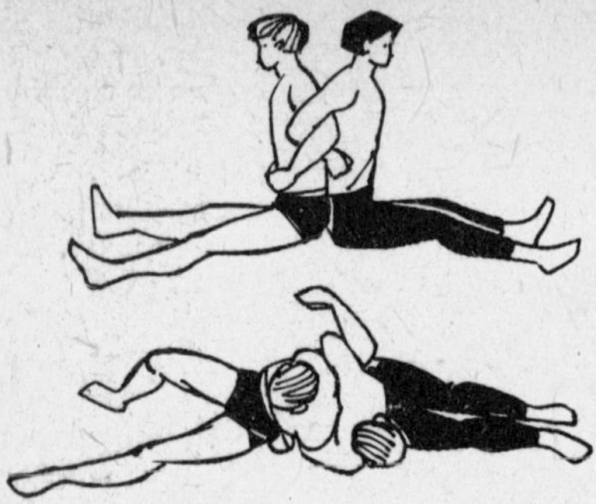

Abb. 131

65. Rumpfaufrichten aus der Rückenlage mit Zusatzlast
Der Sportler liegt waagerecht auf einer Turnmatte (Abb. 132a) oder in Schräglage auf einem gepolsterten Brett (Abb. 132b) bzw. sitzt auf einem Hocker oder einer Bank (Abb. 132c). Die Füße sind fixiert. Die Zusatzlast (Hantelscheibe, Sandsack usw.) wird hinter dem Kopf gehalten. Aus dieser Position hebt der Sportler den Rumpf so weit nach oben, daß die Ellbogen im höchsten Punkt des Bewegungsablaufes die Knie der leicht gebeugten Beine berühren.
Durch ein Verwringen des Rumpfes wird die schräge Bauchmuskulatur stärker an der Bewegung beteiligt. (Abb. 132d)

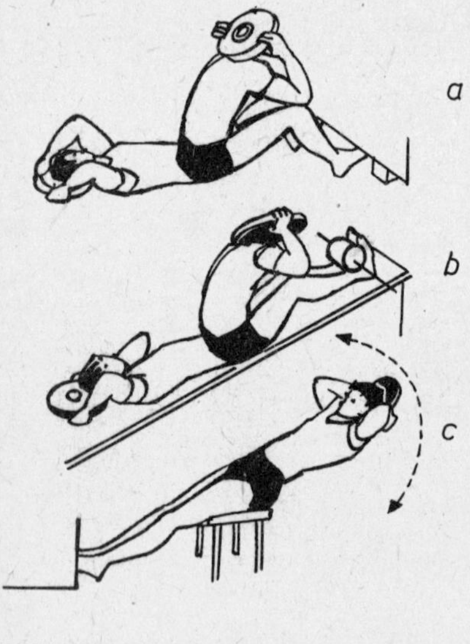

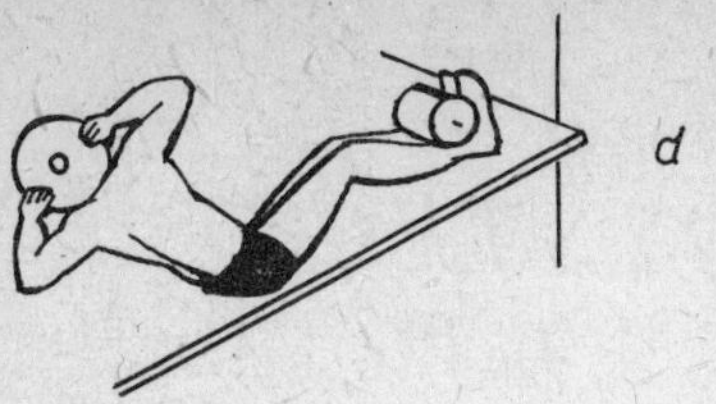

Abb. 132

66. Rumpfseitheben mit Zusatzlast
Der Sportler befindet sich im aufrechten Stand. Mit einer Hand hat er eine Fausthantel oder ein Rundgewicht erfaßt, die andere Hand preßt er seitlich gegen das Ohr. Nun beugt der Sportler den Rumpf – ohne ihn zu verdrehen – so weit wie möglich zur Seite der Zusatzlast. Die andere, gegen das Ohr gepreßte Hand unterstützt das Seitbeugen durch eine kräftige Druckbewegung. Hat die Zusatzlast den tiefsten Punkt erreicht, hebt der Sportler den Rumpf in die Senkrechte und führt dann ein kräftiges Seitbeugen zur anderen Seite aus. (Abb. 133 a)
Die Übung kann durch das Seitbeugen mit einer auf den Schultern liegenden, einseitig belasteten Hantel variiert werden. Im höchsten bzw. tiefsten Punkt des Bewegungsablaufes versucht der Sportler, mit der Ellbogenspitze die Taille zu berühren. Es ist darauf zu achten, daß die Hantelscheiben fest verschraubt sind. (Abb. 133 b)

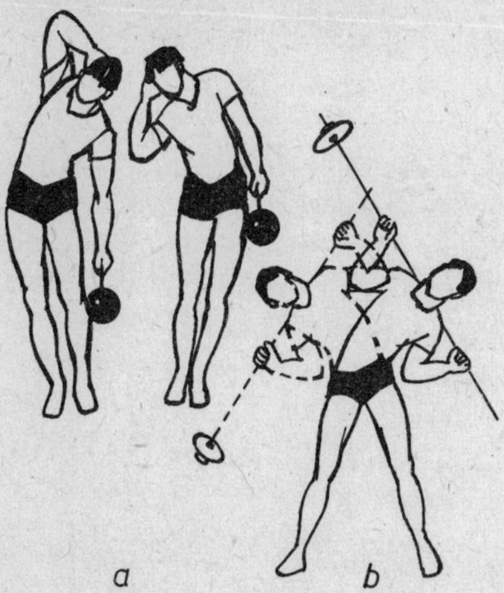

Abb. 133

Muskeln der Wirbelsäule:

67. Rumpfaufrichten aus der Bauchlage
Der Sportler befindet sich in der Bauchlage und fixiert die Füße unter einem unbeweglichen Gegenstand (Abb. 134a) bzw. legt sie frei auf den Boden auf (Abb. 134b). Aus dieser Position führt er den Rumpf bzw. den Rumpf und die Beine so weit wie möglich nach oben in die Hohlkreuzlage.
Verfügt der Sportler bereits über eine gut entwickelte Rückenmuskulatur, so kann er die Übung auch von einem Hocker oder einer Bank ausführen. (Abb. 134c)

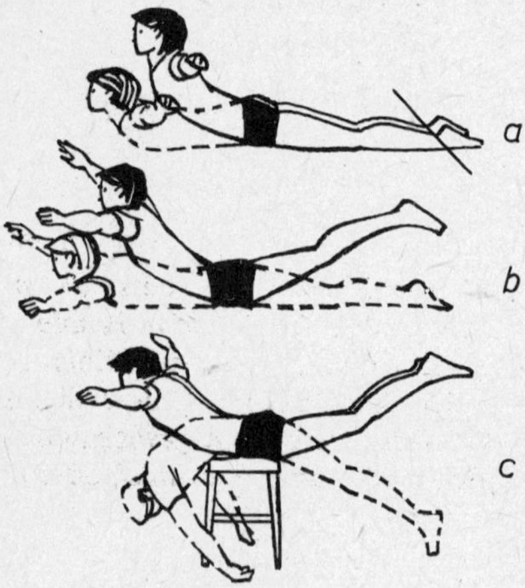

Abb. 134

68. Arm- und Beinheben aus der Bauchlage
Der Sportler befindet sich in der Bauchlage und hebt im Wechsel den gestreckten rechten Arm und das gestreckte linke Bein bzw. den gestreckten linken Arm und das gestreckte rechte Bein so hoch wie möglich. (Abb. 135)

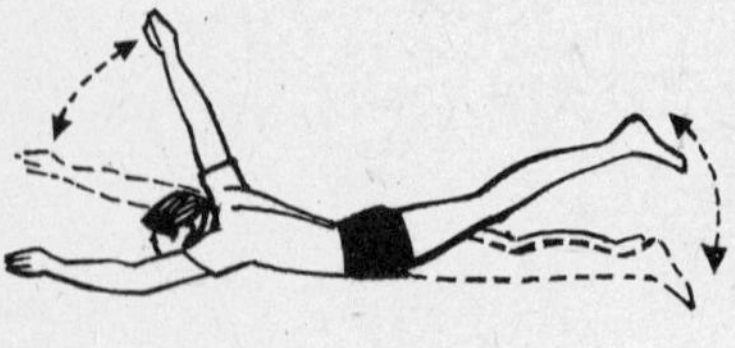

Abb. 135

69. Rumpfaufrichten aus dem Beugehang vorlings

Der Sportler hat die Beine quer zwischen die Barrenholme gesteckt, so daß sich die Waden unter und der obere Teil der Oberschenkel auf jeweils einem Holm befinden. Sein Oberkörper ist im Hüftgelenk so weit gebeugt, daß Rumpf und Beine einen rechten Winkel ergeben. Aus dieser Position hebt der Sportler den Rumpf so weit nach oben, bis Oberkörper und Beine eine Linie bilden. (Abb. 136)

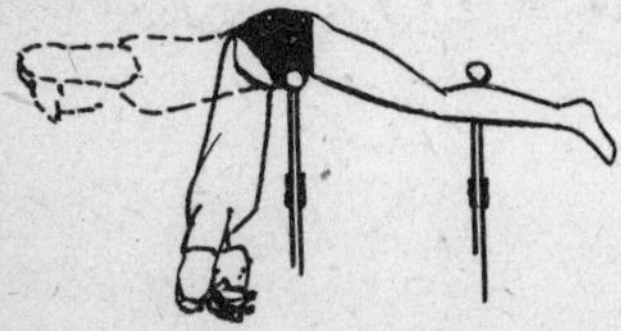

Abb. 136

70. Kopfstand

Der Sportler setzt je nach Leistungsfähigkeit seiner Halsmuskulatur Kopf – Hände – Knie – Füße (Abb. 137a), Kopf – Hände – Füße (Abb. 137b), Kopf – Füße (Abb. 137c) oder Kopf – Hände (Abb. 137d) auf eine weiche Unterlage auf. Aus dieser Position schiebt der Sportler den durch das Körpergewicht belasteten Kopf nach vorn und hinten, nach rechts und links, oder er führt kreisende Bewegungen aus.

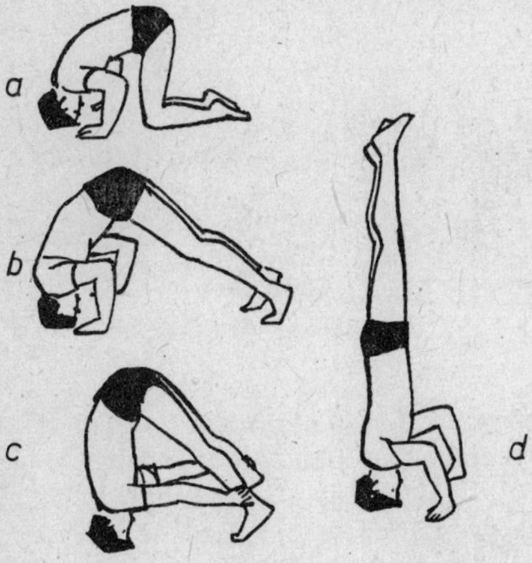

Abb. 137

71. Brücke

Der Sportler befindet sich in der Sitzbrücke (Kopf, Gesäß und Füße berühren die Matte, Abb. 138a) oder in der Brücke (Kopf und Füße berühren die Matte, Abb. 138b). Aus dieser Position schiebt sich der Sportler im Wechsel nach vorn und hinten, so daß Kinn bzw. Hinterkopf am jeweiligen Endpunkt der Bewegungsamplitude die Matte berühren.

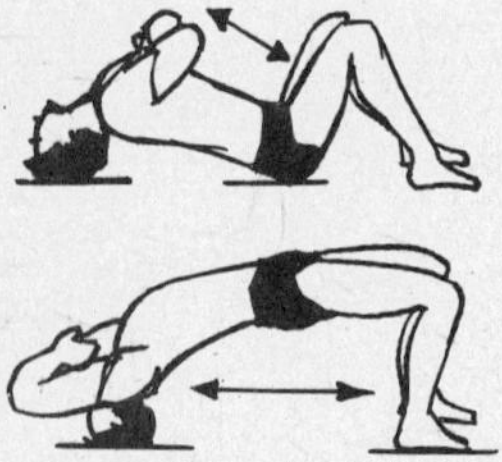

Abb. 138

72. Widerstand gegen das Senken, Heben oder Seitwärtsführen des Kopfes

Der Ausführende befindet sich in der Bankstellung und hat den Kopf weit in den Nacken gehoben, zur Brust gesenkt oder seitwärts zur Schulter geführt.
Der Partner sitzt rittlings auf dem Untermann oder kniet mit einem Bein seitlich neben ihm und drückt dessen Kopf nach unten oder zieht ihn in Richtung seines Körpers. Bei diesen Übungen ist darauf zu achten, daß der Kopf langsam und kontinuierlich – niemals jedoch ruckartig – bewegt wird und daß vor der Übungsdurchführung die Halsmuskulatur sorgfältig erwärmt wurde. (Abb. 139)

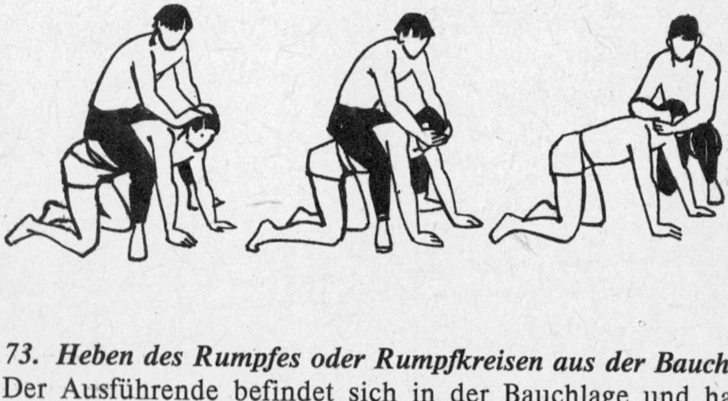

Abb. 139

73. Heben des Rumpfes oder Rumpfkreisen aus der Bauchlage

Der Ausführende befindet sich in der Bauchlage und hat beide Hände hinter den Nacken gelegt. Der Partner kniet hinter ihm und drückt beide Fußgelenke nach unten. Der Ausführende hebt jetzt den Rumpf so weit wie möglich nach oben. Die Hände bleiben dabei hinter dem Nacken. Bei gut entwickelter Kraft der Rumpfmuskulatur kann auch ein Rumpfkreisen nach rechts und links ausgeführt werden. (Abb. 140)

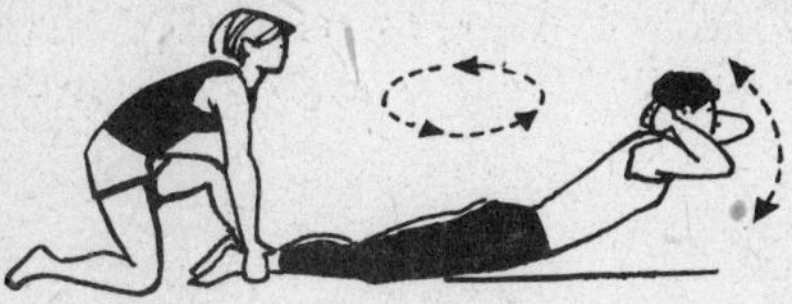

Abb. 140

74. *Heben und Senken des Rumpfes aus dem Hang vorlings*

Der Ausführende fällt mit gegrätschten Beinen in den Liegestütz vorlings. Der Partner tritt zwischen die gegrätschten Beine, umfaßt beide Oberschenkel und hebt sie in Hüfthöhe. Der Ausführende umschließt den Körper des Partners locker mit beiden Beinen, löst erst dann die Hände vom Boden und legt sie hinter den Nacken. Darauf hebt er den Rumpf so weit wie möglich nach oben. Der Partner unterstützt das Rumpfheben durch ein leichtes Heben der Arme und durch ein starkes Rückbeugen des Rumpfes. (Abb. 141)

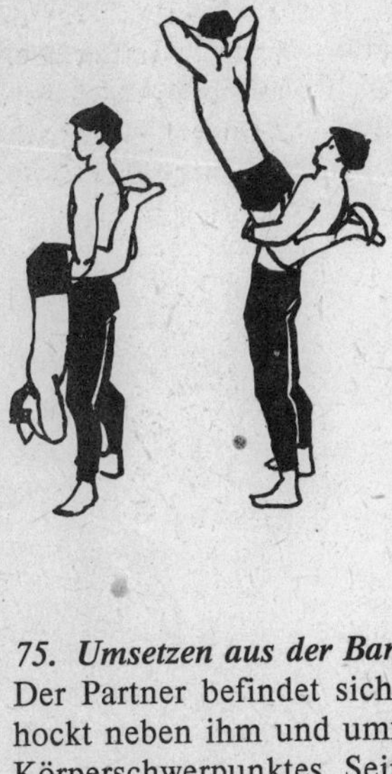

Abb. 141

75. *Umsetzen aus der Bankstellung*

Der Partner befindet sich in der Bankstellung. Der Ausführende hockt neben ihm und umfaßt ihn mit beiden Armen in Höhe des Körperschwerpunktes. Sein Gesicht zeigt dabei zu den Füßen des Partners. Jetzt streckt er seinen gesamten Körper nach oben und hinten, führt dabei den völlig passiven Partner an seinem Körper vorbei und setzt ihn auf der anderen Seite ab, so daß der Partner wieder in die Bankstellung gelangt. Da die Griffassung nicht gelöst wird, kann der Partner sofort zur entgegengesetzten Seite in die Ausgangsstellung umgesetzt werden. (Abb. 142)

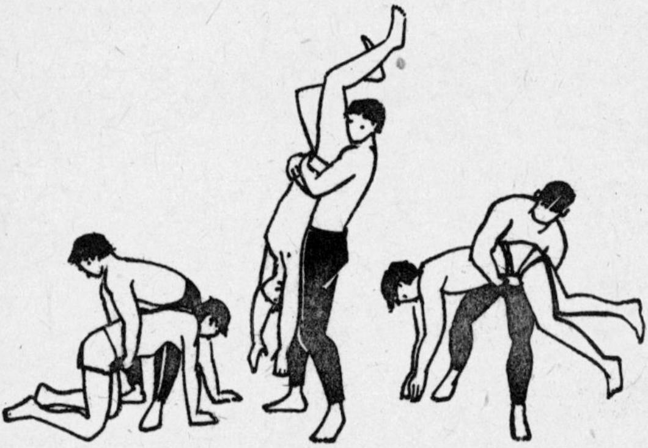

Abb. 142

76. Nackenziehkampf

Die Kämpfer stehen sich in etwa 50 cm Abstand gegenüber, haben sich zwei miteinander verbundene Gürtel über die Nacken gelegt und versuchen, sich gegenseitig über eine Linie zu ziehen. Verloren hat der Kämpfer, der über die Linie gezogen wurde bzw. über dessen Kopf der Gürtel rutschte. (Abb. 143)

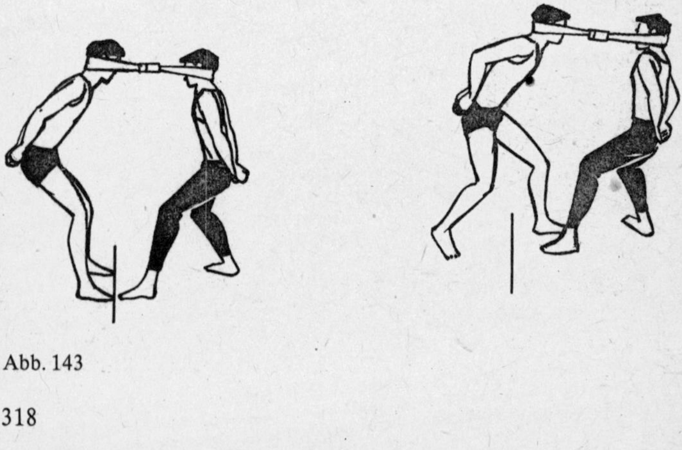

Abb. 143

77. *Ziehen des Gegners aus dem Sitz*

Die Kämpfer sitzen sich auf dem Boden (Abb. 144 a) oder auf Hokkern (Abb. 144 b) gegenüber, haben sich an den Händen der völlig gestreckten Arme gefaßt und die Fußsohlen gegeneinandergelegt. Nun versuchen sie, den Gegner durch ein kräftiges Strecken des Rumpfes und durch ein Beugen der Arme mit dem Gesäß von der Unterlage zu lösen.

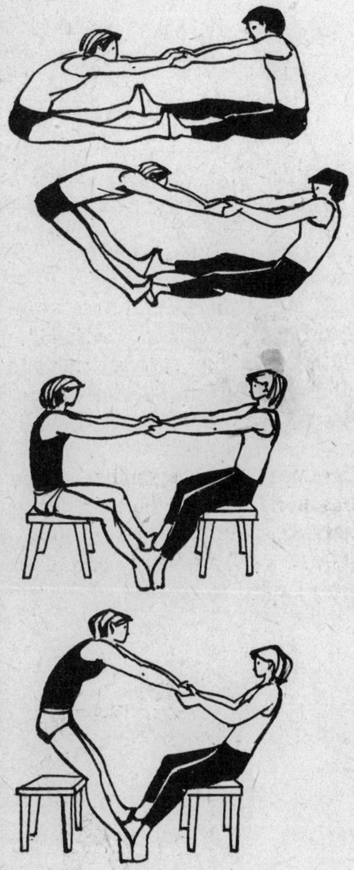

a

b

Abb. 144

78. *Umfassen des Gegners und Heben vom Boden*

Die Kämpfer stehen sich gegenüber. A hat den gegnerischen Rumpf mit beiden Armen umfaßt und versucht, den Gegner innerhalb einer vorgegebenen Zeit (4 bis 8 s) durch ein Strecken der

Beine und ein Rückbeugen des Rumpfes vom Boden zu heben. B hat dagegen die Aufgabe, seinen Körperschwerpunkt zu senken, um ein Lösen seiner Füße vom Boden zu verhindern. (Abb. 145)

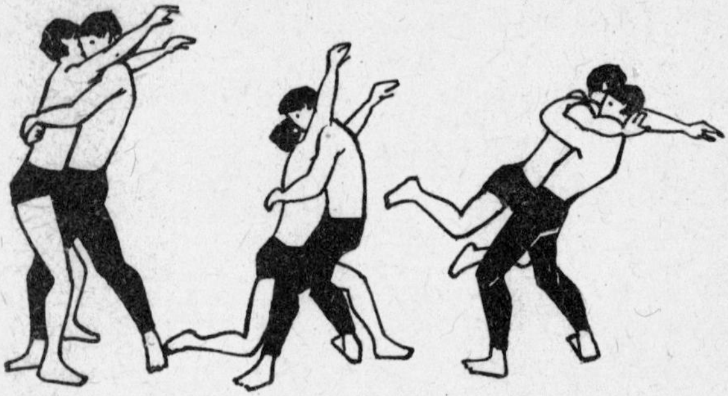

Abb. 145

79. Rumpfaufrichten aus der Bauchlage mit Zusatzlast

Der Sportler liegt in der Bauchlage auf dem Boden (Abb. 146a) bzw. mit den Beinen bis zur Hüfte auf einer Bank oder einem Hokker (Abb. 146b) und fixiert die Füße unter einem unbeweglichen Gegenstand. Die Zusatzlast (Hantelscheibe, Sandsack usw.) wird hinter dem Kopf gehalten. Aus dieser Position hebt und senkt der Sportler den Rumpf.

Liegen die Oberschenkel auf einem festen Gegenstand auf und wird der Oberkörper aus einer Beugestellung gestreckt, so sollte das Aufrichten zur Schonung der Wirbelsäule nur bis zur Waagerechten erfolgen.

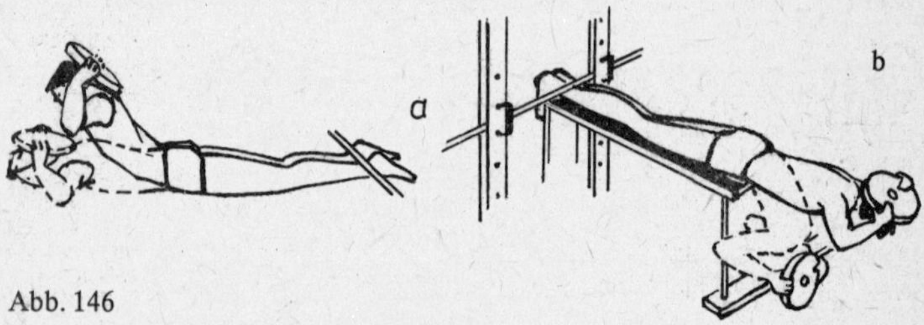

Abb. 146

80. Kreuzheben

Der Sportler hockt mit etwa schulterbreit gespreizten Beinen vor der Hantel. Die Zehen befinden sich unter der Hantelstange; die Fußspitzen sind leicht nach außen gerichtet. Der Abstand der Hantelstange zu den Schienbeinen ist minimal. Die Hüfte befindet sich auf oder etwas über Kniehöhe. Der Oberkörper ist nach vorn ge-

neigt, der Rücken wird gerade gehalten. Der Kopf ist leicht gehoben. Die Schultern sind etwas gesenkt, die Schultergelenke liegen über der Hantelstange. Die Arme sind gestreckt. Die Hände, die die Unterschenkel berühren, ergreifen die Hantelstange etwas über Schulterbreite im Zwiegriff.
Die Hantel wird unmittelbar vor den Schienbeinen nach oben gezogen, bis die Knie vollständig gestreckt sind und der Rumpf leicht ins Hohlkreuz geführt ist. (Abb. 147)

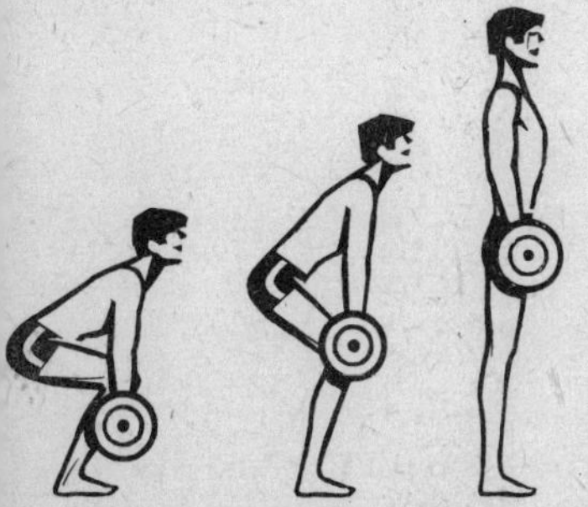

Abb. 147

Muskeln des Hüftgelenks:

81. Führen der Knie zur Brust
Der Sportler befindet sich im Stand oder im Sitz und beugt die Beine wechsel- bzw. gleichzeitig im Hüft- und Kniegelenk bis zur Brust. (Abb. 148)

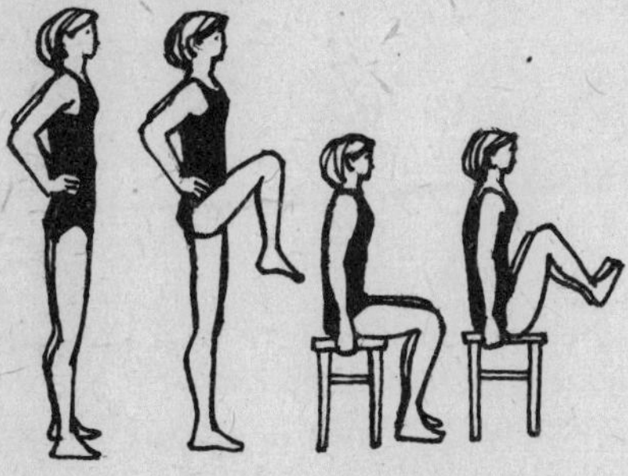

Abb. 148

82. Knieziehen

Der Sportler befindet sich im Stand, stützt sich mit den Armen auf einen Stuhl, legt den Fußrist eines Beines in die Kniekehle des anderen und versucht, das Bein mit aller Kraft im Hüftgelenk zu beugen. Nach 5 bis 10 s statischer Arbeit löst der Sportler die Spannung der Muskulatur. (Abb. 149)

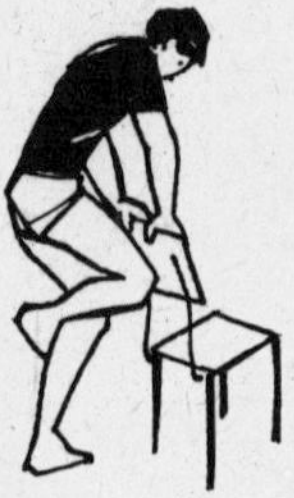

Abb. 149

83. Beindrücken im Türrahmen

Der Sportler sitzt im Türrahmen, drückt den Rücken und die Fußsohlen gegen die Türpfosten und versucht, die Beine mit aller Kraft zu strecken. Nach 5 bis 10 s statischer Arbeit löst der Sportler die Spannung der Muskulatur. Die Winkelstellungen, die sich aus der Lage der Oberschenkel zum Rumpf bzw. der Oberschenkel zu den Unterschenkeln ergeben, können verändert werden, wenn zwischen Rücken und Türpfosten oder zwischen Fußsohlen und Türpfosten ein fester Gegenstand gelegt wird. (Abb. 150)

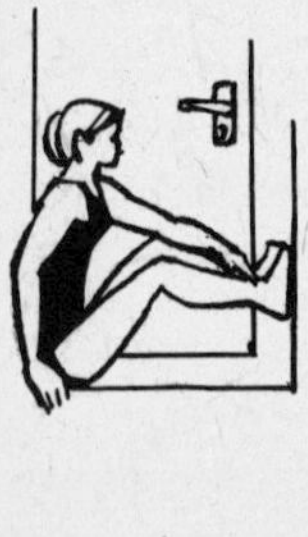

Abb. 150

84. Kniebeuge

Der Sportler steht aufrecht auf einer schiefen Ebene oder mit den Fersen auf einem 2 bis 4 cm hohen Holzbrett. Die Arme hat er entweder nach vorn gestreckt, oder er stützt sich mit den Händen leicht auf einen festen Gegenstand. Aus dieser Position beugt der

Sportler die Beine langsam im Hüft- und Kniegelenk, bis die Rückseite der Oberschenkel die Waden erreicht. Im tiefsten Punkt des Beugens unterbricht der Sportler die Bewegung, ohne jedoch die Muskeln zu entspannen. Dann streckt er die Beine kraftvoll im Hüft- und Kniegelenk, bis die Ausgangsstellung wieder erreicht ist. (Abb. 151 a)
Besitzt der Sportler bereits eine gut entwickelte Streckmuskulatur der Beine, so kann die Kniebeuge auch mit einem Bein ausgeführt werden. (Abb. 151 b)

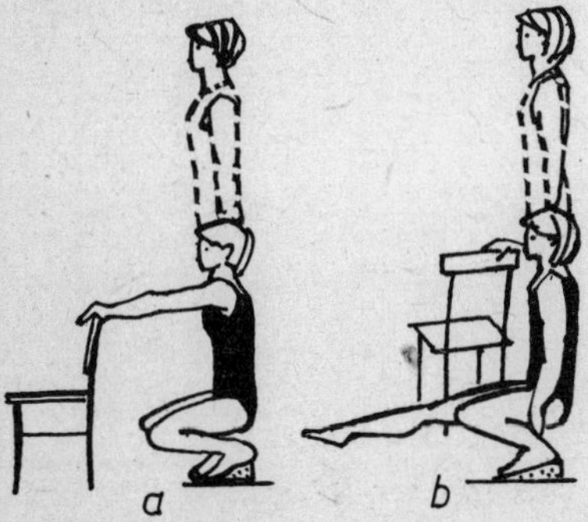

Abb. 151

85. Treppensteigen
Der Sportler steht vor einem Stuhl, einem Hocker oder einer Bank, beugt ein Bein im Hüft- und Kniegelenk, setzt den Fußballen auf die Sitzfläche und gelangt durch ein Strecken des Beines auf das Möbelstück. Danach kehrt er in die Ausgangsstellung zurück. Die erneute Steigbewegung wird mit dem zuvor unbelasteten Bein ausgeführt.

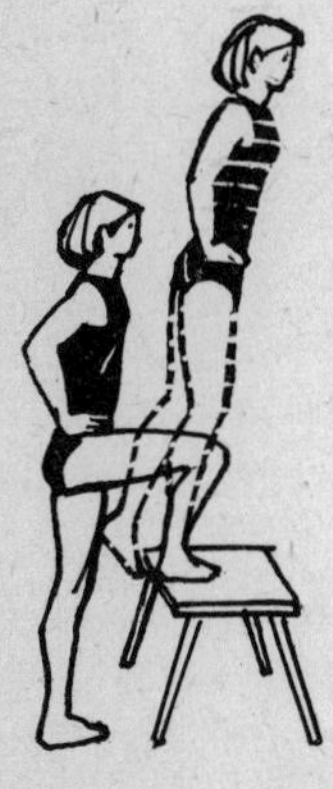

Abb. 152

Je höher die Sitzfläche vom Boden entfernt ist, desto größere Anforderungen werden an die Kraft des Sportlers gestellt. Es ist darauf zu achten, daß das benutzte Möbelstück gegen ein Kippen abgesichert wird. (Abb. 152)

86. Spreizen der Beine

Der Sportler befindet sich in der Bankstellung (Abb. 153 a), in der Seitlage (Abb. 153 b) oder im Schwebesitz (Abb. 153 c). Aus dieser Position versucht er ein Bein bzw. beide Beine so weit wie möglich vom Körper zu spreizen. Die Übung 86 c wird nach 5 bis 10 s statischer Arbeit beendet.

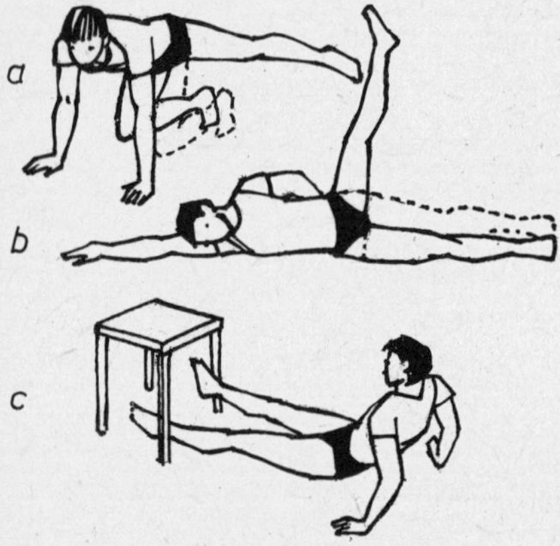

Abb. 153

87. Beugen des Beines im Hüftgelenk

Der Ausführende befindet sich im Stand (Abb. 154 a und c) oder in der Rückenlage (Abb. 154 b) und beugt den Oberschenkel im Hüftgelenk gegen den dosierten Partnerwiderstand zur Brust.

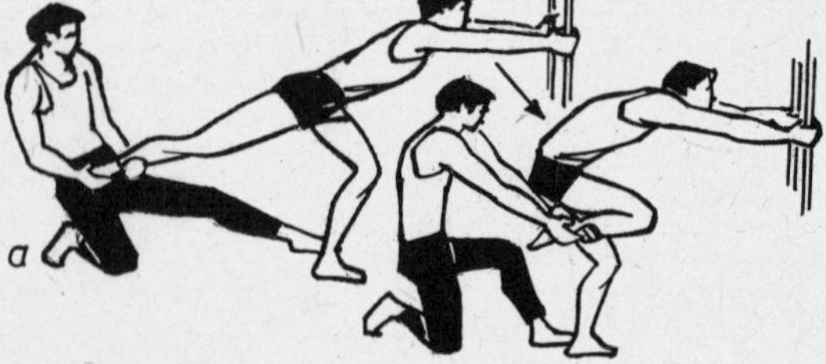

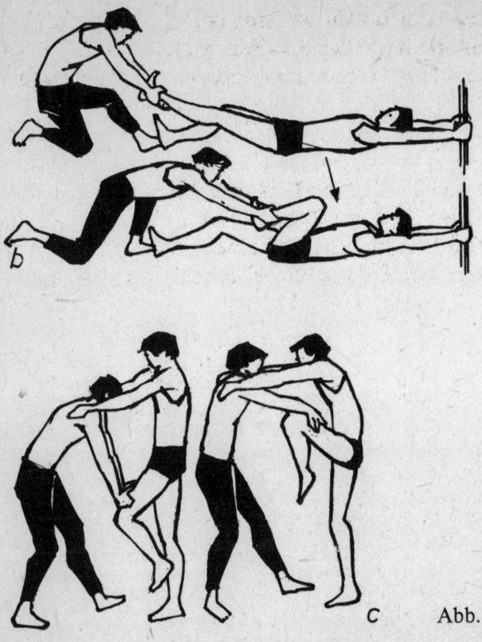

Abb. 154

88. Beinstreckung mit aufliegendem Partner

Der Ausführende befindet sich in der Rückenlage und hat die Beine zur Brust gehockt. Der Partner liegt mit der Brust oder dem Rücken auf den Fußsohlen des Untermannes und hält den Körper von Kopf bis Fuß völlig gestreckt. Seine Fußspitzen bzw. Fersen liegen dabei auf dem Boden auf. Der Ausführende streckt nun gleichzeitig beide Beine gegen die Brust oder den Rücken des Partners und bringt sie danach wieder in die Ausgangsstellung zurück. (Abb. 155)

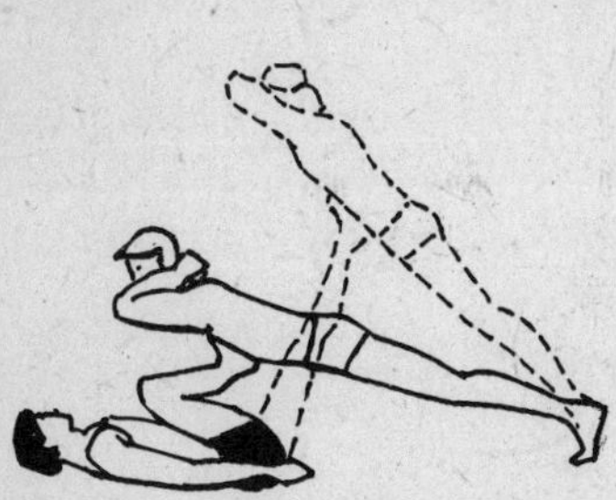

Abb. 155

89. Doppelkniebeuge

Vor der Durchführung des Doppelkniebeugens sitzen die Partner Rücken an Rücken, halten die Arme vor der Brust verschränkt und hocken die Beine zur Brust. Jetzt verlagern sie ihr gesamtes Gewicht gegeneinander, erheben sich aus der Sitzlage in den Stand und gleiten darauf wieder in die Sitzlage zurück, ohne die Arme von der Brust zu lösen. (Abb. 156)

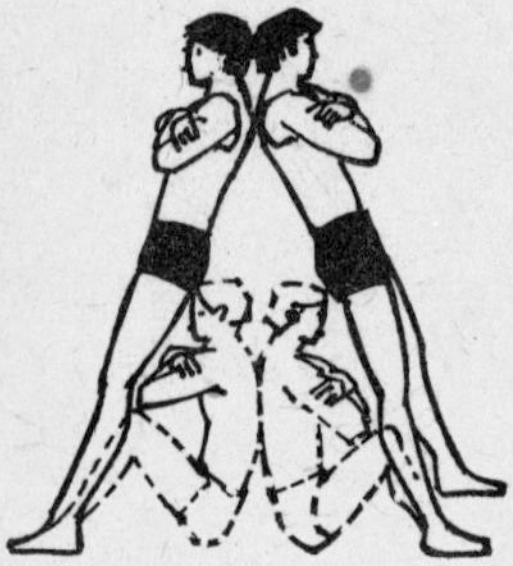

Abb. 156

90. Spreizen der Beine gegen Partnerwiderstand

Der Ausführende befindet sich in der Rückenlage und bringt die Beine gestreckt und geschlossen in Winkelstellung. Der Partner steht zu Füßen des Untermannes, erfaßt dessen Füße an den Außenseiten und setzt dem Spreizen der Beine dosierten Widerstand entgegen.

Die Übung kann auch so gestaltet werden, daß der Partner die gespreizten Beine des Untermannes gegen dessen Widerstand schließt.

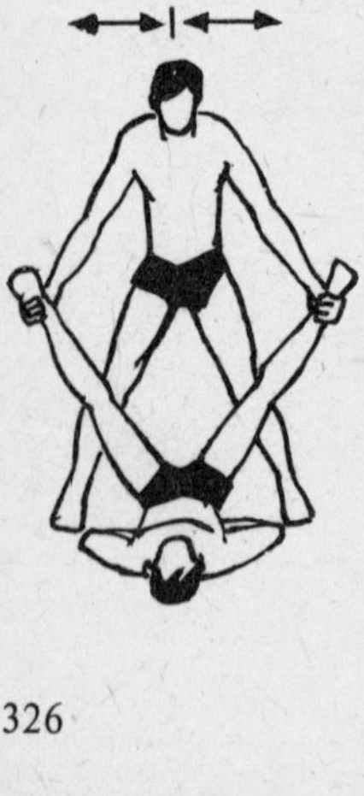

Abb. 157

Sowohl während der Übungsausführung mit überwindender als auch während der Übungsausführung mit nachgebender Arbeitsweise des Nerv-Muskel-Systems ist darauf zu achten, daß Rumpf und Becken des Untermannes den Boden nicht verlassen. (Abb. 157)

91. Kniedrücken

Die Gegner sitzen sich gegenüber. A hat die Knie zusammengeführt; B hat die Innenseiten seiner Knie an die Außenseiten der gegnerischen Knie gelegt. A versucht, seine geschlossenen Beine gegen den Widerstand von B zu öffnen. Wenn sich seine Knie nicht mehr berühren, hat er die Zielstellung erfüllt.
Die Übung kann auch widergleich durchgeführt werden, d.h., A hat jetzt die Aufgabe, das Zusammenführen seiner gespreizten Beine durch den gegnerischen Kniedruck zu verhindern. (Abb. 158)

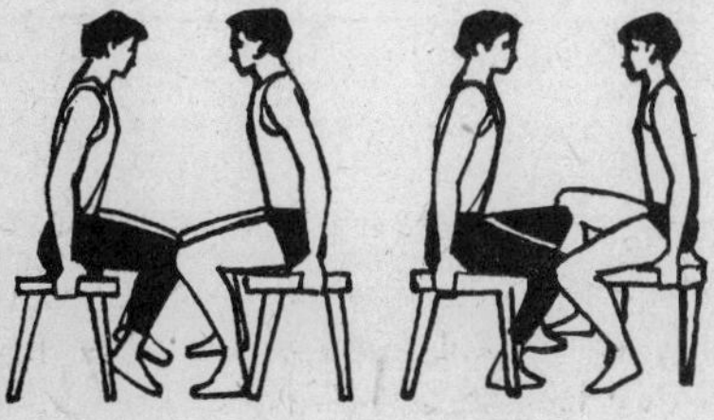

Abb. 158

92. Anhocken eines Beines mit Zusatzlast

Der Sportler befindet sich im Stand, stützt mit den Händen auf einen festen Gegenstand und hat einen Fuß durch den Griff eines Rundgewichts geschoben. Aus dieser Position führt er das Bein mit dem Rundgewicht durch ein Beugen im Hüftgelenk so weit nach oben, daß der Oberschenkel die Brust berührt. (Abb. 159)

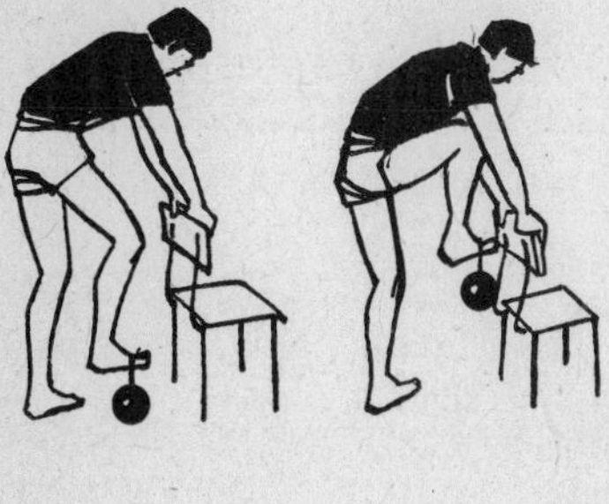

Abb. 159

93. Spreizen des Beines mit Zusatzlast
Der Sportler liegt in Seitlage auf einer Matte (Abb. 160 a) bzw. befindet sich im Stand (Abb. 160 b) und hat einen Fuß durch den Griff eines Rundgewichts geschoben. Aus dieser Position spreizt er das Bein mit dem Rundgewicht so weit wie möglich vom Körper.

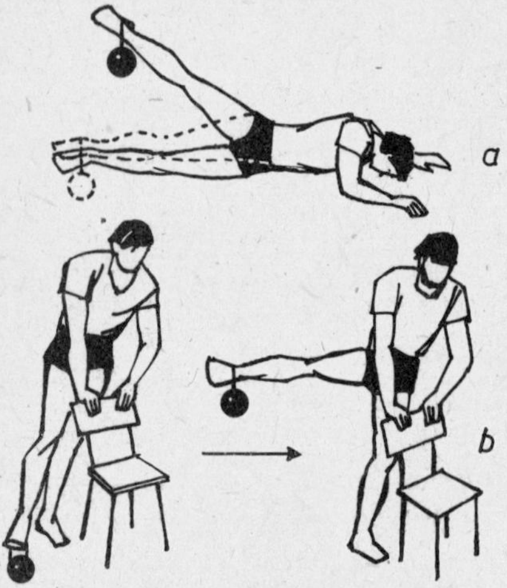

Abb. 160

94. Beindrücken mit Zusatzlast
Der Sportler liegt rücklings auf einer Matte oder auf einer flachen Bank und hat die Beine im Hüft- und Kniegelenk gebeugt. Unter seinem Gesäß befindet sich ein Keil. Die Fußballen liegen unter einer Hantelstange, die im Gleitgerüst in der vorgesehenen Höhe auf Halterungen aufliegt. Aus dieser Position führt der Sportler die Hantel durch eine Streckung im Hüft- und Kniegelenk so weit wie möglich nach oben. (Abb. 161) Im Vergleich zur Kniebeuge (Übg. 95) unterliegt das Hüftgelenk einer geringeren Belastung.

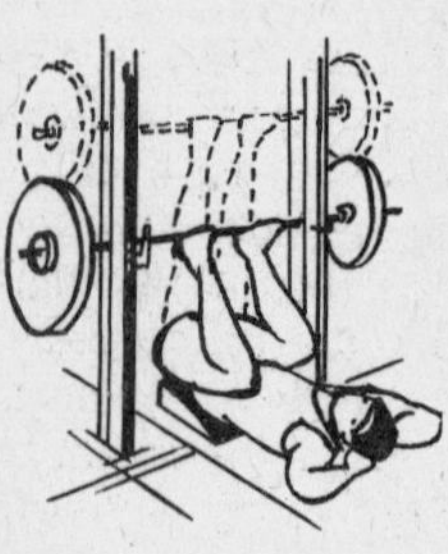

Abb. 161

95. Kniebeuge mit Zusatzlast

Das Für und Wider des Kniebeugens wurde bereits in Kapitel 12.3. ausführlich diskutiert. An dieser Stelle sollen lediglich technische Aspekte behandelt werden.

Die Hantel, die aus praktischen Gründen auf einem Ständer lagert, wird mit den Schultern abgehoben. Wenn der Sportler nicht mit Gewichtheberschuhen bekleidet ist, begibt er sich zum Schutz der Kniegelenke mit den Füßen auf eine schiefe Ebene (Keilbrettchen) bzw. mit den Fersen auf ein Brettchen oder auf eine Hantelscheibe von 2 bis 4 cm Höhe. Seine Füße stehen parallel zueinander. Der Kopf ist gehoben, der Blick nach vorn gerichtet. Der Rücken wird flach und gestreckt gehalten, die Brust nach vorn gewölbt. Die Hantel, die auf den Schultern liegt, wird durch Handfassung gesichert. Nun beugt der Sportler die Beine langsam im Hüft- und Kniegelenk, bis die Rückseite der Oberschenkel die Waden erreicht. Dabei wird der Rumpf so senkrecht wie möglich gehalten. Die Abwärtsbewegung ist mit einem aktiven Abbremsen verbunden, das gleichzeitig zu einer Dehnung der tätigen Muskulatur (Agonisten) führt. Ein Sich-fallen-Lassen ist zu vermeiden, da sich daraus Schäden im Bereich der Kniegelenke aber auch der Lendenwirbelsäule ergeben könnten. Im tiefsten Punkt des Beugens unterbricht der Sportler die Bewegung für kurze Zeit, ohne jedoch die Muskulatur zu entspannen. In dieser Position befindet sich die Hüfte in unmittelbarer Nähe der Fußgelenke, sind die Oberschenkel nahezu parallel zum Boden ausgerichtet, zeigen die Knie nach vorn (und nicht nach oben), liegt die Hantelstange fast senkrecht über dem mittleren Teil der Fußsohle, wird der Rücken flach oder im Bereich der Lendenwirbelsäule sogar minimal nach innen gewölbt gehalten und könnten Schulter-, Hüft- und Fußgelenk durch eine gedachte senkrechte Linie annähernd miteinander verbunden werden (s. Abb. 66c). Aus dieser tiefen Hockposition streckt der Sportler die Beine kraftvoll im Hüft- und Kniegelenk. Der Rumpf ist auch während des Aufrichtens zur Schonung der Wirbelsäule so aufrecht wie möglich zu halten. Ist das nicht realisierbar, so ist die Zusatzlast unbedingt zu verringern. (s. Abb. 162b)

Während der Durchführung der Halbkniebeuge werden die Beine nur so weit gebeugt, daß Ober- und Unterschenkel einen rechten Winkel bilden. Die Halbkniebeuge erlaubt das Überwinden sehr großer Widerstände. Hohe Zusatzlasten sollten aber nur dann verwendet werden, wenn durch ein außerordentlich hohes Entwicklungsniveau der Schultergürtel-, Bauch- und Wirbelsäulenmuskulatur das Abbeugen und seitliche Verwringen des Rumpfes ausgeschlossen werden kann. Da durch die Halbkniebeuge die volle Breite der Bewegungsamplitude nicht genutzt wird und so eine Dehnung der Agonisten während der Beugebewegung weitge-

hend entfällt, besteht – bei alleiniger Nutzung der Halbkniebeuge zur Entwicklung der Streckmuskulatur der Beine – die Gefahr der Verkürzung des Quadrizeps.
Eine weitere Variante der Kniebeuge ergibt sich, wenn der Sportler die Hantelstange auf den oberen Teil des großen Brustmuskels auflegt, sie mit den Händen hält und sichert sowie die Ellbogen so hoch wie möglich nach vorn-oben ausrichtet (s. Abb. 162 a). Diese Art und Weise der Ausführung zwingt den Übenden zur korrekten Rumpfhaltung und ist deshalb besonders für Sportler geeignet, die zum Abbeugen des Rumpfes neigen.
Die bisher beschriebenen Varianten lassen sich jedoch nur dann mit vorschriftsmäßiger Technik absolvieren, wenn der Sportler über eine dehnfähige Hüft-, Knie- und Fußgelenkmuskulatur verfügt. Ist die Beinstreckmuskulatur verkürzt, so muß das Kniebeugen langfristig auch durch entsprechende Dehnungsprogramme vorbereitet werden (s. Kapitel 2.7.).
Es besteht weiterhin die Möglichkeit, die Hantel hinter den Beinen zu heben. Der Sportler „setzt" sich über die Hantelstange, ergreift sie im Ristgriff und streckt die Beine, bis die Hantelstange die Oberschenkel berührt. Eine völlige Beinstreckung ist also nicht beabsichtigt und ohne Schwierigkeiten auch nicht erreichbar. Die Arme und der Rücken bleiben während des gesamten Bewegungsablaufes gestreckt. Die Hüft- und Kniestrecker arbeiten fast isoliert; die Wirbelsäule ist weitgehend entlastet. (s. Abb. 162 c)

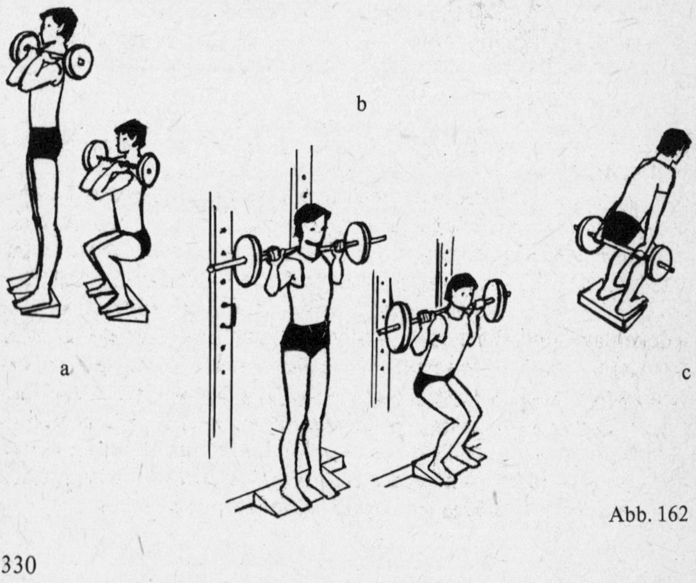

Abb. 162

Muskeln des Oberschenkels:

96. Schließen der gegrätschten Beine

Vor der Durchführung der ersten Übungsvariante befindet sich der Sportler mit gegrätschten Beinen im Schwebesitz vor oder hinter einem Stuhl, stützt mit den Armen hinter dem Körper und hat die Innenseiten der Füße an die Außenseiten der Stuhlbeine gelegt. Nun versucht er mit aller Kraft, die Beine zu schließen. Nach 5 bis 10 s statischer Arbeit löst der Sportler die Spannung der Muskulatur. (Abb. 163 a)

Vor der Durchführung der zweiten Übungsvariante steht der Sportler auf einem Bein hinter dem Stuhl, stützt den leicht abgebeugten Oberkörper mit den Armen auf die Stuhllehne, hat das entlastete, abgespreizte Bein nach vorn geführt und die Innenseite des Fußes an das Stuhlbein gelegt. Nun preßt er den Fuß mit aller Kraft gegen das Stuhlbein. Nach 5 bis 10 s statischer Arbeit löst der Sportler die Spannung der Muskulatur. (Abb. 163 b)

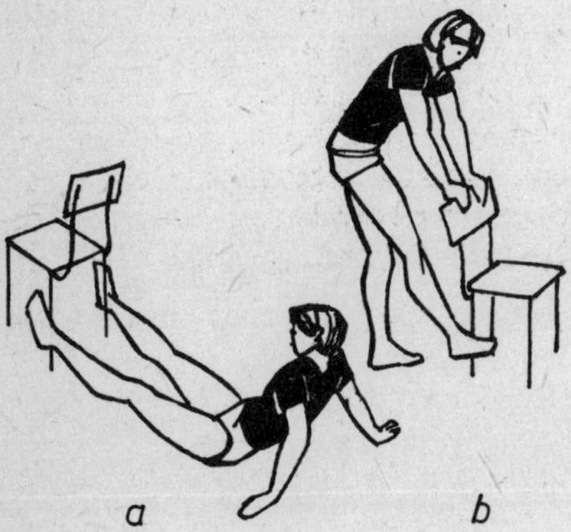

Abb. 163

97. Rudern

Der Ausführende befindet sich in der Rückenlage. Der Partner setzt sich im rechten Winkel zu den Unterschenkeln des Ausführenden, legt die Fußsohlen gegen dessen abgewandten Unterschenkel, hebt das ihm zugewandte Bein auf seine Füße und erfaßt dieses Bein im Ristgriff. Jetzt begibt sich der Partner in die Rückenlage und führt eine Ruderbewegung aus. Der Widerstand leistende Ausführende versucht, die Beine so lange wie möglich geschlossen zu halten (dynamische Arbeit nachgebenden Charakters des Ausführenden). Das anschließende Aufrichten des Rumpfes des Partners kann der Ausführende durch aktives Schließen seines gegrätschten Beines unterstützen. Der Ausführende leistet dann dynamische Arbeit überwindenden Charakters. (Abb. 164)

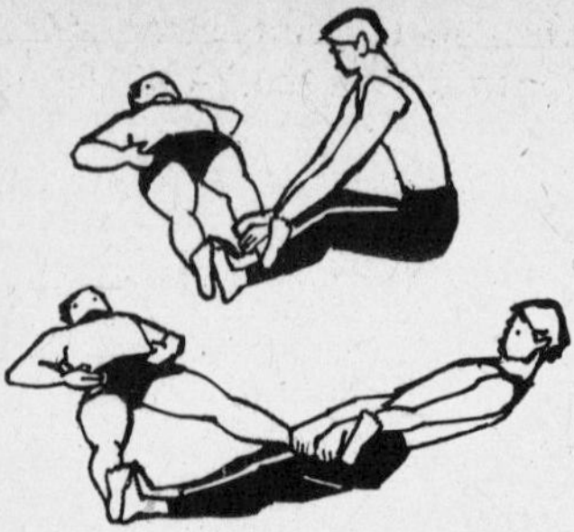

Abb. 164

98. Schließen der gegrätschten Beine mit Partner

Der Ausführende befindet sich in der Rückenlage und bringt die Beine gegrätscht in Winkelstellung. Der Partner steht zu Füßen des Ausführenden, erfaßt die Füße an den Innenseiten und setzt dem Schließen der gegrätschten Beine des Ausführenden dosierten Widerstand entgegen (dynamische Arbeit überwindenden Charakters). Rumpf und Becken des Ausführenden werden während der Übung nicht vom Boden gehoben.

Wird die Übung widergleich durchgeführt, so wird dynamische Arbeit nachgebenden Charakters geleistet. Der Partner faßt jetzt die Füße der geschlossenen Beine des Ausführenden an den Innenseiten und zwingt die Beine gegen dessen Widerstand in die weite Grätschstellung. (Abb. 165)

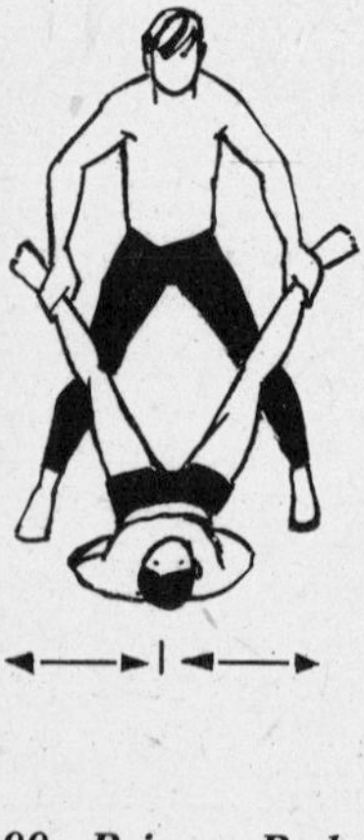

Abb. 165

99. Bein zu Boden

Die Gegner sitzen sich gegenüber, stützen mit den Armen hinter dem Körper und legen die Innenseiten der gleichseitigen Unterschenkel gegeneinander. Nun versuchen beide Kämpfer, das gehobene gegnerische Bein seitwärts zu Boden zu drücken. (Abb. 166)

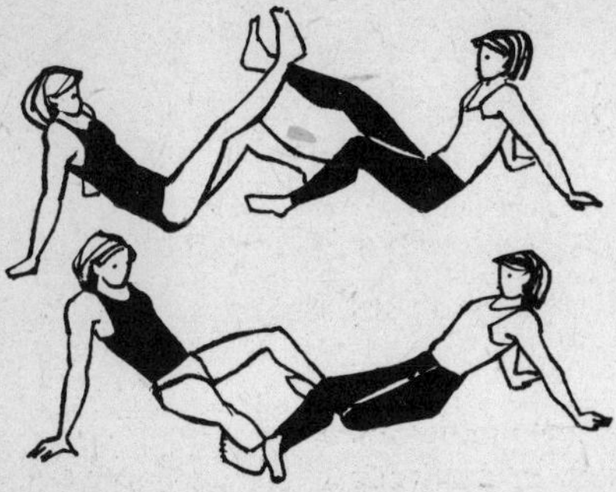

Abb. 166

100. Schließen des gegrätschten Beines mit Zusatzlast

Vor der Durchführung der ersten Übungsvariante sitzt der Sportler auf dem Boden, stützt mit den Armen hinter dem Körper, hat die Beine gegrätscht und den Fuß eines Beines mit der Innenseite an die Zusatzlast (Hantelscheibe, Sandsack usw.) gelegt. Durch ein Schließen des Beines schiebt der Sportler nun die Zusatzlast zum Unterschenkel des anderen Beines. (Abb. 167 a)

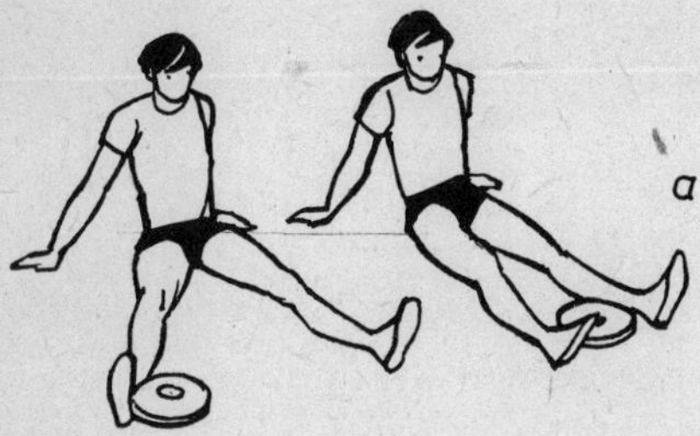

Vor der Durchführung der zweiten Übungsvariante steht der Sportler auf einem Bein hinter einem Stuhl, stützt den Oberkörper mit beiden Armen auf die Stuhllehne und hat die Innenseite des Fußes des entlasteten Beines an die Zusatzlast gelegt. Nun schiebt er die Zusatzlast durch ein Schließen des abgespreizten Beines zum Standbein. (Abb. 167 b)

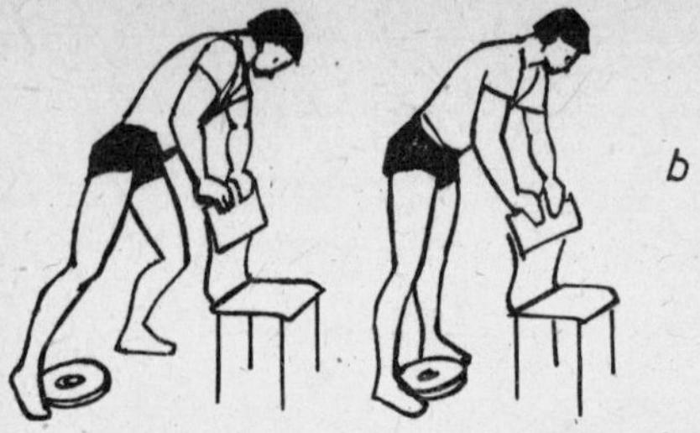

Abb. 167

Muskeln des Kniegelenks:

Alle bereits beschriebenen Übungen, die ein Strecken des Unterschenkels im Kniegelenk und ein Strecken des Oberschenkels im Hüftgelenk bewirken (z. B. Kniebeugen, Beindrücken), beziehen auch die Muskeln des Kniegelenks in die Bewegung ein.

101. Beugen der Unterschenkel gegen einen unbeweglichen Gegenstand

Der Sportler liegt bäuchlings auf dem Boden und hat die Fersen unter einen unbeweglichen Gegenstand (Schrank, belasteter Stuhl usw.) geschoben. Aus dieser Position versucht er, die Fersen mit aller Kraft zu heben. Nach 5 bis 10 s statischer Arbeit löst der Sportler die Spannung der Muskulatur. (Abb. 168)

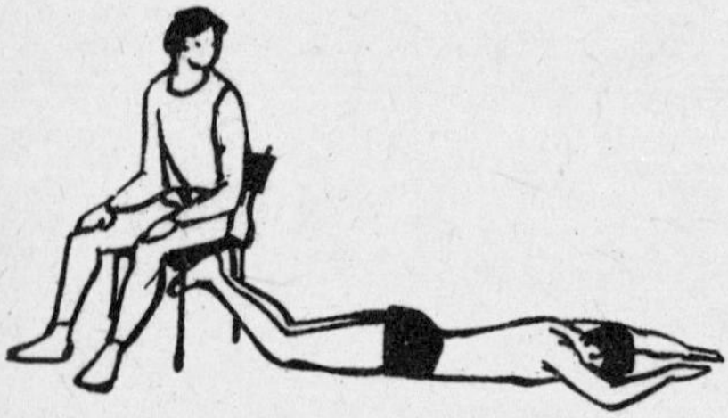

Abb. 168

102. Strecken der Unterschenkel gegen einen unbeweglichen Gegenstand

Der Sportler befindet sich im Hock-Schwebesitz vor einem unbeweglichen Gegenstand (Schrank, belasteter Stuhl usw.), stützt mit den Armen hinter dem Körper und hat die Fußriste unter den Gegenstand geschoben. Aus dieser Position versucht er, die Unterschenkel im Kniegelenk zu strecken. Nach 5 bis 10 s statischer Arbeit löst der Sportler die Spannung der Muskulatur. (Abb. 169)

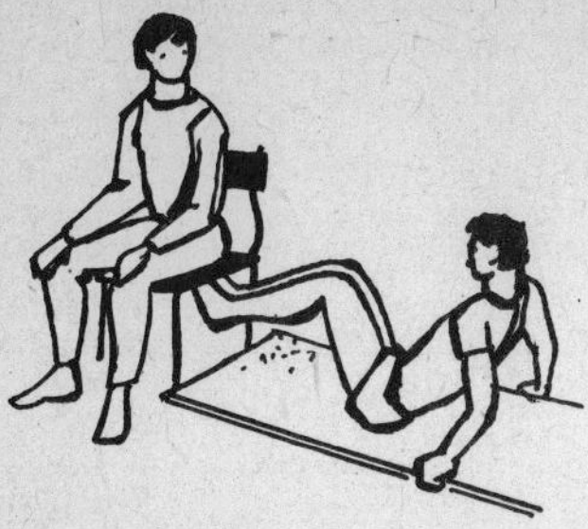

Abb. 169

103. Beugen der Unterschenkel gegen Partnerwiderstand
Der Ausführende befindet sich in der Bauchlage und hat die Beine gestreckt. Der Partner kniet über dem Ausführenden und faßt dessen Fußgelenke. Aus dieser Position hebt der Ausführende die Fersen gegen den dosierten Widerstand des Partners so weit nach oben, bis Ober- und Unterschenkel einen Winkel von 90° bilden (dynamische Arbeit überwindenden Charakters).
Wird die Übung widergleich durchgeführt, so wird dynamische Arbeit nachgebenden Charakters geleistet. Der Partner drückt jetzt die erhobenen Fersen des Ausführenden so weit nach unten, bis die Zehen oder die Fußriste den Boden berühren. (Abb. 170)
Verfügt der Ausführende bereits über eine gut entwickelte Kniegelenkmuskulatur, dann können die Beine auch einzeln gebeugt bzw. gestreckt werden.

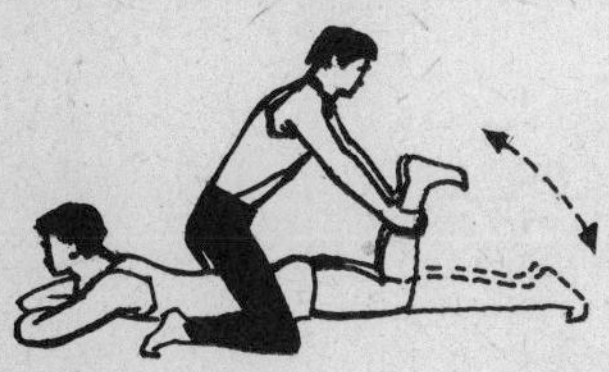

Abb. 170

104. Strecken der Unterschenkel gegen Partnerwiderstand
Der Ausführende befindet sich im Hock-Schwebesitz und stützt mit den Armen hinter dem Körper. Der Partner kniet vor dem Ausführenden und faßt dessen Fußgelenke. Aus dieser Position streckt der Ausführende die Beine gegen den dosierten Widerstand des Partners im Kniegelenk. (Abb. 171)

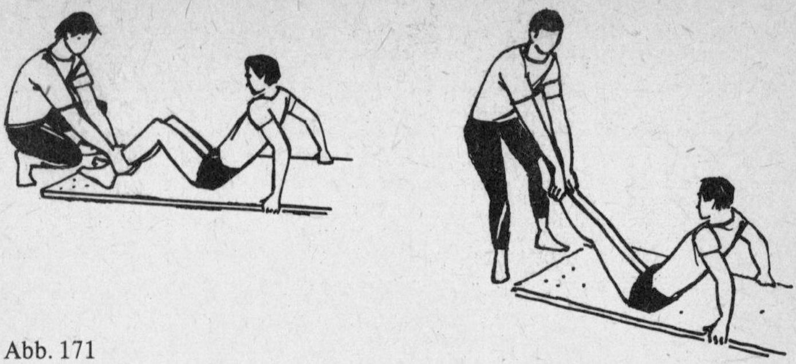

Abb. 171

105. Zwingen des Gegners in die Bauchlage aus dem Reitsitz vorlings

Der Untermann befindet sich in der Bankstellung. Der Obermann sitzt rittlings auf der Lendenwirbelsäule des Untermannes und klemmt beide Unterschenkel unter dessen Oberschenkel. Jetzt schwingt er den Rumpf, der leicht im Hohlkreuz gehalten wird, kräftig nach vorn und hebt gleichzeitig die Unterschenkel nach oben. Auf diese Weise versucht er, den Untermann, der durch ein energisches Gegenstemmen der Arme die Bankstellung verteidigt, in die Bauchlage zu zwingen. Sollte das nicht gelingen, so faßt der Obermann zusätzlich mit beiden Händen ein Handgelenk des Untermannes und reißt es nach vorn. Für diese Übung ist eine weiche Unterlage erforderlich. (Abb. 172)

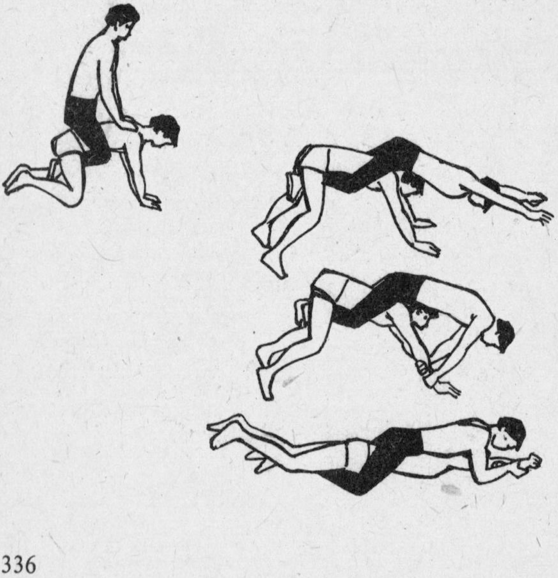

Abb. 172

106. Zwingen des Gegners in die Bauchlage aus dem Reitsitz rücklings

Der Untermann befindet sich in der Bankstellung. Der Obermann sitzt rittlings auf den Schulterblättern des Untermannes mit Blickrichtung zu dessen Füßen und klemmt beide Fußriste unter dessen Oberschenkel. Jetzt beugt der Obermann den Rumpf kräftig nach hinten und hebt gleichzeitig die Füße nach oben. Auf diese Weise versucht er, den Untermann, der durch ein energisches Gegenstemmen der Arme die Bankstellung verteidigt, in die Bauchlage zu zwingen. Für diese Übung ist eine weiche Unterlage erforderlich. (Abb. 173)

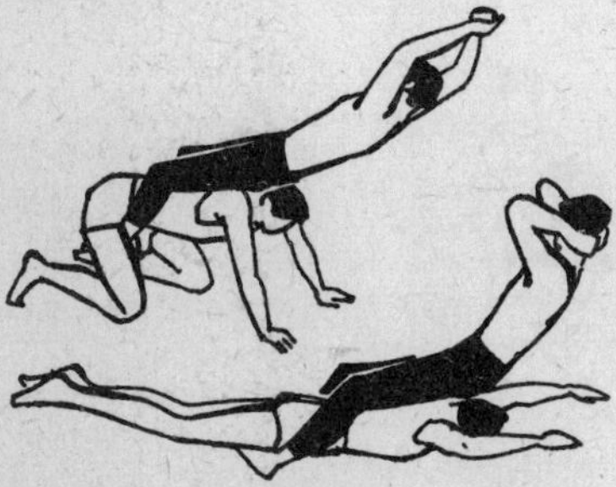

Abb. 173

107. Beugen der Unterschenkel mit Zusatzlast

Wird die Gewichtheberbank mit dem auf Abbildung 174 dargestellten Zusatzgerät ausgestattet, so ist eine relativ isolierte Entwicklung der sich an der Rückseite der Oberschenkel befindlichen Beugemuskulatur der Beine (zweiköpfiger Schenkelbeuger, Halbsehnenmuskel, Plattsehnenmuskel) möglich.

Der Sportler liegt bäuchlings auf der Gewichtheberbank, sichert den Körper durch ein Festhalten an der Vorderseite der Bank vor dem Abrutschen und legt die Rückseite der Fußgelenke der gestreckten Beine an die abgepolsterte Hebevorrichtung des Zusatzgerätes. Aus dieser Position beugt der Sportler die Beine gegen den Widerstand der Zusatzlast.

Abb. 174

108. Strecken der Unterschenkel mit Zusatzlast

Wird die Gewichtheberbank mit dem auf Abbildung 175 dargestellten Zusatzgerät ausgestattet, so ist eine relativ isolierte Entwicklung der sich an der Vorderseite des Oberschenkels befindlichen Streckmuskulatur der Beine (vierköpfiger Schenkelmuskel) – ohne wesentliche Belastung der Wirbelsäule und der Kniegelenke – möglich.

Der Sportler sitzt auf der Gewichtheberbank, sichert den Körper durch ein Festhalten vor dem Abrutschen und legt die Vorderseite der Fußgelenke der gebeugten Beine an die abgepolsterte Hebevorrichtung des Zusatzgerätes. Aus dieser Position streckt der Sportler die Beine gegen den Widerstand der Zusatzlast.

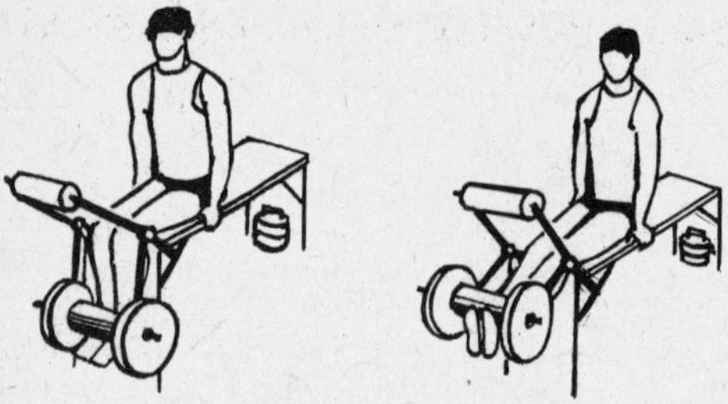

Abb. 175

Muskeln des Unterschenkels:

109. Fersenheben

Der Sportler steht vor einem Stuhl und stützt den leicht gebeugten Oberkörper auf die Stuhllehne. Aus dieser Position hebt sich der Sportler in den Zehenstand. (Abb. 176 a)

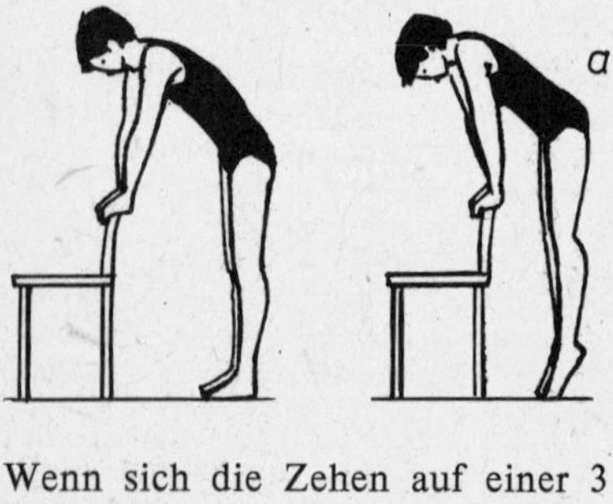

Wenn sich die Zehen auf einer 3 bis 5 cm erhöhten Unterlage (Brett, Hantelscheibe usw.) befinden, kann die Übungsdurchführung wesentlich erschwert werden. (Abb. 176 b)

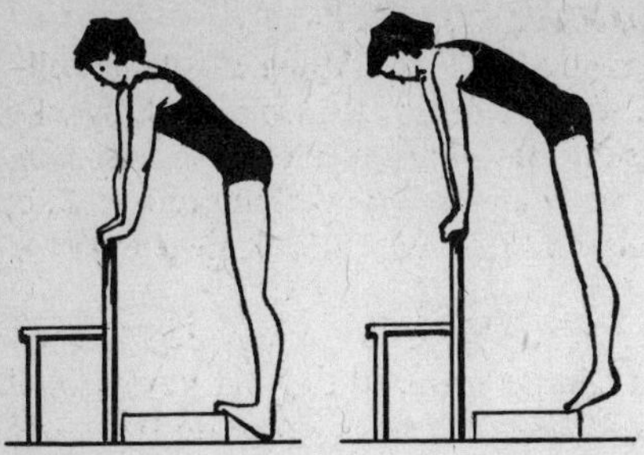

b

Abb. 176

110. Zehenheben

Der Sportler steht vor einem Stuhl und stützt den leicht gebeugten Oberkörper auf die Stuhllehne. Aus dieser Position hebt er die Zehen so hoch wie möglich. (Abb. 177)

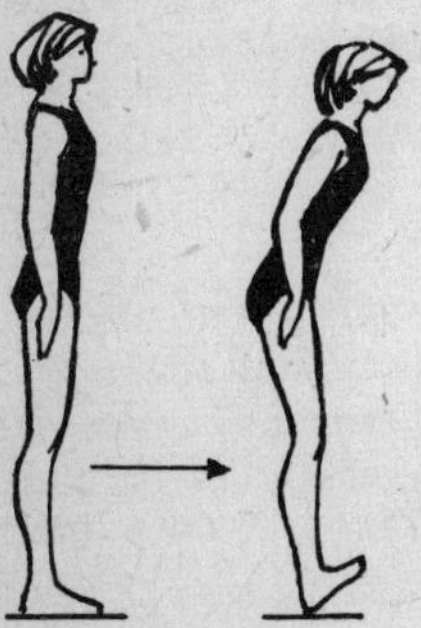

Abb. 177

111. Fersenheben mit Partnerbelastung

Ausgangsposition und Übungsdurchführung gleichen denen der Übung 109. Der Partner, der hinter dem Ausführenden steht und mit beiden Händen auf dessen Schultern drückt, erschwert die Übungsdurchführung. (Abb. 178)

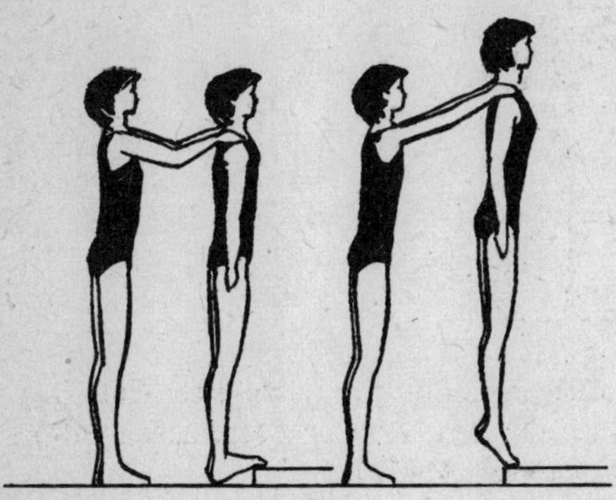

Abb. 178

112. Zehenheben mit Partnerbelastung

Der Partner kniet vor dem Ausführenden und belastet dessen Zehen durch Handdruck. Aus dieser Position hebt der Ausführende die Zehen gegen den dosierten Partnerwiderstand so weit wie möglich nach oben. (Abb. 179)

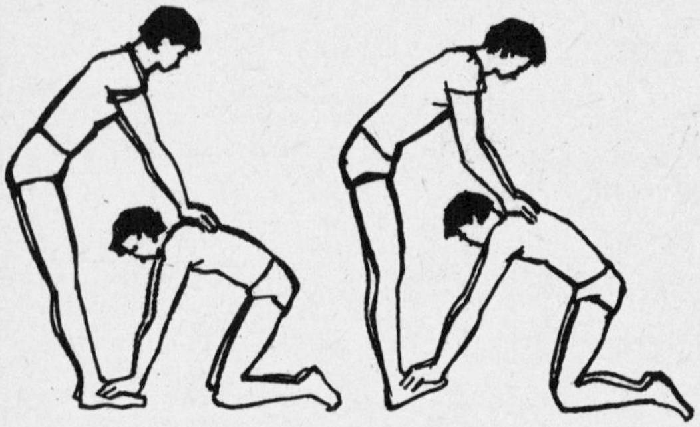

Abb. 179

113. Springen gegen Partnerwiderstand

Die Partner stehen hintereinander. Der ausführende Vordermann beugt ein Bein im Kniegelenk. Der Hintermann ergreift den so gehobenen Fuß oder das Fußgelenk mit beiden Händen. Der Vordermann versucht jetzt, gegen den dosierten Widerstand des Partners über eine festgelegte Strecke zu springen (Abb. 180a). Eine weitere Möglichkeit, die Muskeln des Unterschenkels auszuprägen, besteht darin, mit Partnerbelastung die Fersen zu heben bzw. Sprünge am Ort auszuführen. (Abb. 180b)

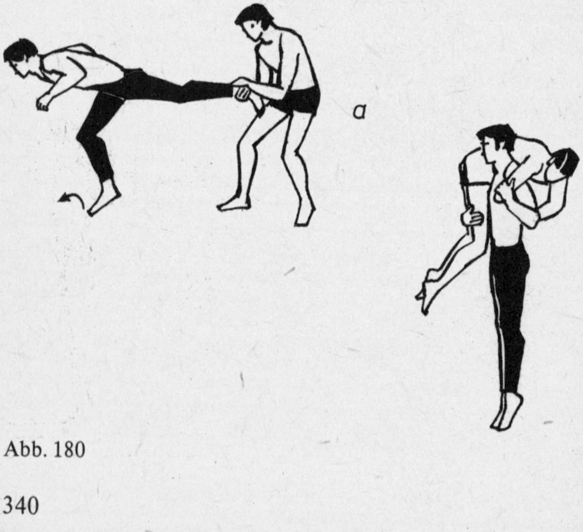

Abb. 180

114. Fußhakelkampf

Die Gegner stehen Rücken an Rücken, beugen das jeweils gleichseitige Bein im Kniegelenk, haken die Füße der gebeugten Beine ineinander und versuchen nun, gegen den Widerstand des Gegners über eine festgelegte Strecke zu springen. (Abb. 181)

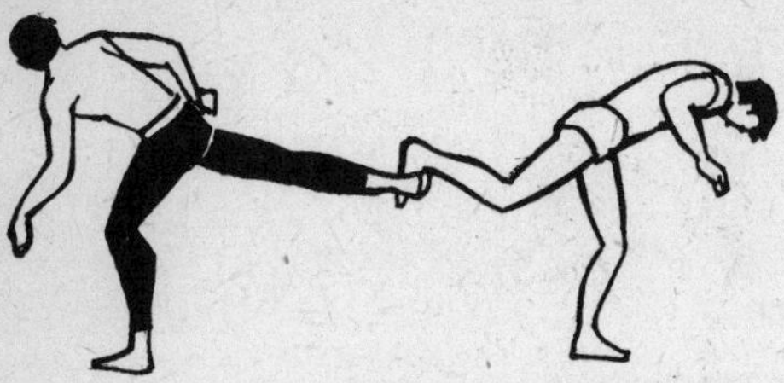

Abb. 181

115. Fersenheben mit Zusatzlast

Der Sportler steht aufrecht mit einer Zusatzlast (Hantel, Sandsack usw.) auf seinem Rücken. Aus dieser Position hebt er sich in den Zehenstand. (Abb. 182 a) Wenn sich die Zehen auf einer 3 bis 5 cm hohen Unterlage (Brett, Hantelscheibe usw.) befinden, kann die Bewegungsamplitude wesentlich vergrößert und die Übungsdurchführung erschwert werden. (Abb. 182 b)

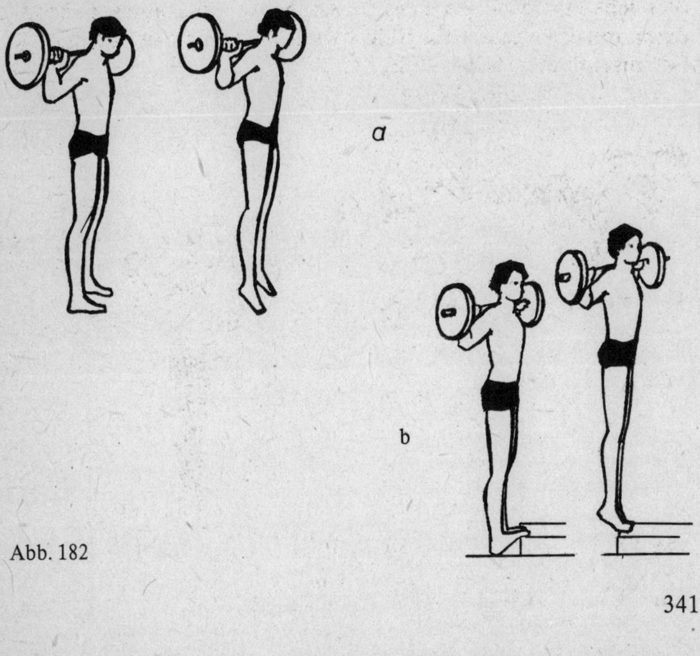

Abb. 182

116. Zehenheben mit Zusatzlast

Der Sportler befindet sich auf einer erhöhter Sitzfläche, hat unter den Oberschenkel einen Keil geschoben und auf die Fußspitze ein Rundgewicht gehängt. Unterschenkel, Fuß und Rundgewicht hängen frei nach unten. Aus dieser Position hebt der Sportler die Fußspitze mit der Zusatzlast gegen den Unterschenkel. (Abb. 183)

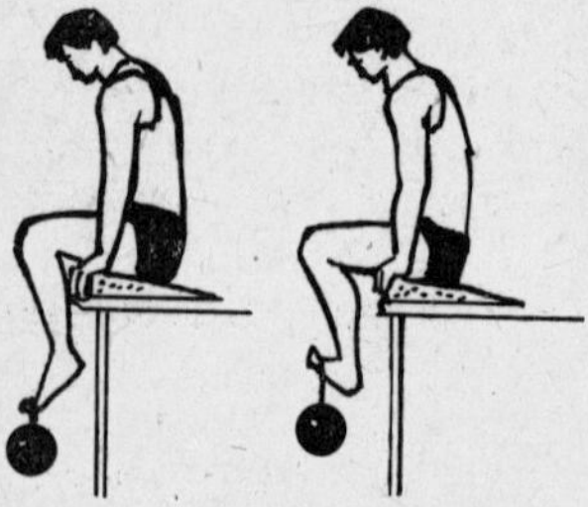

Abb. 183

14. Materiell-technische Voraussetzungen

14.1. Der Krafttrainingsraum

Die ständig steigende Popularität des Krafttrainings im Freizeitsport und seine zunehmende Bedeutung für den Leistungssport haben zur Folge, daß immer mehr spezielle Übungsräume eingerichtet werden.
An Krafttrainingsräume werden folgende Grundanforderungen gestellt:

- Die *Größe* ist davon abhängig, wieviel Teilnehmer gleichzeitig in den Übungsbetrieb einbezogen werden sollen. Um Verletzungen auszuschließen, müssen zwischen den Sportlern entsprechende Sicherheitsabstände gewahrt werden.
- Die *Höhe* sollte mindestens 3,20 m betragen. In niedrigeren Räumen ist ein unfallfreies Üben an Stangen (z. B. Klimmziehen) und Sprossenwänden (2,80 m) nicht gewährleistet. Es muß dann auf diese Geräte in ihren Originalausführungen verzichtet werden.
- Der *Fußboden* wird insbesondere durch Hanteln, Rundgewichte und Fausthanteln stark belastet. Deshalb muß er bruchsicher und formbeständig sein. Die Gefahr des Ausgleitens kann durch einen tritt- und gleitsicheren Belag weitgehend ausgeschaltet werden. Aus diesen Gründen überzieht man den Unterbeton in seiner Gesamtheit mit etwa 2 cm starkem Asphalt oder mit aneinandergereihten, etwa 10 cm hohen Weichholzpflöcken. Eine andere Möglichkeit, eine zweckmäßige Unterlage zu schaffen, besteht darin, daß man lediglich die Übungsflächen mit zusammengespannten, auswechselbaren Holzbohlen (Heberboden) bedeckt. Eine Hartgummiauflage (Transportband) reduziert unvermeidbare Verschleißerscheinungen.
- *Wände und Decke* können mit schallisolierendem Material beschichtet werden, um Lärmbelästigungen in anliegenden Räumen zu vermeiden.
- Die *Belüftung* verlangt besondere Aufmerksamkeit. Kann durch Fenster kein ausreichender Luftaustausch erzielt werden, dann sollte eine Lüftungsanlage installiert werden.
- Die *Heizung* bestimmt in entscheidendem Maße das Raumklima. Schäden am oder durch den Heizkörper sind durch die zweckmäßige Wahl seines Standortes auszuschließen.

- Die *Beleuchtungskörper* sind – besonders in niedrigen Räumen – so anzubringen, daß sie durch den Übungsbetrieb nicht beschädigt werden können.

14.2. Die Geräteausstattung des Trainingsraumes

Die Entwicklung eines umfassenden Grundpotentials an Kraft ist nicht an komplizierte Gerätesysteme gebunden. Die im folgenden aufgeführten Geräte, die mit Ausnahme weniger Zusatzeinrichtungen im Handel erhältlich sind, ergeben in ihrer Gesamtheit die Grundausstattung eines Kraftraumes und ermöglichen ein vielseitiges und umfassendes Krafttraining.

- *Barren:* für Beugestütz; Weitenstellung der Parallelholme 34 bis 66 cm; für Krafttraining genügt halber Barren, dessen Holmenenden mit Bolzen höhenverstellbar an Gleitschienen befestigt werden, die an der Wand angebracht sind.
- *Fausthantel:* auch als Gymnastikscheibenhantel bezeichnet; Kleinhantel für eine Hand; besteht aus 2 cm starkem Hantelstab, aufsteckbaren Hantelscheiben (8 Stück zu je 1 kg und 2 Stück zu je 0,5 kg) und 2 Flügelmuttern zur Sicherung der Scheiben (s. Abb. 96).
- *Gewichtheberbank:* Stahlrohrkonstruktion; geteilte Liegefläche; ein Teil der Liegefläche ist in sechs verschiedenen Höhen bis zu 70° verstellbar; Länge 130 cm, Höhe 58 cm, Breite 32 cm.
  Die Zusatzgeräte für das Beinbeugen und -strecken (s. Abb. 174) sowie für das Bankdrücken müssen direkt mit der Stahlrohrkonstruktion verbunden werden.
- *Gewichtheberboden:* als Unterlage bei Übungen mit schweren Geräten; besteht aus zusammengespannten, auswechelbaren Holzbohlen; Größe 280 cm × 280 cm oder 400 cm × 400 cm.
- *Gurt oder Gürtel:* Zur Befestigung von Zusatzlasten an Taille oder Hals; weiches aber reißfestes Material und sichere Verschlüsse erforderlich.
- *Hantelgleitgerüst:* besteht aus zwei Ständern, die auf eine Holzplatte montiert sind und in denen die Hantel gleitet; Ständer sind mit Löchern versehen, durch die zur Hantelauflage Bolzen gesteckt werden; Größe der Holzplatte 140 cm × 70 cm, Höhe des Gerätes 185 cm, Verstellhöhe der Hantelauflage 50 bis 180 cm in Stufen von 10 cm.
- *Rundgewicht:* auch Stemmgewicht genannt; gußeisernes Gerät mit eingegossenem Griffbügel aus Rundstahl; Nennmasse 7,5 kg, 10,0 kg, 12,5 kg, 15,0 kg und 25,0 kg.
- *Scheibenhantel:* besteht aus Stange, Scheiben und zwei Verschlüssen zur Sicherung der Scheiben; Maße der Stange: Länge

220 cm, Durchmesser 2,8 cm, Länge zwischen den Scheiben 131 cm; Masse der Scheiben 0,25 kg, 0,50 kg, 1,25 kg, 2,5 kg, 5,0 kg 10,0 kg, 12,5 kg, 15,0 kg und 20,0 kg.
- *Schrägbrett:* Grundmaterial besteht aus Holz; Liegefläche ist gepolstert und mit Leder überzogen; Enden mit Haken versehen, die das Einhängen in die Sprossenwand ermöglichen; Länge 230 cm, Breite 50 cm, Stärke 4 cm.
- *Sprossenwand:* Höhe 280 cm, Breite 100 cm; Sprossenstärke 3,8 cm × 4,6 cm; Sprossenabstand (Mitte zu Mitte der Sprosse) 14 cm.
- *Stange:* für Klimmzüge; Durchmesser etwa 3 cm; besonders vorteilhaft ist das Anbringen eines speziellen Zusatzgerätes an die Sprossenwand; die mit der Stange beweglich verbundenen oberen Ausleger des Zusatzgerätes werden in eine Sprosse eingehängt und die unteren, ebenfalls mit der Stange beweglich verbundenen Ausleger, werden auf einer darunterliegenden Sprosse aufgelegt (s. Abb. 56 a).
- *Sprunghocker:* Unterteil besteht aus stabiler Stahlrohrkonstruktion; gepolsterter Sitz ist mit Leder überzogen; Höhe 40 cm, Länge 70 cm, Breite 50 cm.
- *Stützhantel:* Gußeiserne Kleinhantel für eine Hand; Enden des Griffstückes sind mit 6eckigen Scheiben fest verbunden; Nennmasse 1 kg, 2 kg, 3 kg, 4 kg und 5 kg.
- *Turnmatte:* Einlage aus PUR-Verbundschaum; Bezug ist linksvernäht; Größe 100 cm × 200 cm, Höhe 7 cm.

14.3. Kleidung

Die Kleidung soll leicht, bequem, atmungsaktiv und schweißaufnehmend sein. Turnhemd, Turnhose und feste Sportschuhe genügen den Ansprüchen. Bei niedrigen Raumtemperaturen wird das Tragen eines Trainingsanzuges empfohlen.
Die Kleidung hat sich stets in einem hygienisch einwandfreien Zustand zu befinden, d. h., sie sollte immer frisch gewaschen und sauber sein. Verschwitzte und danach lediglich getrocknete Kleidung genügt den Ansprüchen nicht. Sie ist weder atmungsaktiv noch schweißaufnehmend. Darüber hinaus stellt unzulänglich gereinigte Kleidung einen ausgezeichneten Nährboden für bakterielle Erreger von Hauterkrankungen dar.
Beim Kniebeugen sowie bei „klassischen“ Hebeübungen – wie Drücken, Reißen, Umsetzen und Stoßen – sollten zur Entlastung und Schonung der Fuß- und Kniegelenke nach Möglichkeit Gewichtheberschuhe mit Absätzen getragen werden.

Sachregister

Literaturverzeichnis

1. *Ariel, G.:* Variable resistance vs standard resistance training (Variabler Widerstand gegenüber einem Training mit Standard-Widerstand). In: Scholastic Coach, New York (1976/77) 5

2. *Bachcevanov, D.:* Metod kontrasta (Kontrastmethode). In: Legkaja atletika, Moskva (1976) 6

3. *Bührle, M.; Schmidtbleicher, D.:* Maximalkraft – Schnellkraft – Bewegungsschnelligkeit. In: Mainzer Studien zur Sportwissenschaft, Mainz (1979) 5/6

4. *Costill, D., u. a.:* Muscle Strength: Contributions to sprint swimming (Muskelkraft: Beiträge zum Kurzstreckenschwimmen). In: Swimming World, Los Angeles (1980) 2

5. *Counsilman, J. E.:* The importance of speed in exercise (Die Bedeutung der Übungsschnelligkeit). In: Scholastic Coach, New York (1976/77) 3

6. *Donath, R.; Schüler, K. P.:* Ernährung der Sportler. Berlin: Sportverlag, 1985

7. *Donskoj, P. D.; Zaciorskij, V. M.:* Biomechanika (Biomechanik) Moskva: FiS, 1979

8. *Ehlenz, H., u. a.:* Krafttraining. München: BLV Verlagsgesellschaft, 1983

9. *Findeisen, D. G. R.; Linke, P.–G.; Pickenhain, L.:* Grundlagen der Sportmedizin. Leipzig: Barth, 1979

10. *Gain, W.; Hartmann, J.:* Muskelkraft durch Partnerübungen. Berlin: Sportverlag, 1986

11. *Garhammer, J.:* Muscle fiber types and weight training (Muskelfasertypen und Gewichtstraining). In: Track Technique, Los Altos (1978) 72

12. *Goldhahn, J.; Goldhahn, W. E.: Kleines Medizinisches Fremdwörterbuch. Leipzig:* Thieme, 1967

13. *Harre, D., u. a.:* Trainingslehre. Berlin: Sportverlag, 1979

14. *Hartmann, J.:* 100 kleine Zweikampfübungen. Berlin: Sportverlag, 1986

15. *Hollmann, W.; Hettinger, Th.:* Sportmedizin – Arbeits- und Trainingsgrundlagen. Stuttgart – New York: F. K. Schattauer, 1976

16. *Howald, H.:* Auswirkungen sportlicher Aktivität auf den Stoffwechsel. In: Schweizerische und medizinische Wochenschrift 104 (1975)

17. *Jakowlew, N. N.:* Biochemie des Sports. Anleitung für das Fernstudium. Leipzig: DHfK, 1967

18. *Karlsson, J., u. a.:* Das menschliche Leistungsvermögen in Abhängigkeit von Faktoren und Eigenschaften der Muskelfasern. In: Medizin und Sport, Berlin (1975) 12

19. *Keidel, W. D.:* Kurzgefaßtes Lehrbuch der Physiologie. Stuttgart – New York: Georg Thieme, 1970

20. *Kleine Enzyklopädie Leben.* Leipzig: Bibliographisches Institut, 1976

21. *Komi, P. V.:* Faktoren der Muskelkraft und Prinzipien des Krafttrainings. In: Leistungssport, Frankfurt/Main (1975) 5

22. *Komi, P. V.; Viitasalo, J. T.:* Changes in motor unit activity and metabolism in human sceletal muscle during and after repeated eccentric and concentric contractions (Veränderungen der Aktivität der motorischen Einheiten und des Stoffwechsels im menschlichen Skelettmuskel während und nach wiederholten exzentrischen und konzentrischen Kontraktionen). In: Acta physiologica Scandinavica, Stockholm (1977) 2

23. *Kusnezow, W. W.:* Kraftvorbereitung. Berlin: Sportverlag, 1972

24. *Matwejew, L. P.:* Grundlagen des sportlichen Trainings. Berlin: Sportverlag, 1981

25. *Meinel, K.:* Bewegungslehre. Berlin: Volk und Wissen, 1960

26. *Neumann, G.; Buhl, H.:* Biologische Leistungsvoraussetzungen

und trainingsphysiologische Aspekte bei trainierenden Frauen. In: Medizin und Sport, Berlin 21 (1981) 5

27. *Platonov, V.N.:* Sovremennaja sportivnaja trenirovka (Modernes sportliches Training). Kiew: Zdorov'je, 1980

28. *Ringen.* Berlin: Sportverlag, 1980

29. *Schmidt, H.:* Orthopädische Grundlagen für sportliches Üben und Trainieren. Leipzig: Barth, 1985

30. *Sportphysiologie. Berlin:* Volk und Gesundheit, 1974

31. *Tesch, P.; Karlsson, J.:* Isometric strength performance and muscle fibre type distribution in man (Isometrische Muskelkraft und Aufteilung der Muskelfasertypen beim Menschen). In: Acta physiologica Scandinavica, Stockholm (1978) 1

32. *Tittel, K.:* Beschreibende und funktionelle Anatomie des Menschen. Jena: Fischer, 1985

33. *Training von A bis Z (Kleines Wörterbuch für die Theorie und Praxis des sportlichen Trainings).* Berlin: Sportverlag, 1980

34. *Verchošanskij, J. V.:* Grundlagen des speziellen Krafttrainings im Sport. In: Theorie und Praxis der Körperkultur, Berlin 20 (1971) Beiheft 3

35. *Verchošanskij, J. V.:* Zum speziellen Krafttraining der Werfer und Springer. In: Leichtathletik, Berlin (W) 29 (1978) 26, Beilage: Die Lehre der Leichtathletik 29 (1978) 27; Leichtathletik, Berlin (W) 29 (1978) 27, Beilage: Die Lehre der Leichtathletik 29 (1978) 28

36. *Verchošanskij, J. V.:* Dolgovremennyj ostavlennyj trenirovočnyj effekt silovych nagruzok (Langzeittrainingseffekt von Kraftbelastungen). In: Teorija i praktika fizičeskoj kul'tury, Moskva (1983) 5

37. *Verchošanskij, J. V.:* Special' naja silovaja podgotovka (Das spezielle Krafttraining). In: Legkaja atletika, Moskva (1978) 1

38. *Volkov, V. M.; Lugovcev, V. P.:* K obosnovaniju izbiratel'nogo vlijanija trenirovočnych nagruzok na vosstanovitel'nye processy (Zur Begründung des selektiven Einflusses von Trainingsbelastungen

auf die Wiederherstellungsprozesse). In: Teorija i praktika fizičeskoj kul'tury, Moskva (1977) 12

39. *Worobjow, A. N.:* Gewichtheben. Berlin: Sportverlag, 1984

40. *Weise, U.:* Krafttraining. Ein Beitrag zur allgemeinen Trainingslehre. In: Jugend und Sport, Magglingen (1975) 8

41. *Zaciorskij, V. M.:* Die körperlichen Eigenschaften des Sportlers. In: Theorie und Praxis der Körperkultur, Berlin 17 (1968) Sonderheft